中医病症效验方丛书

肝胆病实用验方

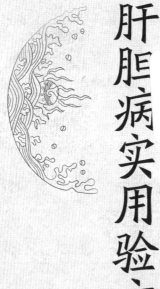

U0263162

主　编　　郭桃美

副主编　　何　浩

编写人员　郭桃美　刘艳霞

　　　　　吴艳华　何　浩

SPM

南方出版传媒

广东科技出版社

·广　州·

图书在版编目（CIP）数据

肝胆病实用验方/郭桃美主编. —广州：广东科技
出版社，2019.6（2025.2 重印）
（中医病症效验方丛书）
ISBN 978 - 7 - 5359 - 7113 - 5

Ⅰ．①肝… Ⅱ．①郭… Ⅲ．①肝病（中医）—
验方—汇编②胆病(中医)—验方—汇编 Ⅳ．①R289.51

中国版本图书馆 CIP 数据核字（2019）第 087178 号

肝胆病实用验方
Gandanbing Shiyong Yanfang

责任编辑：曾 冲 李 芹 曾永琳
封面设计：林少娟
责任校对：冯思婧 谭 曦
责任印制：彭海波
出版发行：广东科技出版社
　　　　　（广州市环市东路水荫路 11 号 邮政编码：510075）
销售热线：020-37607413
https://www.gdstp.com.cn
E - mail:gdkjbw@nfcb.com.cn （编务室）
经　　销：广东新华发行集团股份有限公司
排　　版：广东科电有限公司
印　　刷：佛山市迎高彩印有限公司
　　　　　（佛山市顺德区陈村镇广隆工业区兴业七路 9 号 邮政编码：528313）
规　　格：889mm×1 194mm 1/32 印张 13.125 字数 315 千
版　　次：2019 年 6 月第 1 版
　　　　　2025 年 2 月第 4 次印刷
定　　价：45.90 元

如发现因印装质量问题影响阅读，请与承印厂联系调换。

内 容 提 要

　　本丛书包括头痛病、糖尿病、肝胆病、骨与关节病、肾病、心血管病、中风及中风后遗症、皮肤病性病、男科病、妇科病实用验方。

　　本书介绍肝病包括急性黄疸型肝炎、甲型肝炎、乙型肝炎病毒携带者、乙型肝炎、丙型肝炎、戊型肝炎、淤胆型肝炎、药物性肝炎、肝硬化、肝硬化腹水和脂肪肝等 16 种病，验方 194 首；胆病包括胆囊炎、胆结石、胆绞痛、胆道蛔虫等 10 种病，验方 75 首。每首验方都是原作者反复验证，证实疗效可靠才收集的，故参考性、实用性强，可供群众、医生应用和参考。

目　录

肝　病　验　方

急性黄疸型肝炎验方

甲型肝炎验方

乙型肝炎病毒携带者验方

乙型肝炎验方

丙型肝炎验方

戊型肝炎验方

淤胆型肝炎验方

药物性肝炎验方

肝硬化与肝硬化腹水验方

脂肪肝验方

胆 病 验 方

急慢性胆囊炎验方

胆心综合征验方

胆汁郁积症验方

胆道蛔虫症验方

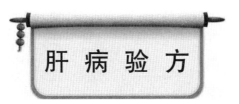

肝病验方

急性黄疸型肝炎验方

丹参赤芍虎杖汤

【药物组成】　丹参、赤芍、山楂各 10 g，虎杖、泽兰各 6 g，大黄 3 g。

加减：若湿重者，加茵陈、泽泻、黄柏；呕恶者，加法半夏、竹茹；胃纳差者，加砂仁、白术；腹胀者，加木香、陈皮。

【适用病症】　小儿急性黄疸型肝炎。

【用药方法】　每天 1 剂，浓煎取液 250 mL，分早、晚服。个别呕吐症状严重的患儿可结合输液支持疗法，呕吐改善即停药，1 个月为 1 个疗程。

【临床疗效】　此方治疗小儿急性黄疸型肝炎 30 例，1 个疗程后，痊愈（主要症状消失，肝脾肿大消失，肝功能恢复正常）25 例，显效（主要症状消失，肝脾肿大消失，肝功能轻度异常）5 例，未见无效（症状、体征、实验室检查未有变化）者。总有效率为 100%。

【验方来源】　霍益喜. 活血化瘀法治疗小儿急性黄疸型肝炎 30 例 [J]. 江苏中医，2000，21（2）：20.

按：急性黄疸型肝炎病机为小儿禀赋虚弱，湿热疫毒之邪熏蒸，瘀热内阻肝胆。正如张仲景《伤寒论·阳明病》中提出："瘀热在里，身必发黄。"现代医学认为，本病主要因为肝细胞的变性坏死、肿胀，使胆汁排泄通路受阻。运用活血化瘀、清热解毒法以增强小儿机体的免疫功能，提高肝脏解毒能力，从而有利于肝细胞的再生。方中丹参活血化瘀，利于黄疸的消退；赤芍清热凉血化瘀；虎杖活血化瘀，与赤芍同用清肝利胆，是退黄和改善肝功能的理想药物；大黄功专清热利湿退黄；泽兰活血祛瘀，疏肝解郁，祛瘀不伤正；山楂酸而不敛，既能散瘀又能消食。诸药配伍，相得益彰，临床治疗小儿急性黄疸型肝炎疗效满意。

茵楂丹参二苓汤

【药物组成】　茵陈、山楂各 20 g，丹参、茯苓、猪苓各 10 g，甘草 3 g。

加减：此为儿童药量，可根据小儿年龄差异适当调整药量。苔白厚腻，恶心呕吐，湿邪偏重者，加藿香、白豆蔻、法半夏；苔黄厚腻，湿热较重者，加虎杖、金钱草；大便干燥者，加大黄；皮肤瘙痒者，加郁金、地肤子；精神差、乏力属气虚者，加黄芪、党参。

【适用病症】　小儿急性黄疸型肝炎。

【用药方法】　每天 1 剂，水煎 2 次，每次煮沸 20 分钟滤出取液，分早、中、晚 3 次服，7 天为 1 个疗程。对于不能进食、频次呕吐、脱水明显者，可补液支持治疗。

【临床疗效】　此方治疗小儿急性黄疸型肝炎 108 例，治愈（临床症状消失，肝功能检查正常，HBsAg 阴性，随访 1 年无复发）98 例，其中 1 个疗程治愈 10 例、2 个疗程治愈 74 例、3 个疗程治愈 14 例；有效（临床症状消失，肝功能正常，HBsAg 阴性、HBcAb 阳性）10 例。均治疗 4 个疗程。

【病案举例】　王某，女，8 岁。3 天前患儿无明显诱因出现厌食，腹胀并呕吐，诊断为"急性胃炎"，服胃复安等未见有效。诊见：患儿精神差，身目俱黄，自诉尿黄、右胸痛。肝功能检查：谷丙转氨酶 3 334 nmol/（s·L），血清总胆红素 182 μmol/L，HBsAg（＋）。诊断：急性黄疸型肝炎。中医辨证：湿热阻滞，肝胆失于疏泄，胃失和降。拟基本方加藿香、法半夏、生姜各 5 g。每天 1 剂，小量频服。2 剂后呕吐止，精神好转，能进食。上方去藿香、生姜，加金钱草、郁金各 10 g，每天 1 剂，进 10 剂，诸症消失，肝功能及各项指标正常。告愈。

【验方来源】 李胜明．茵楂丹参二苓汤治疗小儿急性黄疸型病毒性肝炎 108 例［J］．四川中医，2000，18（11）：40．

按：小儿肝常有余，脾常不足，出现黄疸是外感湿热疫毒（即肝炎病毒）；内因脾胃虚弱，致脾胃升降运化功能失调，湿阻中焦，肝胆失于疏泄，胆汁不循常道溢于肌肤而致。其病机关键是湿。治湿关键在以下几点。①清热利湿：外感湿热，或脾虚失运，湿阻中焦，郁久化热，法当清热，还应为湿邪找出路，让湿邪从二便而出，即利湿。②健脾：小儿脾常不足，健脾在于恢复脾正常运化功能，消除致病之因。③活血：湿邪与血结，致血瘀于肝脏，加重湿滞。近代医家关幼波指出："治黄必治血，血行黄易却。"方中茵陈清热利湿，退黄疸，故为主药；丹参活血；山楂助丹参活血，且消食化积（现代药理研究：山楂有较好降酶效果）；丹参、山楂可改善肝脏微循环，保护肝脏；茯苓、猪苓在于健脾利湿。诸药合用，集清热祛湿、健脾、活血于一方，避免了大量苦寒药克伐胃气，药味微苦、香甜，小儿乐于接受，临床效果满意。

利 肝 汤

【药物组成】 茵陈 21～30 g，萆薢、虎杖、赤芍各 6～15 g，柴胡、泽泻、茯苓、法半夏各 6～10 g。

加减：纳呆者，加麦芽、鸡内金；肝肿大甚者，加丹参。

【适用病症】　小儿急性黄疸型肝炎。

【用药方法】　每天 1 剂，水煎 2 次，分早、晚服。15 剂为 1 个疗程。

【临床疗效】　此方治疗小儿急性黄疸型肝炎 60 例，临床治愈（主要症状消失，肝脾回缩，肝功能各项检查恢复正常）45 例，基本治愈（主要症状消失，肝脾回缩接近正常，肝功能检查基本正常）9 例，显效（主要症状、肝脾肿大及肝功能检查均明显好转）6 例。服药最短者 12 剂，最长者 24 剂，平均 15 剂。

【病案举例】　张某，男，8 岁。其母代诉：食欲不振，上腹部胀满，乏力，恶心呕吐，小便黄赤。诊见：其巩膜、皮肤黄染，体温 38 ℃，肝区有触痛，肝大至肋下 3 cm，舌红、苔黄腻，脉弦滑。肝功能检查：谷丙转氨酶 4 167.5 nmol/（s·L），麝香草酚浊度试验 8 U，麝香草酚絮状试验（＋＋），HBsAg（－）。诊为急性黄疸型肝炎。嘱其休息，食居单独，给予利肝汤 6 剂。服 3 剂后热退，恶心呕吐止，黄疸稍退，食欲增加，精神好转。又连服 6 剂，巩膜、皮肤黄染退，饮食正常，小便清，精神如常，复查肝功能均正常。

【验方来源】　岳在文. 利肝汤治疗小儿急性病毒性黄疸型肝炎 60 例 [J]. 新中医，1995（1），48.

按：小儿急性黄疸型肝炎，其机理是感受疫毒，湿热内蕴，结于肝胆，郁于血分，胆汁小循常道，外溢肌肤而发黄。鉴于其毒邪为"湿、热、瘀"，故选方用药以"利湿、泻热、化瘀"为法，重在"通利"，方中茵陈清热利湿而退黄，赤芍凉血活血而祛瘀，二药合用，湿热分消，瘀热以行，辅以柴胡疏肝利胆；虎杖清热解毒，萆薢、泽泻、茯苓淡渗利湿；法半夏降逆止呕，如是湿热瘀得以通利，则肝胆疏泄有权，脾胃升降有职，胆汁循常道，则黄退毒清矣。

急 肝 汤

【药物组成】 茵陈、丹参各 10 ~ 30 g，麦芽、山楂、白茅根各 30 g，板蓝根、蒲公英各 20 ~ 40 g，白豆蔻 3 ~ 12 g，甘草 6 g。

加减：胃痞满者，加厚朴、白术、佛手；湿偏重者，加薏苡仁、茯苓；热偏重者，选加栀子、黄柏、龙胆草；瘀血者，加穿山甲（代）、郁金，重用赤芍；阴虚者，加沙参、玉竹、石斛，去白豆蔻；体虚者，加太子参；便秘者，加大黄；肝脾肿大者，加鳖甲；余黄不退者，加秦艽；呕吐者，选加藿香、竹茹；合并胃炎者，加小陷胸汤；蛔虫性腹痛者，加乌梅丸；感冒者，加荆芥、防风。

【适用病症】 急性黄疸型肝炎。

【用药方法】 每天 1 剂，水煎服。适当休息，忌饮酒，忌食含碱类、辛辣等助热之品。

【临床疗效】 此方治疗急性黄疸型肝炎 138 例，治愈 135 例，基本治愈 2 例，无效 1 例（重型肝炎）。总治愈率 99.28%。

【病案举例】 印某，男，22 岁。2 天前出现身软乏力，纳呆，继则尿黄。诊见：身目俱黄，色泽鲜明，口干苦，腹部胀满，便秘，苔黄腻，脉弦数。肝功能检查：麝香草酚浊度试验 14 U，硫酸锌浊度试验 16 U，谷丙转氨酶 3 334 nmol／（s·L）（赖氏法），尿胆红素定性试验阳性。诊为急性黄疸型肝炎，属中医阳黄证（热重湿轻型）。给予急肝汤加减治疗 29 天，诸症消失，肝功能正常。随访 1 年未见复发。

【验方来源】 薛乐斌. 急肝汤治疗黄疸型肝炎 138 例 [J]. 陕西中医，1994，15（7）：303.

按：急性黄疸型肝炎多由湿热病毒蕴蒸于肝胆，致肝胆疏泄功能失职，血脉瘀滞，胆汁排泄失常，外溢肌肤而成。方中板蓝根、蒲公英清热解毒；茵陈、白茅根利湿通胆；丹参活血祛瘀消滞，改善肝脏微循环，防止肝脏纤维化；甘草调和诸药；因肝胆疏泄失序，最易犯脾乘胃，故以麦芽疏肝健脾；白豆蔻化湿醒脾；山楂化瘀健胃，即"肝病实脾"。全方共奏清热利湿解毒、活血化瘀消滞、疏肝利胆益脾之功，方切病机，故收佳效。从本组病例观察到，80%的患者服药后，出现食欲超常，随着肝功能逐渐恢复，食量也逐渐降至正常；食欲恢复越早、年龄越小，肝功能恢复就越快。本方煎后，药味清淡微甘，尤其适宜小儿患者。此外，治疗过程中，应时时顾护胃气，使脾胃功能早日恢复（食量增加），本病才能速愈。反之，则加重病情，延长疗程，不可不慎。

利 胆 汤

【药物组成】　茵陈、泽泻、茯苓、厚朴、板蓝根各20 g，柴胡、栀子各15 g，龙胆草、大黄各5 g。

加减：湿重者，增加茵陈、泽泻、茯苓、厚朴、龙胆草的剂量；热重者，增加板蓝根、柴胡、栀子的剂量；便干者，大黄可增至10 g；食欲减退者，加鸡内金、山楂等。

【适用病症】　急性黄疸型肝炎。

【用药方法】　每天1剂，水煎服。

【临床疗效】　此方治疗急性黄疸型肝炎51例，痊愈（主要体征消失，肝功能各项指标全部恢复正常）49例，无效（症状体征、肝功及各项检查无明显好转）2例。

【病案举例】　周某，男，38岁。3天前恶心欲吐，发热便干，继则身目发黄，逐渐加深，其色鲜艳。诊见：尿如茶色，纳减厌油，舌尖边红，苔黄而腻，脉弦数，肝大质软。肝功能检查：黄疸指数 16 U，谷丙转氨酶 8 335 nmol/（s·L），麝香草酚浊度试验 16 U，麝香草酚絮状试验（＋＋）。此湿热蕴结中焦，热盛兼湿之候。投利胆汤 7 剂后尿利黄退，唯见腹胀纳差、小便略黄。加山楂、鸡内金各 15 g，继服 1 周后诸症消失、肝功能正常，痊愈而归。

【验方来源】　翟辉，郑洪武，翟杰．利胆汤治疗急性黄疸型肝炎 51 例［J］．中医药学报，2001，29（1）：10．

按：《金匮要略》："黄家所得，从湿得之。"治黄疸重在祛湿，其热起于湿，湿化则热可解，单纯清热不予祛湿，则热不易除。故以利湿清热为治疗大法。方中茵陈清利湿热退黄疸；泽泻、茯苓、厚朴化湿利水，使邪从小便而化；龙胆草、栀子清肝胆湿热，泻三焦之火；柴胡、板蓝根透表解毒；大黄泄下通便，荡涤瘀热。诸药配伍共收清肝利胆、化湿退黄之功。

加味茵陈蒿汤

【药物组成】　茵陈 60 g，焦栀子、大黄、炒黄芩各 15 g，黄毛耳草 50 g，柴胡、郁金、茜草、炒牡丹皮、炒白术、炒枳壳、谷芽各 15 g，大腹皮 10 g。

加减：右胁胀痛者，加延胡索 10 g；胃纳欠佳，脘痞甚者，加焦神曲 20 g；口腻苔厚者，加青蒿、佩兰各 10 g；小便混浊者，加泽泻 20 g。

【适用病症】　急性重症黄疸型肝炎。

【用药方法】　上药用适量温水浸泡 30 分钟后，文火煮至将沸，改用大火煮约 8 分钟，取液待温热服，并随药液吞服进口犀黄末、羚羊角末各 0.3 g。配合外敷：采用新鲜毛茛全草 1 株，加白酒少许捣烂，取 5 g 压敷右手内关穴，上覆直径为 4 cm 的圆形软盖，用纱布轻松固定。12 小时后将药取下，可出现 1 个液泡，用 75% 酒精消毒后，在液泡边侧刺一个小洞，任其淌尽黄水，而后重新纱布包敷，待液泡再充盈时，再刺一个小洞。创面勿用紫药水。此法只能用 1 次。取梅根 30 g，美人蕉根 50 g，分别煮汁各 1 500 mL 左右，昼夜代茶饮服。连服 1 个月。

【临床疗效】　此方治疗急性重症黄疸型肝炎 12 例，经 2～4 个月治疗，12 例均达临床治愈（临床症状消失，各项化验指标均为正常，随访 1 年未再复发）。

【病案举例】　李某，男，42 岁。眩晕、泛恶、尿黄 1 周。某医院检查尿胆红素、尿胆原阳性，谷丙转氨酶 5 001 nmol/（s·L）以上，血清总胆红素 68 μmol/L。经用齐墩果酸片及中药茵陈蒿汤加紫金牛、垂盆草治疗 1 个月，不效。诊见：患者皮肤、眼睛、尿色深黄，脘腹胀满，饮食不思，时作呃逆，发热汗多，口气臭秽，舌红有瘀斑、苔黄腻，脉弦数。肝功能检查：谷丙转氨酶 5 001 nmol/（s·L）以上，血清总胆红素 238 μmol/L。诊断为急性重症黄疸型肝炎。急予加味茵陈蒿汤原方，外敷新鲜毛茛及煎梅根、美人蕉根液代水饮。3 天后发热已退，精神渐振，纳食渐馨，又增少许齿衄，血清总胆红素降至 174 μmol/L。上方去茜草、炒牡丹皮，加生牡丹皮、白茅根、冬瓜仁、瓜蒌仁各 15 g，又 3 天后大便已畅，脘腹胀满渐消，齿衄未作，复查肝功能谷丙转氨酶 3 267.32 nmol/（s·L），血清总胆红素 12.2 μmol/L。继续治疗 2 个月，诸症状均除。复查肝功能谷丙转氨酶 500.1 nmol/（s·L），血清总胆红素 10.2 μmol/L。乃以疏肝健脾、理气活血之品调治 6 个月，病愈。随访未复发。

【验方来源】　倪吾峰. 中药内服外敷治疗急性重症黄疸型肝炎 12 例 [J]. 浙江中医杂志，2000（8）：326.

按：急性重症黄疸型肝炎，多为肝胆湿热瘀毒蕴结，气机不畅，脉络阻塞所致。祛邪务速，当以多法配合，重剂投进，始能克邪制胜。故采用清热利湿、疏泄肝胆、凉血散瘀之加味茵陈蒿汤煎服。

毛茛为毛茛科植物毛茛 *Ranunculus joponicus* Thunb. 的全草及根；梅根为蔷薇科植物梅 *Prunus mume*（Sieb.）Sieb. et Zucc 的根茎；美人蕉根为美人蕉科植物美人蕉 *Canna indica* L. 的根茎。

毛茛捣烂外敷，梅根、美人蕉根煮汁代茶均为治疗急性肝炎的民间验方。

解毒利湿汤

【药物组成】　茵陈 30~60 g，栀子、柴胡、郁金、龙胆草各 10 g，败酱草、虎杖、白花蛇舌草各 20 g，板蓝根 25 g，泽泻 15 g，白茅根 30 g，丹参 12 g，大黄 9 g，生甘草 6 g。

加减：黄疸重者，重用茵陈；发热者，加黄芩、连翘、蒲公英；肝区疼痛者，加延胡索、川楝子、白芍；腹胀者，加砂仁、陈皮、炒莱菔子；恶心者，加竹茹、藿香；肝脾肿大者，加鳖甲、三棱、莪术；转氨酶高而持续不降者，加五味子；食欲不振者，加鸡内金、谷芽、神曲。

【适用病症】　急性黄疸型肝炎。

【用药方法】　每天 1 剂，水煎 2 次，共取煎液 400 mL，分 2 次服。小儿用药量酌减。

【临床疗效】　此方治疗急性黄疸型肝炎 45 例，临床治愈（临床症状消失，肝区无明显压痛及叩击痛，复查肝功能各项指标均恢复正常，B 超复查肝脏密集光点消失）43 例，好转（临床症状基本消失或明显减轻，肝区无明显压痛，复查肝功能黄疸指数、谷丙转氨酶下降，麝香草酚浊度及麝香草酚絮状试验轻度异常，B 超复查肝脏密集光点消失）1 例，无效（经本方药治疗，症状及体征无明显减轻，以上各项指标无明显改变）1 例。总有效率 97.78%。治愈时间最短者 20 天，最长者 30 天，平均治愈时间为 25 天。肝功能大部分在 30 天以内恢复正常。

【验方来源】　陈宝林，郭志玲. 解毒利湿汤治疗急性黄疸型肝炎 45 例 [J]. 陕西中医，2000，21（1）：12.

按：急性黄疸型肝炎发病急，发展快，伴有明显的消化道症状。其发病机制为湿热疫毒之邪郁阻中焦，侵犯脾胃，累及肝胆，湿热交蒸肝胆而致肝脏疏泄功能失常，胆汁不循常道，浸溢肌肤发为黄疸。叶天士在《临证指南医案》中述："阳黄之作，湿从火化，瘀热在里，胆热液泄，与胃之浊气共并，上不得越，下不得泄，熏蒸遏郁，侵于胆则身目自黄，热流膀胱，溺色为之变赤，黄如橘子色"。阐明了湿热相搏，气机郁滞是致病之由，又揭示了气及血，瘀热互结所致黄疸的病机。故采用清热解毒，利湿化瘀之法。方中茵陈、栀子、龙胆草清热泻肝胆湿热，利胆退黄，促进病毒排泄；板蓝根、败酱草、白花蛇舌草、虎杖清热解毒，散瘀消肿，增强肝脏的解毒功能，抑制肝炎病毒；丹参活血化瘀，改善微循环，促进肝细胞的修复和再生；柴胡疏肝和解少阳；郁金行气解郁；大黄泻热通便；白茅根、泽泻清热利尿；甘草和胃，调和诸药。诸药共奏清热解毒、利湿化瘀、退黄之功，使病获速愈。

茵蓝苓术汤

【药物组成】　茵陈 30~50 g，板蓝根 20~30 g，茯苓、白术各 15~20 g，甘草 5 g。

加减：热毒炽盛者，加焦栀子、蒲公英；湿盛者，加泽泻、猪苓、苍术；腹胀嗳气者，加枳壳、厚朴、大腹皮；消化不良者，加焦三仙；肝区痛甚者，加延胡索、青皮；大便溏泄者，加扁豆、山药；头痛甚者，加柴胡；有出血倾向（如鼻衄）者，加三七、牡丹皮、白茅根；黄疸指数甚高者，加重茵陈；谷丙转氨酶甚高者，加丹参、五味子；小便赤者，加郁金；郁滞日久或其他原因而致正气损伤者，加黄芪、党参；治疗期间感冒者，加荆芥、防风等。

【适用病症】　急性黄疸型肝炎。

【用药方法】　每天1剂，水煎服。适当休息，忌饮酒。

【临床疗效】　此方治疗急性黄疸型肝炎82例，黄疸消退，全身症状消失，肝功能各项化验阴性为治愈。82例中治愈78例，基本治愈3例，1例因种种原因，治疗断断续续，效果欠佳。总治愈率98.78%。

【病案举例】　曹某，男，40岁。2周前出现低热，倦怠纳差，腹胀，继之尿黄。诊见：身目俱黄、色泽鲜明，舌苔黄腻，脉弦数，肝季肋下3cm。肝功能检查：谷丙转氨酶3 000.6 nmol／（s·L）。

诊断为急性黄疸型肝炎，属中医阳黄证（热盛于湿型）。给茵蓝苓术汤加减治疗。10剂，黄疸消失，再进5剂，全身诸症消失，肝功能化验正常。追访8年未复发，健康如常。

【验方来源】　张平. 茵蓝苓术汤治疗黄疸型肝炎82例［J］. 陕西中医，1997，18（5）：220.

按：急性黄疸型肝炎，属中医阳黄证，多由湿热病毒蕴蒸肝胆，致使疏泄失常，胆汁外溢而发黄疸。方中茵陈清利湿热而退黄为主药；板蓝根清热解毒为辅药；且遵循《金匮要略》"诸病黄家，但利其小便"之意，用茯苓以渗湿利水；"见肝之病，知肝传脾，当先实脾，……"用白术健脾燥湿为佐药；甘草为使药。全方共奏清热解毒，利湿健脾之功，故收佳效。

肝炎清解汤

【药物组成】 茵陈、虎杖、金钱草各 30 g，大黄、龙胆草、制香附、郁金各 10 g，车前草 25 g，白芍 20 g。

加减：呕恶者，加法半夏、竹茹；胃纳差者，加砂仁、谷芽、麦芽；腹胀者，加大腹皮；体弱加党参、黄芪；黄疸消退后去龙胆草加茯苓、白术。

【适用病症】 急性黄疸型肝炎。

【用药方法】 每天 1 剂，水煎 2 次，共取煎液 500 mL，分早、晚服。个别患者若呕吐症状严重，可结合输液支持疗法，呕吐改善即停。4 周为 1 个疗程。

【临床疗效】 此方治疗急性黄疸型肝炎 156 例，治疗 1 个疗程后，临床治愈（主要症状消失，肝脾肿大恢复，肝功能检查正常，HBsAg 转阴）148 例，好转（主要症状消失，肝脾肿大恢复，但肝功能检查仍轻度异常，HBsAg 未转阴）8 例。总有效率 100%。

【验方来源】 邱余新. 肝炎清解汤治疗急性黄疸型肝炎156 例［J］. 江苏中医，1998，19（5）：23.

按：急性黄疸型肝炎的病机为湿热疫毒之邪，蕴结肝胆，瘀阻血分。故治疗当以清热解毒利湿、疏肝利胆、活血化瘀为法。肝炎清解汤中茵陈、金钱草清热利湿退黄。据现代药理研究，二药能促进胆汁分泌，增加胆汁中胆酸和胆红素的排出量，驱邪外出。虎杖清热解毒、利湿退黄、祛瘀生新，经临床验证，对降酶、增强免疫力、改善一般症状均有一定效果。大黄泻热通便，凉血化瘀，利胆退黄，有推陈致新之功。药理研究证明，大黄有抗病毒和免疫调节作用，并能促进胆汁分泌，增加胆汁流量与排泄，改善肝组织微循环，清除肝细胞炎症，促进肝细胞再生。郁金、香附行气解郁调血。龙胆草清利肝胆湿热。白芍柔肝缓急止痛。车前草清热解毒，利小便，使邪有出路。现代医学认为，本病的病理改变，主要为肝细胞的变性坏死、肿胀，毛细胆管炎症水肿，使胆汁排泄通路受阻，进而造成肝内微循环障碍（血瘀）。故组方之旨，既体现清热解毒利湿、疏肝利胆的辨证治疗原则，义体现活血化瘀辨病治疗肝病的观点。本方能调整机体的免疫功能，提高肝脏解毒能力，从而有利于肝细胞再生、肝功能恢复，故获满意疗效。

蒲 虎 汤

【药物组成】 蒲公英、虎杖根、茵陈、车前草各 30 g，制大黄、焦栀子、苦参、郁金、枳壳各 10 g。

加减：黄疸偏深者，加岩柏草、田基黄，生大黄（后下），并加重剂量，或用生大黄 20 g，泡开水服之；热偏重者，加黄芩、黄柏；湿偏重者，加制苍术、厚朴、茯苓、薏苡仁；泛恶纳差者，加姜竹茹、陈皮、焦三仙；胁肋胀痛者，加炒柴胡、青皮、陈皮、木香；火毒甚者，加黄连、牡丹皮、赤芍等。

【适用病症】 急性黄疸型肝炎。

【用药方法】 每天 1 剂，重者 2 剂，水煎 2 次，分早、晚服。

【临床疗效】 此方治疗急性黄疸型肝炎 450 例，临床治愈（自觉症状消失，肝肿恢复，肝功能复检 3 次以上正常）315 例，显效（同治愈标准，但停药 3 个月内肝功能复检中 1～2 个项目有轻微波动）85 例，好转（主要症状及体征有明显改善，肝功能复检有明显好转，但未恢复正常）38 例，无效（未达到有效标准）9 例，死亡 3 例。

【病案举例】 王某，男，25 岁。1 周前出现畏寒发热，腹胀不适，恶心欲呕，纳差，曾在当地作"感冒"治疗。药后寒热已退，但近日巩膜及全身皮肤发黄，小便色如浓茶，大便4天未解。诊见：体温 37.2 ℃，血压正常，神志清，精神软，巩膜皮肤黄染，心肺无特殊，腹软；肝至肋下 2.0 cm，剑突下 1.5 cm，质软、边尖、有压痛；舌苔黄腻，脉弦。肝功能检验：直接胆红素 71.82 μmol/L，胆红素 124.83 μmol/L，谷丙转氨酶 4 834.3 nmol/（s·L），抗 HAV 阳性。此系湿热壅阻，中焦升降失常，影响肝胆的疏泄，以致胆汁不循常道，渗入血液，溢于肌肤，而发为黄疸。治宜清热利湿，疏肝利胆。方选蒲虎汤，改用生大黄（后下）10 g，5 剂。初服 3 天大便每天 3~4 次，后 2 天每天 2 次，腹胀已减，始知饥欲食。原方去生大黄，加制大黄 10 g，继服 5 剂。药后渐感精神好转，黄疸明显下降，肝功能复检好转。以原方去焦栀子、虎杖根和苦参，加炒柴胡、木香、焦山楂、焦神曲、焦麦芽各 10 g，5 剂。服药后自觉症状基本消失，黄疸消退，改用健脾疏肝法调理 5 天，复检肝功能正常出院。出院后 1 个月内复检肝功能 2 次，均正常。

【验方来源】 陈寿山. 蒲虎汤治疗急性黄疸型肝炎 450 例 [J]. 浙江中医杂志，1995（4）：148.

按：《金匮要略》云："黄家所得，从湿得之"，可见黄疸病的病机关键是湿。故以茵陈蒿汤为主，加蒲公英、虎杖根、苦参以清热解毒利湿；茵陈、大黄合用有增强利湿退黄作用；郁金与枳壳配合能行气解郁、宣中除胀；车前草通利小便，使湿热从小便外泄。诸药配伍，使湿去热除黄退。经临床证实，对急性黄疸型肝炎，特别是抗 HAV 阳性患者确有良效。

茵陈复肝汤

【药物组成】 茵陈 40 g，茯苓 15 g，栀子、大黄、苍术、藿香、车前子、五味子各 10 g，大腹皮 20 g，丹参 30 g。

加减：热甚者，加板蓝根、虎杖、赤芍；湿甚者，加薏苡仁或合五苓散化裁；纳差者，加神曲、山楂、谷芽、麦芽；恶心呕吐，心中懊侬加黄连、半夏、竹茹；肝区痛甚者，加川楝子、延胡索、郁金、青皮；皮肤瘙痒者，加防风、蝉蜕。

【适用病症】 急性黄疸型肝炎。

【用药方法】 每天1剂，水煎3次，分早、午、晚3次温服。小儿随年龄减量，煎后频服。治疗期间要充分休息，合理营养。

【临床疗效】 此方治疗急性黄疸型肝炎158例，除1例重症淤胆型肝炎、1例诊为"壶腹癌"而转院治疗外，其余全部治愈。治愈率达98.7%。疗程最短10天，最长52天，平均为19天。

【病案举例】 李某，男，14岁。主诉：发热，身目发黄，大便黏滞不爽、每天10余次，腹胀，恶心呕吐，食欲减退，小便黄少3天。2天前患者疑患急性胃肠炎而自服氯霉素、氟哌酸、胃复安，上述症状加重。现感肝区疼痛，乏力，厌油，皮肤瘙痒，大便灰白，小便如浓茶。诊见：巩膜及皮肤黄染，舌红，苔黄厚腻，脉滑数；肝于肋缘下3 cm，触痛明显。肝功能检查：麝香草酚浊度试验16 U，硫酸锌浊度试验20 U，谷丙转氨酶9 168.5 nmol/（s·L）。诊断：急性黄疸型肝炎。为湿阻中焦，脾胃枢机不利，影响肝胆疏泄，以致胆汁不循常道，返流入血，溢于肌肤所致。治以清热利湿解毒，运脾化浊活血，茵陈复肝汤化裁。处方：茵陈45 g，茯苓15 g，栀子、大黄、防风、蝉蜕、苍术、藿香、五味子、车前子各10 g，大腹皮20 g，丹参30 g。嘱其充分休息，合理营养。服药5剂，症状大减，巩膜及皮肤黄染减轻，大便成形，小便时黄，纳食增加，临床症状明显好转，效不更方。原方略加进退，计服药15剂，黄疸退尽，临床症状消失，肝功能恢复正常，临床告愈。

【验方来源】 李方玉. 茵陈复肝汤治疗急性黄疸型肝炎158 例 [J]. 新中医，1995（12）：44.

按：急性黄疸型肝炎多因感受湿热疫毒，表郁不达，体内水湿不能经汗和小便排出，水湿久郁化热，熏蒸肝胆，迫胆汁不循常道而外溢肌肤。针对这一病机特点，故用茵陈清肝胆之热，理肝胆之郁；栀子利湿退黄；大黄荡涤肠胃，推陈出新。现代药理研究证明，大黄具有抗菌、抗病毒、促进胆汁排泄，改善肝组织微循环和供氧，消除肝细胞炎症，促进肝细胞再生，增加细胞免疫等多种功效。车前子清利降浊，使湿热之邪从小便而去。急性黄疸型肝炎多见有食欲减退，脘腹胀满，大便黏滞不爽等湿阻中焦，脾为湿困，脾阳不升的征候，此时如补脾则恐壅碍气机，闭门留寇。故用茯苓利水渗湿，健脾补中；苍术其性走而不守，醒脾助运，宣阳泄浊，开郁宽中，疏化水湿，正合脾之习性，故有"凡欲运脾，则用苍术"之说。藿香芳香化湿，醒脾祛浊，和中止呕。大腹皮行气导滞，利水渗湿。诸药合用，扶正祛邪，宣上畅中通下，脾胃运化水湿的功能正常，湿热自去，黄疸自退。急性黄疸型肝炎多见有脘腹胀满，肝区疼痛拒按，痛有定处等气滞血瘀的病理表现，关幼波认为"治黄必治血，血行黄易却"，确为经验之谈。方中丹参、大黄活血化瘀，祛瘀生新，回缩和软化肝脾，改善微循环血液流量，使肝功能改善。五味子酸咸性温，丹参微苦性寒，酸可入肝，以酸味补肝体，苦可清热，两药是目前降低转氨酶常用的比较有效的药物。本方从急性黄疸型肝炎的湿、热、瘀入手，配伍精细，药证合拍，恰合病机，标本兼治，故疗效满意。本方无不良反应，成本低，疗程短，具有简、廉、灵、验的特点，值得推广。

解毒活血汤

【药物组成】 茵陈 60 ~ 100 g，泽兰、大黄各 10 ~ 30 g，桃仁、栀子、红花各 10 ~ 15 g，柴胡 6 g，白术 6 ~ 30 g。

【适用病症】 急性黄疸型肝炎。

【用药方法】 每天 1 剂，水煎 2 次，分早、午、晚 3 次服用。若呕吐不能进药者，暂先外用瓜蒂 7 枚，赤小豆 7 粒，雀粪 7 粒，共研极细末吹鼻，2 小时以内吹完，隔天 1 次。连续治疗 4 ~ 8 周，每 1 ~ 2 周复查肝功能 1 次，并记录其临床症状及体征，以评定疗效。

【临床疗效】 此方治疗急性黄疸型肝炎 100 例，按照 1984 年全国病毒性肝炎防治方案疗效评定标准统计。临床治疗 4 周，治愈 67 例，基本治愈 31 例，未愈 2 例。临床治疗 8 周，治愈 94 例，基本治愈 4 例，未愈 2 例。

【验方来源】 张子厚. 解毒活血汤治疗急性黄疸型肝炎 100 例 [J]. 新中医，1995（11）：43.

按：急性黄疸型肝炎乃感受湿热疫毒之邪所致。其病机主要是湿热疫毒蕴结中焦，瘀阻血脉，因脾犯肝，胆热溢泄。治疗上应以解毒除湿为主，辅以活血化瘀。方中茵陈其气清芳，清热利湿，解毒利胆，净化血液，为退黄之要药；栀子清泄三焦而利尿，合茵陈使疫毒自小便而去；大黄清热通便，解毒祛瘀，使疫毒从大便排泄；柴胡条达肝气，宣畅气血；白术燥湿健脾，意在"见肝之病，当先实脾"。大量资料显示，微循环障碍是本病的发病机制之一，方中重用桃仁、红花、泽兰化瘀生新，改善肝脏的血供状态，改善微循环和抑制纤维形成。近年来，国内中药研究成果表明，茵陈、栀子煎剂能促进胆汁分泌，降低血胆红素，有增强非特异性细胞免疫功能的作用；大黄、桃仁对细胞免疫和体液免疫具有某些特异、非特异抑制作用；红花、柴胡能提高淋巴母细胞转化率。由此可见，本方是在中医清热利湿、解毒活血治肝病的基础上，又参合现代中药研究成果的新见解配伍而成，故在临床上能取得较好疗效。

四草大黄汤

【药物组成】　白花蛇舌草 30 g，金钱草 20 g，益母草、甘草各 10 g，大黄 15 g。

【适用病症】　急性黄疸型肝炎。

【用药方法】　每天 1 剂，水煎 2 次，分早、晚服。连服 15 剂为 1 个疗程。若患者呕吐而进食困难，则配合静脉滴注 10% 葡萄糖 500～1 000 mL，加维生素 C 1～3 g，维生素 B_6 200 mg，每天 1 次，呕吐止能进食后停用。

【临床疗效】　此方治疗急性黄疸型肝炎 102 例，2 个疗程后，治愈（临床症状消失，肝脏回缩，谷丙转氨酶降至正常范围）94 例，显效（症状、体征明显好转，谷丙转氨酶较治疗前下降 70% 以上者）6 例，无效（症状、体征、肝功能检查无好转或恶化）2 例。治愈率为 92.16%。疗程最长 36 天，最短 15 天。2 年后随机追踪 86 例，未发现慢性或迁延性肝脏病变及其他损害，肝功能 3 次复查未见异常。

【病案举例】　刘某，男，18 岁。纳差，乏力，身目俱黄 5 天，伴恶心呕吐，右上腹胀痛，厌油腻，尿黄如浓茶，大便干结。诊见：皮肤、巩膜中度黄染，肝肋下 2 cm、质软、压痛明显。肝功能检查：总胆红素 25 μmol/L，麝香草酚浊度试验 10 U，谷丙转氨酶 3 270 nmol/（s·L），HBsAg 阳性。诊断为急性黄疸型肝炎。投四草大黄汤原方治疗。因患者呕吐而进食困难，给予静滴 10% 葡萄糖 1 000 mL，加维生素 C 2 g，维生素 B_6

200 mg，每天 1 次，2 天后呕吐止能食而停用。服药 5 剂后，患者皮肤、巩膜黄疸较前明显减退，食欲增，呕吐止，嘱再服 10剂。复查肝功能在正常范围，临床症状消失而愈。

【验方来源】 戴福海，黄培容. 四草大黄汤治疗急性黄疸型肝炎 102 例［J］. 新中医，1995（10）：51.

按： 四草大黄汤体现了渗湿、清利、退黄、调理肝胆脾胃之旨，符合"见肝之病，知肝传脾，当先实脾"及"诸病黄家，但利其小便"之治则。故在治疗中对消除消化系统的症状，增进食欲，消除黄疸，改善肝功能等方面效果满意。且药物来源较广，无副作用，经济实惠，疗效满意。表明以清热解毒，除湿活血退黄的中医药治疗急性黄疸型肝炎，有利于病毒的清除和肝功能的恢复，使疗程缩短，提高疗效。但本方对 HBsAg 的阴转效果不显著。

鸡 陈 汤

【药物组成】 鸡骨草、白茅根、大青叶、田基黄各 30 g，茵陈 50 g，栀子 15 g，甘草 10 g。

加减：热重于湿者，加龙胆草 20 g，大黄 15 g；湿重于热者，加佩兰、厚朴各 15 g，滑石 30 g；湿与热并重者，加滑石 30 g，龙胆草、郁金各 20 g。

【适用病症】 急性黄疸型肝炎。

【用药方法】 每天 2 剂，上下午各 1 剂，水煎服。

【临床疗效】 此方治疗急性黄疸型肝炎 216 例，全部治愈。临床症状、体征消失时间最短 18 天，最长 28 天，平均 23天。肝功能检查各项恢复正常最短 21 天，最长 38 天，平均为 29.5 天。

【病案举例】 病案 1：黄某，男，46 岁。主诉：发热恶寒，乏力，小便黄如茶色，大便硬结，纳差恶心3天。诊见：全身皮肤及巩膜黄染，急症病容，体查：体温39℃，心肺正常；腹软；肝右肋下2 cm，质软，脾未触及，舌红、苔黄微腻，脉弦数。肝功能检查：谷丙转氨酶10 335.4 nmol/（s·L），麝香草酚浊度试验12 U。诊断：西医诊断为急性黄疸型肝炎。中医诊断为黄疸，热重于湿。治宜清热凉血解毒，利湿退黄。处方：茵陈50 g，鸡骨草、田基黄、白茅根、大青叶各30 g，大黄（后下）15 g，龙胆草、栀子各20 g，甘草10 g。6剂。每天2剂，分上、下午煎服。服3天药后二诊：发热稍退，小便仍黄，守上方加木通、淡竹叶各20 g，6剂。三诊：发热已退，大便软，无恶心，食欲增进。守上方去大黄，10剂。四诊：精神好转，食欲增加，舌红、苔微黄，脉弦。上方继服5剂，每天1剂。五诊：诸症状减轻，舌苔薄黄干，脉弦，上方去栀子、淡竹叶，加牡蛎（先煎）30 g，石斛20 g。6剂。六诊：病者诸症状已除，精神好，复查肝功能各项正常，守上方服6剂巩固疗效。追踪半年，复查肝功能2次，均正常。

病案2：周某，男，8岁。初诊其父代诉：发热、食欲不振，倦怠，小便黄，大便烂，消瘦1周。诊见：患儿疲倦，巩膜黄染，体温38℃，心肺正常；腹软，肝肋下2 cm、质软，脾未触及，肠鸣正常；舌红、苔薄黄腻，脉数。肝功能检查：谷丙转氨酶4 367.54 nmol/（s·L），麝香草酚浊度试验8 U。西医诊断为急性黄疸型肝炎。中医诊断为黄疸，湿重于热。治宜清热凉血，利湿化浊退黄。处方：鸡骨草、白茅根、滑石各20 g，田基黄15 g，茵陈30 g，佩兰12 g，栀子、厚朴各10 g，甘草6 g。3剂。每天1剂，水煎分服。二诊：患儿热退，大便软，小便黄，守上方加大青叶15 g，泽泻10 g，3剂。三诊：患儿精神好转，上方去厚朴，加麦芽15 g，神曲10 g，5剂。四诊：患儿精神继续好转，诸症状减轻，上方去滑石，加牡蛎（先煎）

20 g，郁金 12 g，5 剂。五诊：病孩食欲增进，小便清，舌淡红、苔薄白，脉数，守上方去栀子，5 剂。六诊：病孩诸症皆除，精神好，复查肝功能各项正常。追踪 3 个月，复查肝功能 2 次，均正常。

【验方来源】 朱锡南. 鸡陈汤治疗急性黄疸型肝炎 216 例 [J]. 新中医，1995（10）：52.

按： 急性黄疸型肝炎病机为时邪外袭，湿阻中焦，饮食不节，损伤脾胃，湿热交蒸，瘀热内郁。脾胃湿热熏蒸于肝胆，使肝郁湿热结于胁下，致胸胁刺痛，肝脾肿大。而以清热凉血活血为主配以利湿药，能使瘀滞于肝胆的湿热从小便排泄。方中鸡骨草、田基黄、栀子、大青叶、茵陈、白茅根皆能入血分，有清热、凉血、活血作用。而活血药能改善人体微循环，提高人体免疫力，可增加肾脏血流量而利小便，能增加组织细胞的通透性而清除肝内胆汁瘀滞。本方组方简单，药源丰富，疗效确切，值得推广。

茵佩郁蓝汤

【药物组成】 茵陈 40 g，佩兰、郁金各 20 g，板蓝根 60g。

【适用病症】 黄疸型肝炎。

【用药方法】 每天 1 剂，水煎取液频服，儿童剂量减半，治疗 4 周。配合西药保肝治疗。

【临床疗效】 此方治疗黄疸型肝炎 160 例，显效（肝功能全部恢复正常，黄疸及临床症状消失）126 例，有效（黄疸明显减轻，血清总胆红素值下降 50% 以上，临床症状缓解）32 例，无效（黄疸未减轻或加重，出现其他并发症甚至死亡）2 例。

【验方来源】 陈书文，范江勇. 茵佩郁蓝汤治疗病毒性黄疸肝炎［J］．湖北中医杂志，2000，22（7）：21.

按：茵佩郁蓝汤是老中医柳学沫治黄疸的经验方。黄疸病机为湿热中阻、肝郁脾困、胆胃不和。故方中重用茵陈清热利湿退黄。现代研究证实，茵陈中含有多种利胆成分如茵陈烯、茵陈酮及对－羟基苯乙酮等。板蓝根清热解毒；佩兰芳香化浊，健脾醒胃；郁金人肝、胆二经，行气解郁，利胆退黄。郁金主要成分姜黄烯、莰烯等，有保护肝细胞、促进肝细胞再生的作用，并可清除血中过剩抗原及免疫复合物，减少体液免疫反应亢进引起的慢性肝损害及肝外损害，郁金挥发油还可促进胆汁排泄。诸药并用，具有显著退黄、改善肝功能作用，配合西药保肝，故可明显提高临床显效率。

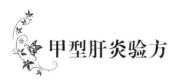

甲型肝炎验方

虎升三解汤

【药物组成】　虎杖 30 g，黄芪、升麻各 20 g，柴胡、赤芍、秦艽各 18 g，五味子 10 g，茯苓、猪苓各 15 g，桂枝 9g。

加减：畏寒、发热者，加麻黄、连翘、赤小豆；纳呆、便秘者，加砂仁、当归；尿深黄者，加茵陈、泽泻；乏力肢困者，加郁金、苍术。

【适用病症】　难治性甲型肝炎。

【用药方法】　每天 1 剂，水煎 2 次，分 2～3 次服，7～14 天为 1 个疗程。儿童取 2/3 量，年老、体弱者加重黄芪、五味子量。用药期间饮食无禁忌，以患者能进食且无不适为宜。

【临床疗效】　此方治疗难治性甲型肝炎 30 例，痊愈（症状消失、肝功能正常、肿大之肝脾回缩）24 例，好转（症状消失、肝脾肿大部分回缩，肝功能基本正常）6 例。总有效率为 100%。

【病案举例】　金某，男，40 岁。全身皮肤发黄、眼黄如橘色，发热，纳差，呕吐黄苦水，肝区隐痛，小便短赤，肝功能检查：总胆红素 32 μmol/L，谷丙转氨酶 2 333.8 nmol/（s·L），HBsAg（－）。经中西药治疗 1 个月，黄疸持续不退，午后低热，口苦，便秘，肝区胀痛，舌苔黄滑，脉弦滑。复查谷丙转氨酶＞3 334 nmol/（s·L）。即以虎升三解汤去五味子，加砂仁、当归各 9 g，茵陈 15 g，泽泻 10 g，水煎分 2 次服。服 7 剂后，发热止，肝区痛止，仍诉口苦，黄疸未全退，谷丙转氨酶1 667 nmol/（s·L）。再进 7 剂，黄疸尽除，唯午后小便微黄，余无不适。肝功能全部恢复正常。B 超示脾肿大。上方增穿山甲（代）8 g。服 10 剂，复查 B 超示肝脾未见异常。

【验方来源】 曹会波. 虎升三解汤治疗难治性甲肝 30 例[J]. 新中医，1995（6）：51.

按： 难治性甲型肝炎的病机初期为肝气失疏、湿热蕴结；进一步气滞血凝，湿热毒邪迫血、动血造成瘀热互结；日久病及络脉。往往气、血、瘀交相为患，湿热毒胶炽，不同时期有所侧重而已。其治疗方法宜清热解毒、利湿退黄，佐以疏肝气、清瘀热、通络脉。虎升三解汤以虎杖、升麻为主药，针对湿热毒邪，前者尚存活血通络之功；柴胡、赤芍、秦艽分别针对气、血、络三管齐下，解毒引邪外出为辅；黄芪、五味子扶正、敛肝，防祛邪伤正为佐；桂枝、茯苓、猪苓化气利小便，领邪从下焦而去。君臣佐使，相得益彰，切合病机。用方时尚需注意强壮之躯，主药量还可增大，以取截断扭转逆流挽舟之效，可去五味子以防敛邪；年老、体弱者主药量适减或加黄芪用量扶正托毒；余邪未尽重用秦艽通络脉、荡余邪。肝脾肿大者选加炮穿山甲（代），软坚散结、消肿缩脏。

疏肝清利汤

【药物组成】 藿香（后下）、薄荷（后下）、五味子各6 g，车前子（包煎）、龙葵、马鞭草各 30 g，大黄（后下）3 g，滑石（包煎）、薏苡仁各 15 g，茯苓、枸杞子、白芍各 12 g。

【适用病症】 急性甲型肝炎。

【用药方法】 每天 1 剂，水煎 2 次分早、晚服。黄疸显著者加静脉滴注，用茵栀黄注射液 10～20 mL 加入 5%～10% 葡萄糖注射液 500 mL 中，每天 1 次；肝大明显者加肌内注射，用田基黄注射液 2~4 mL，每天 2 次。

【临床疗效】 此方治疗急性甲型肝炎 60 例，痊愈（临床症状全部消失，肝功能恢复正常）40 例，显效（临床症状消失或明显好转，肝功能基本接近正常）14 例，有效（临床症状改善，肝功能较治疗前下降）6 例。

【病案举例】 严某，男，31 岁。有肝炎接触史。1 周来胃纳减退、周身乏力住院。诊见：小便黄赤，舌红，苔黄腻，脉弦；巩膜黄染，肝上界在第五肋间、肋下 2 cm、剑突下 8 cm。肝功能检查：血胆红素 3.42 μmol/L，血清谷丙转氨酶 29 672.6 nmol/（s·L），乙型肝炎标志物 (−)。服疏肝清利汤，肌肉注射田基黄注射液 2 mL，每天 2 次。治疗 35 天症状明显好转，黄疸消失。复查血清总胆红素 1.197 μmol/L，血清谷丙转氨酶 833.5 nmol/（s·L）。继续治疗 15 天症状完全消失，血胆红素及血清谷丙转氨酶恢复正常。

【验方来源】 王俐琳，陈东林，叶骙，等. 自拟疏肝清利汤治疗急性甲型肝炎 60 例 [J]. 上海中医药杂志，1989（12）：26.

按：疏利清肝汤应用藿香、薄荷化湿、疏肝、解郁；车前子、滑石清利湿热；薏苡仁、茯苓健脾和胃；龙葵、马鞭草、大黄等有较强的解毒作用，且马鞭草、大黄兼有活血化瘀、利胆消黄之效。此外考虑到一味用大量清利湿热类药物，易生暗耗肝阴之弊，故配合枸杞子、白芍、五味子等以柔肝养血滋阴。全方有疏肝、利肝、清肝、益肝等多种功效。

复方茵陈汤

【药物组成】 茵陈、玉米须、金钱草各 3 000 g，黑栀子、人黄、陈皮各 1 000 g。

【适用病症】 急性甲型肝炎。

【用药方法】 上药浓煎成 1 000 mL 含生药 12 000 g 的合剂。每次服 20 mL，每天 3 ~ 4 次。15 天为 1 个疗程，最多服 4 个疗程。

【临床疗效】 此方治疗急性甲型肝炎 72 例，治愈（主要症状、体征消失，肝功能及黄疸指数恢复正常，停药后无反复）60 例，好转［主要症状、体征明显好转，黄疸消失，血清谷丙转氨酶 1 333.6 nmol/（s·L）以内］9 例，无效 3 例。

【验方来源】 唐英，林禾，王新年. 147 例甲型肝炎临床分析［J］. 上海中医药杂志，1989（6）：8.

按：疫毒之邪，入里化热，内伤脾胃，故脾胃运化失常而饮食失调；湿热内蕴，胆液外泄，侵于肌肤则发生黄疸。方中主药茵陈苦微寒，人脾胃肝胆，善清利湿热退黄；栀子苦寒入三焦，清热燥湿泻肝胆，利三焦，使湿热从小便而出；大黄苦寒，荡涤肠胃实热，通腑气，使湿热从大便而去，还具有活血祛瘀、降气、利尿、消退黄疸和清热解毒作用，临床上每见黄疸，无论有否腹胀便秘均可使用；玉米须有较强的利尿作用，使湿热随尿而泄；金钱草具有清热解毒、利尿退黄作用；陈皮健脾理气，消除缓解患者消化道症状。全方作用清热解毒，利湿退黄。

茵苓垂虎三仙汤

【药物组成】 茵陈 30 g，茯苓 10 g，垂盆草、虎杖、焦三仙（焦麦芽、焦谷芽、焦山楂）各 15 g。

加减：发热者，加柴胡；热盛者，加板蓝根、赤芍；尿黄而少者，加车前子；尿色红者，加栀子、白茅根；肝区痛者，加青皮、川楝子；腹胀者，加枳壳；便秘者，加大黄；便溏者，加黄芩；纳差者，加白术、砂仁；呕吐者，加姜半夏、藿梗。

【适用病症】　急性甲型肝炎。

【用药方法】　每天 1 剂，水煎 2 次，分 2~3 次服。

【临床疗效】　此方治疗急性甲型肝炎 207 例，除 3 例重症淤胆型肝炎转院治疗外，全部痊愈。

【验方来源】　吕美农，石泽武．自拟茵苓垂虎三仙汤治疗急性甲型肝炎 207 例疗效观察［J］．中医临床与保健，1992（3）：25．

　　按：甲型肝炎多以阳黄为主，但须辨湿热孰重孰轻。根据此病的发展过程，大凡在黄疸期和黄疸前期，以清热解毒、疏肝利湿为法。有人主张对急性肝炎注重两个加强，即加强解毒，加强活血，亦多选用茵陈蒿汤、茵陈五苓散，热毒炽盛者用甘露消毒丹等方。在治疗中考虑到此病的湿热困脾伤胃，熏蒸肝胆的机制，在茵陈五苓散和茵陈蒿汤的基础上加减化裁组成茵苓垂虎三仙汤。以茵陈清热化湿利胆为主，茯苓健脾化湿，垂盆草、虎杖清湿热化瘀为辅，焦三仙消导健脾为佐使。全方共奏清热化湿、解毒活血之效。本方源于茵陈蒿汤和茵陈五苓散，但又结合了现代医学的药理研究成果，熔中草药于一炉，疗效是肯定的。该方具有组方严谨、药源丰富、取材方便、药价低廉等特点。

凉　肝　汤

【药物组成】　鲜兖州卷柏（又名金扁柏）50 g，鲜天葵（又名满天星）30 g，板蓝根 15 g，木通、白术、黄柏各 10 g，柴胡、车前子、鸡内金各 10 g。

加减：兼腹胀者，加枳实、厚朴各 6 g；兼胁肋疼痛者，加川楝子 10 g，郁金 6 g；兼头晕目眩者，加菊花 6 g。

【适用病症】　急性甲型黄疸型肝炎。

【用药方法】 每天 1 剂。水煎 2 次，加入白砂糖，分次频饮。

【临床疗效】 此方治疗急性甲型黄疸型肝炎 80 例，痊愈（临床症状消失，肝功能恢复正常）69 例，好转（临床症状消失或好转，肝功能尚未恢复正常）7 例，无效 4 例。

【病案举例】 陈某，男，26 岁。8 天前发热恶寒，疲倦乏力。经某医院治疗，发热恶寒已愈，但近 2 天面目肌肤黄染。诊见：上腹部稍胀，食欲不振，恶心呕吐，小便深黄，苔黄腻，脉弦。肝功能检查：血清谷丙转氨酶 1 667 nmol∕（s·L），黄疸指数 20 U，麝香草酚浊度试验 12 U。硫酸锌浊度试验 16 U，乙型肝炎表面抗原（－）。西医诊断为急性甲型黄疸型肝炎。中医辨证为阳黄。治宜清热利湿，解毒退黄，疏肝健脾。处方：鲜兖州卷柏 50 g，鲜天胡荽 30 g，板蓝根 15 g，黄柏、木通各 10 g，柴胡、厚朴、枳实、车前子、鸡内金各 6 g。5 剂。水煎，煎液加入白砂糖，少量多次频服。尽剂后呕吐、腹胀愈，食欲增，余症状亦减。上方减厚朴、枳实，嘱服 10 剂。服药完后诸症状皆消失，复查肝功能恢复正常。

【验方来源】 林文宗. 凉肝汤治疗急性甲型黄疸型肝炎 80 例［J］. 江苏中医，1994（9）：8.

按：急性甲型黄疸型肝炎发病原因是感染甲型肝炎病毒，中医辨证是由肝脾湿热郁蒸所致。凉肝汤是由具有抗病毒作用又有清热利湿作用的中药组成。通过临床验证，治疗急性甲型黄疸型肝炎确有良效，方中鲜兖州卷柏、鲜天胡荽、茵陈清热利湿退黄；板蓝根、黄柏泻火解毒退黄，并有抗病毒的作用，共为主药；木通、车前子清热利尿，使湿热从小便排出，协助主药增强清热利湿退黄的作用，为辅药；白术、鸡内金祛湿健脾，消食和胃，治疗纳呆、乏力，为佐药；柴胡入肝经行胁肋，疏肝理气，为引经药。全方共奏清热利湿、解毒退黄、疏肝健脾之功。急性甲型黄疸型肝炎发病急，必须采用"大剂"治疗，否则杯水车薪，无济于病。凉肝汤药量重、药液多，本病多数患者又有恶心呕吐，药液难以一次性口服，则需少量多次频服，利于消化吸收。加入白砂糖，不仅可调味，而且加强利尿。

泻肝利胆方

【药物组成】 茵陈、车前子（包）各 30 g，大黄、生地黄各 20 g，猪苓、茯苓、龙胆草各 15 g，木香、厚朴各 10 g，炙甘草 6 g。

加减：热重者，加黄柏、栀子各 15 g；湿重者，加藿香、佩兰、苍术、白术各 10 g；食滞者，加焦山楂 20 g，谷芽、麦芽各 30 g；胸满者，加郁金、枳壳各 10 g；血瘀者，加川芎、当归尾各 10 g，丹参、赤芍各 20 g 等。

【适用病症】 甲型肝炎。

【用药方法】 每天 1 剂，水煎 2 次，分 2~3 次服，亦可频服。

【临床疗效】 此方治疗甲型肝炎 564 例，治愈 532 例，无效 32 例。治愈率为 94.3%。

【病案举例】 李某，男，38 岁。患无黄疸型甲型肝炎 1 月余，经治疗，第 3 次复查肝功能：血清谷丙转氨酶 3 300.66 nmol/（s·L），硫酸锌浊度试验 44 U，总胆红素 6.84 μmol/L。由于效果不显特来求治。诊见：患者形体壮实，精神欠佳，巩膜无黄染，食欲差，困惫，嗜睡，尿赤，舌苔淡黄、根滞腻，脉弦数；肝剑突下 4 cm 左右，质中，压痛、叩痛明显。证属肝胆湿热，蕴滞不畅。治宜泻肝利胆，清热祛湿。泻肝利胆方加减 5 剂，浓煎频服。二诊：自诉服药后腹中有扰痛感，头煎服后 1 小时左右有大便感，夹稀薄成形；二煎服后大便次数渐减而溏、大约每天 2~4 次，尿亦增多，稍有阵发性腹痛，胁胀、胸满渐失，食欲随之而增，尿色由黄转清，守方再进 5 剂。三诊：自诉食欲大增，精神好转，二便正常，舌苔薄黄不腻，脉弦实。复查血清谷丙转氨酶已降至 1 266.92 nmol/（s·L），余项均正常。守原方又服 5 剂。四诊：自诉一切如常，复查肝功能各项指标均恢复正常。肝位于剑突下 2 cm，质软，无压痛，叩痛消失。为巩固疗效，又服 7 剂泻肝利胆方。随访 4 年无复发。

【验方来源】 姚玉垦. 泻肝利胆方治疗甲型病毒性肝炎的临床验证 [J]. 上海中医药杂志，1993（6）：12.

按： 按照《金匮要略·黄疸病脉证并治十五》所说"黄疸之病，当以十八天为期，治之十天以上瘥，反剧为难治"之宗旨，采用峻药以阻断疫毒，使在短期内从二便中排出，从临床筛选出由大黄、车前子、茵陈等组成的泄热排毒、通腑利便之泻肝利胆方。方中药物用量重，且又峻猛，能在短时间内起到"引邪外出"的作用。配以生地黄养血护阴，使攻而不伤正；甘草、木香调和中宫，使诸药协和。全方峻下而不留邪，猛攻而不伤正。尤其大黄一味，非但峻下之品，又为调气血之妙药。本方中，大黄成人常施 15~30 g，儿童常施 6~15 g，常规煎服，不必后下。经临床验证，若在上方中去大黄，或减半量，其效即逊；经临床观察，此方无大泻、伤正之副作用，亦有诉初次服药有腹泻现象（尚能忍受），而胸满、恶心、胁胀亦随之而消失。当然本方服后均有二便增多现象，此正是湿热毒疫从二便而解。故谓"治疸不利二便，亦非其治也"。泻肝利胆方施治于甲肝，疗效显著，经得起临床重复，且用药简，药易得，药价廉，疗程短和无任何毒副作用。

加味茵陈蒿汤

【药物组成】　茵陈、板蓝根各 30 g，大黄、丹参、平地木、车前草各 15 g，栀子、炒谷芽各 10 g。

加减：血清谷丙转氨酶 3 334 nmol/（s·L）以上者，加垂盆草、山豆根；黄疸深重者，加金钱草、赤芍；发热者，加连翘、黄芩；呕吐严重者，加苏梗、黄连。

【适用病症】　小儿甲型肝炎。

【用药方法】　每天 1 剂，水煎，分 2 次温服。服后腹痛、大便日行 3 次以上者，方中大黄酌减量。

【临床疗效】　此方治疗小儿甲型肝炎 206 例，显效（自觉症状消失，肝功能恢复正常）186 例，好转（自觉症状消失，肝功能明显好转）18 例，无效 2 例。总有效率为 99.03%。

【病案举例】　余某，6 岁。有肝炎接触史，纳差、厌油，继而出现黄疸，伴神疲乏力，恶心呕吐 5 天。诊见：舌淡红、苔黄腻，脉弦滑。肝功能检查：麝香草酚浊度试验异常，血清谷丙转氨酶大于 3 334 nmol/（s·L），HBsAg（-）。诊为急性黄疸型甲型肝炎。治拟基本方加垂盆草 15 g，苏梗 5 g，每天 1 剂，水煎服。10 剂后症状明显好转，小便渐清。原方去苏梗，再进 10 剂。症状消失，黄疸退净，肝功能恢复正常。停药随访 1 个月未见复发。

【验方来源】　汪七痴，马金淦. 加味茵陈蒿汤治疗小儿肝炎 206 例疗效观察［J］. 中医临床与保健，1993（4）：10.

按：小儿甲型肝炎是一种常见传染性疾病，中医认为多由湿热瘀毒，熏蒸肝胆，损伤脾胃所致。故在茵陈蒿汤基础上，加用清热祛湿、活血解毒之药。方中茵陈清热利湿，为退黄要药，实验证明茵陈含有多种利胆成分，使胆汁分泌增加，能防治肝脏损伤；板蓝根清热解毒，对肝炎病毒有明显抑制作用，二药用量宜重。栀子、车前草清热利尿、泻肝胆、利三焦，使湿热从小便而出；大黄解毒泻便、清肠道、通腑气，使邪毒从大便而下，临症中无论是否便结都可用，务使大便保持每天2~3次；平地木、丹参活血祛瘀、解毒退黄，可适当配少许和胃助消化之药，以提高疗效。通过临床观察，认为本方具有祛邪迅速、肝功恢复较快的特点，用于治疗小儿甲型肝炎，疗效堪为满意。

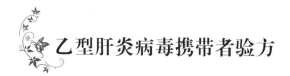

乙型肝炎病毒携带者验方

乙 肝 汤

【药物组成】 黄芪、绞股蓝各 50 g，茯苓、赤芍、丹参、紫草根、半枝莲、白花蛇舌草各 15 g，柴胡、法半夏各 9 g，黄芩 12 g，甘草 6 g。

加减：湿重于热者，酌加藿香、苍术、泽泻、茵陈、猪苓；热重于湿者，酌加茵陈、大黄、栀子、连翘；气郁型，选用柴胡、枳壳、党参、白术、山药；阴虚型，选用黄精、熟地黄、山茱萸、枸杞子、何首乌；隐匿型，加桑寄生、五味子、灵芝草等。

【适用病症】 乙型肝炎（简称乙肝）病毒携带者。

【用药方法】 每天 1 剂，水煎服。2 个月为 1 个疗程。总疗程为 2~4 个月。儿童剂量酌减。

【临床疗效】 此方治疗乙型肝炎病毒携带者 100 例，痊愈（连续复查 HBsAg 5 次以上均为阴性，1~3 年无复发）43 例，基本痊愈（HBsAg 转阴在 3 个月以内）22 例，好转（HBsAg 未转阴，但滴度有大幅度下降）29 例，无效（HBsAg 未转阴，滴度持续 2 个疗程以上无变化或上升，肝功能有不同程度损害）4 例，反跳（HBsAg 转阴后，由于劳累、饮食不节、起居无常、突然停药等因素，又转为阳性）2 例。

【验方来源】 吴克山. 乙肝汤治疗乙肝病毒携带者 100 例 [J]. 福建中医药，1992，23（2）：37.

按：乙型肝炎病毒携带者的病理变化主要是气虚、毒盛，贯穿着整个病理过程，临床上多见气虚、毒蕴指征。以现代医学观点来看，乙型肝炎病毒携带者病理变化，包括代谢功能异常及免疫功能低下等。与中医气虚、毒蕴的病机特点是相一致的。乙肝汤中以大剂量的黄芪、绞股蓝为主药，具有益气升阳，提高人体免疫的功能；辅以紫草根、半枝莲、白花蛇舌草以清热解毒，增强人体抗病毒作用；佐以丹参、赤芍、柴胡、法半夏疏肝活血，具有改善肝脏血液循环，促进肝细胞再生能力，防止肝组织纤维化作用，起着祛瘀生新的功效；另以茯苓、甘草益气补中为使。诸药合用共奏扶正祛邪、益气解毒之功。应用得当，疗效颇佳。

乙 肝 丸

【药物组成】 瓜蒌（栝楼）200 g，虎杖 500 g，酒炒丹参、炮穿山甲（代）、龙胆草、槟榔、露蜂房各 100 g，明矾 25 g，浙贝母 70 g。

加减：黄疸指数偏高者，加茵陈 100 g；转氨酶稍高者，加五味子或覆盆子 100 g。

【适用病症】 乙型肝炎病毒携带者。

【用药方法】 上药共研极细粉，炼蜜为丸，每丸 9 g，每次服 1 丸，每天 3 次，温开水送服。上药为 1 个疗程量，1 个疗程 45 天。每个疗程后复查肝功能、两对半 1 次。停药 1 周，再进行下 1 个疗程。服药期间，停用其他药物。

【临床疗效】 痊愈（HBsAg 由阳性转为阴性，乙肝两对半均为阴性，肝功能正常）42 例，好转（HBsAg 滴度降低，乙肝两对半不正常）9 例，无效（HBsAg 滴度不变，乙肝两对半不变）7 例。总有效率 87.9%。

【病案举例】 王某，男，12 岁。3 个月前虽患急性黄疸型乙型肝炎，经1个多月住院治疗，除 HBsAg 滴度 1:64 外，肝功能各项均转正常。复查乙肝两对半：HBsAg（＋），HBsAb（－），HBeAg（－）、HBeAb（＋），HBcAb（＋）。B 超提示肝胆无异常。服用灭澳灵、肝必复、肝泰乐、鸡骨草丸近2个月，复查 HBsAg 滴度仍 1:64，遂来治疗。予乙肝丸，嘱忌辛辣、油腻食物。1个疗程后，复查 HBsAg 转阴，乙肝两对半正常。追访至今 HBsAg 仍为阴性。

【验方来源】 李合国，张锋. 乙肝丸治疗 HBsAg 阳性携带者58例［J］. 四川中医，1992，10（12）：30.

按：湿热毒邪，瘀结在里，津液失和，蕴郁成痰，痰瘀毒邪互结，深居厥阴，是乙型肝炎病毒携带者的主要病机。治疗宜清热解毒，凉血活血，化痰散结，通络柔肝。乙肝丸方中，丹参一味胜四物，既能凉血活血，又能养肝补血，与活血通络之炮穿山甲配伍，可改善肝组织微循环，有利于组织的再生能力。"百病皆由痰作祟"，痰瘀胶着不解，故致 HBsAg 阳性迁延日久。选用瓜蒌、明矾、浙贝母涤痰散结，渗湿柔肝，体现了"治痰勿忘治瘀，祛瘀常须顾痰"的原则。王秉衡在《重庆堂随笔》中云："瓜蒌荡热涤痰，夫人知之，而不知其舒肝郁，润肝燥，平肝逆，缓肝急之功，独其善也。"槟榔、龙胆草清肝利胆，健脾化湿，以绝湿热之源。仲景云："见肝之病，知肝传脾，当先实脾。"虎杖、丹参具有清热解毒、凉血行瘀之功，用于急、慢性肝炎，颇有效验。露蜂房甘平有小毒，用之"以毒攻毒""杀虫""壮阳"，其"壮阳、助阳"之力有助于提高机体免疫功能，而无参芪等补气滋胀之弊。炮穿山甲（代）活血通络。诸药合用，药简效宏，取得了显著的疗效。由于乙型肝炎病毒携带者病程长，短期之内不易治愈，服汤药又不方便，故制以蜜丸，以取缓功。

清热解毒汤

【药物组成】 白花蛇舌草、半枝莲、虎杖、蒲公英、茵陈、柴胡、丹参、赤芍、当归，大黄。（原方无药量）

【适用病症】 乙型肝炎病毒携带者。

【用药方法】 每天 1 剂，水煎 2 次，分早、晚服。1 个月为 1 个疗程，连续治疗 2 个疗程。

【临床疗效】 此方治疗乙型肝炎病毒携带者 30 例，显效（HBsAg 阴转，HBeAg 阴转，HBcAb 阴转，HBsAb 或 HBeAb 其中 1 项阳转）2 例，有效（HBeAg 阳转，HBeAb 阴转，HBsAg 无变化或滴度下降）12 例，无效（HBV 5 项指标无变化）16 例。

【验方来源】 章建. 清热解毒在乙肝病毒携带者中的应用[J]. 安徽中医临床杂志，1995，7（4）：26.

按：清热解毒方选用的白花蛇舌草、半枝莲、蒲公英、虎杖、茵陈等大多具有抗炎、抗病毒、利胆和免疫调节作用；而柴胡一可以引药入经，二其含的主要成分为皂甙挥发油、甾醇等，体外实验证明有抗肝炎病毒及保护肝细胞作用，经动物实验证明对各种原因引起的肝脏功能障碍有一定的治疗作用；甘草含甘草甜素，具有盐皮质激素样作用，促进钠水潴留，对某些毒物有一定的解毒作用。因此选用临床有效的清热解毒类中药组成复方治疗乙型肝炎病毒携带者应当是行之有效的。

柴胡乙肝汤

【药物组成】 柴胡、肉苁蓉、淫羊藿、巴戟天各 10 g，白芍 15 g，白花蛇舌草 30 g。

加减：正常型（舌脉、精神、饮食量与饮食嗜好、情志等均无异常），加蚤休、半枝莲；脾虚型（体形偏胖，面色淡，舌质偏）淡、舌面有少量薄白苔，饮食量减少，精神时不振等）加白术、茯苓、扁豆、山药；肝郁型（兼阴虚，体形偏瘦，性格内向，舌质偏红且不润，颜色偏红，脉细数），加香附、郁金、香橼皮。

【适用病症】 乙型肝炎病毒携带者。

【用药方法】 每天 1 剂，水煎 2 次，分早、晚内服。2 个月为 1 个疗程。

【临床疗效】 此方治疗乙型肝炎病毒携带者 120 例，Ⅰ级（各项实验室指标恢复正常。每 2 个月复查 1 次，复查 2 次无复发）45 例，Ⅱ级（HBsAg 滴度下降并稳定在低于 1∶32，HBe-Ab、HBcAb 1 项阴转）57 例，Ⅲ级（各项检验指标均无变化）18 例。总有效率为 85%。

【验方来源】 陈睦涛. 中药治疗无症状乙肝病毒携带者 120 例［J］. 湖北中医杂志，1993，15（1）：29.

按：无症状携带者并不是绝对没有任何表现，只是携带者自我感觉较为轻浅而容易被忽视。如果认真地运用四诊方法搜集一切不正常的自我感觉，是可以为临床辨证提供可靠资料的。柴胡乙肝汤以疏肝、补气、健肾和解毒为基本法则。而乙肝病毒无症状携带者一般感毒时间较长，兼有湿毒之邪，再者"正气存内，邪不可干"，故本方是适用的，其疗效尚佳。经 1 个疗程治疗，正常型效果较脾虚型和肝郁型为好，可能与下列条件有关：①正常型可能感邪较其他两型轻或（和）病变时间短，且未累及它脏；②正常型一般身体素质较好，所服药物能充分发挥作用；③正常型的治疗在柴胡乙肝汤中加重了解毒的成分，起到了一定作用。

十全英蛇汤

【药物组成】 人参、白术、茯苓、炙甘草、当归、川芎、白芍、熟地黄、黄芪、肉桂、蒲公英、白花蛇舌草。（原方无药量）

加减：阴虚者，重白芍，减肉桂，熟地黄改为生地黄；阳虚者，重用肉桂；气虚者，重用人参、黄芪；血虚者，重用当归、川芎、熟地黄；血瘀者，白芍改用赤芍；脾虚者，重用四君子汤；邪实者（舌质红、苔厚），重用蒲公英、白花蛇舌草。

【适用病症】 乙型肝炎病毒携带者。

【用药方法】 每天或隔天 1 剂，水煎 2 次，分早、晚服。服药 100 剂为 1 个疗程。

【临床疗效】 此方治疗乙型肝炎病毒携带者 94 例，服药 1 个疗程，HBsAg 转阴 24 例，其余滴度均有不同程度下降，全部有效。

【验方来源】 王清印，周若惠. 十全英蛇汤治疗 HBsAg 携带者 94 例 [J]. 河北中医，1995，17（2）：39.

按：十全大补汤可大补气血，蒲公英清热解毒，白花蛇舌草功能清热解毒，利水消肿，且含果酸、齐墩果酸、对香豆酸及 P－谷甾醇等，煎剂对兔能刺激网状内皮系统增生和增强吞噬细胞的活力。因此本方具有增强体质，提高抗病能力及祛邪的作用，是治疗乙型肝炎病毒携带者比较理想的方剂。

温肾健脾解毒活血方

【药物组成】 菟丝子、淫羊藿、桑寄生、黄芪、白花蛇舌草、虎杖、败酱草、薏苡仁各 15 ~ 30 g，黄芩 12 g，贯众 10 g，丹参 30 g，郁金、巴戟天各 15 g。

【适用病症】 乙型肝炎病毒携带者。

【用药方法】 每天 1 剂，水煎 2 次，分早、晚服。连服 1 个月为 1 个疗程。

【临床疗效】 此方治疗乙型肝炎病毒携带者 50 例，经服上述中药 1~6 个疗程，有 27 例 HBsAg 阴转，未转阴者 23 例。

【验方来源】 胡朝阳，张晓妍. 温肾健脾解毒活血法治疗无症状 HBsAg 阳性 50 例小结［J］. 河北中医，1994，16（4）：13.

按： 现代医学认为，乙型肝炎病毒的慢性感染，与机体免疫功能低下有密切关系，乙型肝炎病毒的清除取决于细胞免疫和体液免疫功能的协同作用。中医学认为，免疫功能低下属机体正气不足。正气不足，感受湿热毒邪，正虚邪恋，是乙型肝炎病毒携带者的主要病因病机。其演变过程是，病位初在肝脾，日久累及于肾，脾肾不足，湿热毒邪滞留，瘀血内阻。故其治疗应针对虚、毒、瘀立法，方中淫羊藿、巴戟天、桑寄生、菟丝子、黄芪温补脾肾而扶正。药理学研究，补气补阳药有促进受抑细胞免疫和体液免疫功能恢复的作用。白花蛇舌草、虎杖、败酱草、薏苡仁、黄芩、贯众清热解毒祛湿，消炎抗病毒；丹参、郁金活血行气，改善肝内微循环。诸药合用，温补脾肾，祛湿解毒，理气活血，并能提高机体免疫功能，抗御感染，抗炎解毒。

解 阳 汤

【药物组成】 黄芪、草河车、土茯苓、半枝莲、丹参、郁金、山药、薏苡仁、芡实各 20 g，仙茅、当归、白芍各 15 g，制附子 5 g，茵陈 30 g，山豆根 10 g，白术、茯苓各 12 g。

【适用病症】 乙型肝炎病毒携带者。

【用药方法】　每天 1 剂，水煎 2 次，早、晚各服 150 ~ 200 mL，2 个月为 1 个疗程。一般服药 2 个疗程。

【临床疗效】　此方治疗无症状乙型肝炎病毒携带者 215 例，治疗期间每月免疫学检查 1 次，连续检查 4 次。HBsAg 转阴性者 98 例，占 45.6%；HBsAb 转阳性者 34 例，占 15.8%；HBeAg 转阴性者 188 例，占 87.4%；HBeAb 转阳性者 50 例，占 23.2%；HBcAb 转阴性者 9 例，占 4.2%。

【验方来源】　张庆玲. 解阳汤治疗无症状乙型肝炎病毒携带者 215 例 [J]. 安徽中医学院学报，2000，19（5）：23.

按： 据文献报道，慢性 HBV 携带者，其 HBV 标志物的自行转阴率很低。无症状 HBsAg 携带者是由于机体免疫功能不全或婴幼儿期感染后发生部分免疫耐受性所致。由于该症的发病机制及脉舌症的不明显，故以提高机体免疫功能的药物为主，佐以清热解毒、活血化瘀之品，制成解阳汤。从本组观察结果看，HBsAg 转阴率 45.5%，HBeAg 转阴率 87.4%，效果较为满意。方中黄芪、仙茅、制附子益气温阳，草河车、土茯苓、茵陈、半枝莲、山豆根清热解毒，丹参、郁金活血凉血，当归、白芍养阴柔肝，白术、茯苓、山药、薏苡仁、芡实健脾渗湿。综观全方，温凉并行，调理气血，具有益气温阳、清热解毒、健脾渗湿、养血柔肝之功。

固本解毒丸

【药物组成】　黄芪、白术、赤芍、茯苓各 10 g，女贞子、半枝莲、白花蛇舌草、虎杖各 15 g，丹参 12 g，柴胡、白豆蔻各 6 g。

【适用病症】　乙型肝炎病毒携带者。

【用药方法】　上药研末，水泛为丸，早、晚各服 10 g，连用 6 个月。

【临床疗效】 此方治疗无症状 HBsAg 携带者 39 例，转阴（治疗后 HBsAg 转阴，以后每 3 个月复查 1 次，连续 4 次阴性者）14 例，好转（疗程结束时 HBsAg 效价下降 2 个滴度以上，经 1 年追踪复查疗效巩固者）11 例，无效（疗程结束时 HBsAg 滴度无明显下降或反而上升者）14 例。总有效率为 64.1%。

【验方来源】 冯仲华. 固本解毒丸治疗无症状 HBsAg 携带者 39 例疗效观察 [J]. 甘肃中医，2000，13（6）：28.

按： 现代医学认为，无症状 HBsAg 携带者多因细胞免疫功能低下，不能激发致敏 T 细胞和 B 细胞，无法产生相应的特异性抗体，尤其不能形成 HBsAb 所致，还与体液免疫亢进及血循环中免疫复合物存在有关。临床上虽然无证可辨，但其久恋难祛与中医湿热毒邪的致病特点颇为相似，根据"邪之所凑，其气必虚"的古训，当责之正虚毒犯。湿为阴，其性重浊黏滞，湿热毒邪蕴结，深伏肝脏，易致肝失疏泄，横克脾土，使健运失司，正气受损，无力驱邪外出，故尔正虚邪恋，迁延难愈。治疗组用黄芪、白术、茯苓健脾益气，培补生化之源；柴胡、白豆蔻疏肝理气；女贞子濡肝益阴；赤芍、虎杖、丹参凉血活血；白花蛇舌草、半枝莲清利解毒。诸药合用，共奏固本解毒之功。现代药理研究证明，方中大部分药物具有抑制、清除 HBV 和调整、提高机体免疫功能的双相作用。其中虎杖、半枝莲对 HBV 有较强的抑制作用，虎杖单体 Ⅰ 和 Ⅱ 可使乙型肝炎抗原滴度降低 8 倍；白花蛇舌草可增强网状内皮系统的吞噬功能；赤芍、丹参能增强肝脏血流量，消除免疫复合物；黄芪、白术、茯苓、女贞子可明显地增强细胞免疫功能，增加 T 淋巴细胞并提高其转化率；柴胡能抑制肝炎病毒的生长繁殖，促进肝细胞合成蛋白，抑制肝损害等。全方扶正而不留邪，驱邪而不伤正，长期服用，未见明显副作用。

清 澳 汤

【药物组成】 板蓝根、黄芪各 30 g，丹参、大黄、桃仁、生地黄、党参、茯苓、三棱、莪术、白花蛇舌草、川芎各 10 g。

【适用病症】 乙型肝炎病毒携带者。

【用药方法】 每天 1 剂，水煎服，2 个月为 1 个疗程。阴转病例继续服药 1 个月巩固疗效。

【临床疗效】 此方治疗乙型肝炎病毒携带者 43 例，经 1 个疗程治疗后有 4 例各项指标转阴。经 2 个疗程治疗后，血清 HBV 标志物如下：HBsAg 转阴者 16 例（37.2%）；HBeAg 转阴者 32 例（74.4%）；HBcAh 转阴者 17 例（39.5%）。3 例神疲力乏者均症状消除。

【验方来源】 魏玲. 清澳汤治疗乙肝病毒携带者 43 例 [J]. 陕西中医，1996，17（7）：316.

按：从现代医学角度讲，凡 HBV 携带者均为细胞免疫力较低者，实质上都有不同的肝细胞损害而释放出 HBsAg。由于携带 HBV 者免疫反应不充分，产生病毒再感染，使感染持续存在。清澳汤以中药提高人体免疫力，改善微循环，从而抗肝细胞损害后纤维化，并可直接杀灭和抑制病毒，攻补兼施，攻毒而不伤正，扶正兼攻毒，不仅符合现代药理，亦符合中医传统方剂思想，故取得一定疗效。

转 阴 散

【药物组成】 黄芪、淫羊藿、女贞子各 30 g，虎杖、板蓝根、丹参各 20 g。

加减：单纯 HBsAg 阳性者，加补骨脂 20 g；HBV 复制标志阳性者，加白花蛇舌草 20 g。

【适用病症】　乙型肝炎病毒携带者。

【用药方法】　上药焙干研末，过 100 目筛，装塑料袋中备用。每次 10 g，每天服 3 次，开水调和服用。儿童可取同量药粉水煎后取液服用。60 天为 1 个疗程，停用西药。

【临床疗效】　此方治疗乙型肝炎病毒携带者 80 例，经 1～3 个疗程治疗后，治愈（血清 HBsAg 及 HBV 复制标志转阴，随访半年无异常变化者）41 例，有效（血清 HBV 复制标志转阴者）28 例，无效（血清 HBsAg 及 HBV 复制标志均无转阴者）11 例。总有效率 86.25%。

【验方来源】　张赛克. 转阴散治疗无症状乙肝病毒携带者 80 例［J］. 四川中医，1998，16（7）：24.

按：转阴散的设立立足于辨病与辨证相结合的观点，从现代免疫学理论出发，根据免疫活性细胞来源于骨髓干细胞，而中医认为肾主骨生髓，现代药理研究认为许多补肾中药可以提高机体免疫细胞生成的能力，故本方中重用补肾之品淫羊藿、女贞子，并配以当前普遍认为治疗乙肝病毒携带者有效的药物黄芪，黄芪除扶正补气外，还具有改善细胞免疫功能，促进巨噬细胞和 T 细胞生成、诱发机体产生干扰素、抑制病毒复制等功效。虎杖、板蓝根清热解毒，药物实验证明此二药有较强的抑制 HBsAg 的作用。丹参活血化瘀，具有扩张血管、加速血流、改善肝血微循环、激发淋巴细胞的活性、增强清除病毒的能力。全方共奏益气补肾、清热活血之功，能提高免疫功能、建立机体抗病毒状态，抑制 HBsAg 复制，促使 HBsAg 从阳转阴，终止乙肝病毒的长期慢性感染状态，以达到治疗病因的目的。

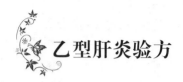

乙型肝炎验方

天 澳 汤

【药物组成】 赤芍、枳壳、瓜蒌各 10 g，法半夏 6 g，白术 15 g，七叶一枝花 20 g，土茯苓 25 g，三七 5 g（磨汁兑服）、柴胡、黄连、山豆根、甘草各 6 g。

加减：肝郁脾虚型者，加太子参、黄芪、郁金、川楝子；湿热内蕴型者，加茵陈、栀子、虎杖、白花蛇舌草。

【适用病症】 乙型肝炎 HBsAg 阳性。

【用药方法】 每天 1 剂。每剂头煎加水 400 mL，煎 20 分钟，取液 150 mL；二煎加水 300 mL，煎 15 分钟，取液 100 mL。两次煎液混合，分 2 次口服。3 个月为 1 个疗程。治疗期间，停用其他护肝及治疗乙型肝炎药物。

【临床疗效】 此方治疗乙型肝炎 HBsAg 阳性 150 例，治愈（HBsAg 转阴，临床症状消失）63 例，有效（HBsAg 阳性稀释倍数降低，临床症状消失或基本消失）77 例，无效（HBsAg 仍为阳性，临床症状无改善）10 例。总有效率 93.3%，转阴率 42%。湿热内蕴型转阴率及总有效率大于肝郁脾虚型。

【验方来源】 曾介绥，曹晃林，陈兆辉，等. 灭澳汤治疗 HBsAg 阳性 150 例临床观察 [J]. 湖南中医杂志，1997，13（2）：6.

按：灭澳汤具有调理肝脾，透达表里，清热解毒，活血通络以增强机体免疫的作用。本方以疏肝理气、清热解毒、健脾益气、活血化瘀药组合成方，符合目前公认的抑制乙肝病毒复制、清除乙肝病毒和调整机体免疫功能等治疗方法。方中以四逆散调理肝脾，顺其情志，使气血畅达；小陷胸汤清热化痰以除痰热互结，宣畅肺气，旺金以克木；白术、甘草益气健脾，补土以养木；三七活血通络，祛瘀生新；山豆根、土茯苓、七叶一枝花清热解毒凉血，祛邪安正；山豆根性味苦寒，与黄连相须配伍，可增强清热解毒功效，并能消除山豆根对胃肠道的中毒反应，与白术、甘草合用，久服可益胃生津，增进食欲；三七能促进血液循环，增强人体免疫功能。所有这些，对促进 HBsAg 转阴都不无裨益。

宣肺健脾温肾汤

【药物组成】　瓜蒌、桔梗、半枝莲、白花蛇舌草各 20 g，桑白皮、炒白术、巴戟天、茯苓、丹参各 15 g，太子参、淫羊藿、陈皮各 10 g，甘草 6 g。

加减：气虚明显者，加党参、黄芪；湿热症状较重者，加黄柏、茵陈，温肾药减量；胁痛者，加延胡索、郁金、香附；纳差者，加焦三仙。

【适用病症】　乙型肝炎 HBsAg 阳性。

【用药方法】　每天 1 剂，煎服 2 次，分早、晚服。

【临床疗效】　此方治疗乙型肝炎 HBsAg 阳性 40 例，转阴者 15 例，占 37.5%，未转阴者 25 例，占 62.5%。治疗时间最长 11 个月，最短 3 个月，平均 6 个月。

【病案举例】　李某，男，28 岁，患乙肝 1 年余，右上腹间断性隐痛伴轻度腹胀半月余。诊见：皮肤、巩膜无黄染，火便溏，舌质淡、边有齿痕、苔薄白、脉弦；腹软，肝脾未触及，肝区有轻度叩击痛，肝功能检查正常，乙肝两对半为大三阳，B 超检查未见肝脾异常。诊断为乙型肝炎（肝郁脾虚型）。用宣肺温肾解毒汤加延胡索 15 g，郁金 20 g，香附 30 g。服 15 剂后复诊：症状消失，大便成形。继服 3 个月后检查肝功能正常，HBsAg（−），HBsAb（＋），HBeAg（−），HBcAb（＋）。随访未复发。

【验方来源】 张涛．宣肺兼健脾温肾法治疗 HBsAg 阳性 40 例［J］．新中医，1998，30（7）：41．

按：中医治疗乙型肝炎 HBsAg 阳性多从肝脾肾入手，治法也多以清热解毒、活血化瘀、理气疏肝、健脾祛湿、培补肝肾等。而从肺入手，采用宣肺为主兼健脾温肾、佐以排毒法的治疗尚少见报道。本方治疗乙型肝炎 HBsAg 阳性，转阴率为 37.5%，表明用宣肺健脾温肾解毒法，对乙型肝炎的治疗有明显的疗效。宣肺可增强水湿的排出力，肺的宣发肃降和通调水道的功能有助于脾运化水湿，可防止和治疗内湿，使湿邪尽快消除，有利于 HBsAg 阴转；宣肺可助疏肝，肺气宣发正常，则全身气机通畅，利于肝气的疏畅；宣肺可通腑以利泻热，湿邪蕴久可以化热，而 HBsAg 阳性者，常有湿热并存，此时若用苦寒之品易伤脾阳，则湿邪更易停留。然肺与大肠相表里，宣肺既可通腑，利于泻热利湿，使全身气机通畅，又避免苦寒之弊，利于 HBsAg 阴转；宣肺可以增强正气，宗气的生成依靠肺吸人之清气与脾胃运化水谷之精气相结合。肺气足则宗气盛，宗气盛则脾肾之气亦盛，从而提高机体免疫功能，利于 HBsAg 阴转。

转 阴 汤

【药物组成】 虎杖、郁金、丹参各 20 g，溪黄草、白花蛇舌草、七叶一枝花各 15 g，黄柏 10 g，大黄、甘草各 5 g。

加减：气虚者，加黄芪、党参、茯苓；黄疸者，加茵陈、车前草；肝区痛加延胡索、白芍；大便溏者，去生大黄。

【适用病症】　乙型肝炎 HBsAg 阳性。

【用药方法】　每天 1 剂，水煎服。疗程为 3 个月，每月复查肝功能及乙型肝炎两对半 2 次。

【临床疗效】　此方治疗乙型肝炎 HBsAg 阳性 60 例，临床治愈（自觉症状消失，肝功能检查正常，HBsAg、HBeAg、HBcAb 均转阴，随访 1 年以上无复发）27 例，好转（主要症状消失，肝功能检查正常或轻微异常，HBsAg、HBeAg、HBcAb 部分转阴）30 例，无效（症状及体征同治疗前，肝功能无明显改善，HBsAg、HBeAg、HBcAb 仍为阳性）3 例。

【病案举例】　余某，男，42 岁。患者于 3 年前在体检时发现 HBsAg、HBeAg、HBcAb 均为阳性，肝功能未见异常，当时仅觉肝区隐痛，无其他不适。曾先后注射过干扰素、核糖核酸及聚肌胞，口服复方树舌片及灭澳灵等，均未见 HBV 转阴。患者于 1 个月前因情志抑郁和过度劳累，觉两胁疼痛，以肝区为甚，困倦乏力，腹胀纳呆，烦躁欲吐，口干苦，来诊前 5 天身目及小便黄染。诊见：舌红、苔黄腻，脉弦滑；肝右肋下 2 cm、质中、有触痛，脾未触及。肝功能检查：谷丙转氨酶 27 288.8 nmol/（s·L），HBsAg、HBeAg、HBcAb 均为阳性（酶学法），总胆红素 67.9 μmol/L，直接胆红素 37.9 μmol/L。西医诊断：慢性活动性乙型肝炎。中医诊断：黄疸（阳黄）。证属湿热熏蒸，胆汁外溢肌肤。治以清热利湿，佐以行气止痛。转阴汤加川楝子、白芍、车前草各 15 g，茵陈 30 g。每天 1 剂，共服 5 剂。加水 600 mL，煎至 200 mL；复煎加水 500 mL，煎至 150 mL；合 2 次煎液，早、晚分服。二诊：服完药后，小便转淡黄，烦躁欲吐消失，胁痛减轻，知饥欲食。上方去川楝子，续服 10 剂。三诊：症状基本消失，仅倦怠，腹稍胀，舌淡有齿印、苔薄黄，脉弦。考虑兼有脾虚气滞，故于上方加黄芪 15 g，砂仁 6 g，连服 10

剂。四诊：诸症状皆消。上方去砂仁，服 5 剂后胃纳及精神较好，肝肋下未触及。复查肝功能谷丙转氨酶 333.4 nmol/（s·L），总胆红素 8 μmol/L，直接胆红素 6 μmol/L；乙肝两对半：HBsAg、HBeAg、HBcAb 均转阴，另 HBsAb 阳性。为巩固疗效，守方再进 30 剂，复查肝功能正常，乙肝两对半除 HBsAh 阳性外，均为阴性。追踪 5 年，肝功能及乙肝两对半未见异常。

【验方来源】　黄运通，黄英俊，李曼雄. 转阴汤治疗 HBsAg 阳性 60 例［J］. 新中医，1999，31（3）：41.

按：乙型肝炎患者，病因多为湿热，病位多在肝脾。即湿热毒邪入于肝；肝病传脾，毒邪稽留，气血失和。方中溪黄草、白花蛇舌草、七叶一枝花清除体内湿热疫毒，阻断乙型肝炎病毒的持续感染；黄柏、大黄清热解毒，促进肝组织修复，对 HBV 阴转大有益处，如服大黄后无便溏，则可将大黄量加至 15～20 g，效果更优；虎杖、郁金疏肝解郁活血，清除乙肝病毒，抑制病毒复制；丹参活血，并可改善肝脏循环，促进肝细胞再生，防止肝纤维化等；甘草益气扶正，调和诸药。临床观察，服用本方最大特点是症状改善明显，尤其是消除疲劳，增加食欲，随着症状改善，肝功能好转并持续正常。本方价廉无副作用，值得推广。

降黄舒胶囊

【药物组成】　茵陈、泽泻、苍术、薏苡仁、当归、茯苓各 2 份，柴胡、大黄、黄芩各 1 份。

【适用病症】　乙型肝炎（黄疸型）。

【用药方法】　上药研末，过筛、灭菌后装胶囊，每粒胶囊 0.03 g，每天 3 次，每次 4～6 粒，30 天为 1 个疗程，连续服 2 个疗程。同时给予 10% 葡萄糖 500 mL 加维生素 C 5 g 静脉滴注，每天 1 次。

【临床疗效】　此方治疗乙型肝炎（黄疸型）74例，基本治愈（症状消失，肝脾肿大稳定或回缩，肝功能恢复正常或轻度异常）46例，显效（症状消失，肝脾肿大无变化或回缩，肝功能恢复正常或轻度异常）14例，有效（各种症状明显好转，肝脾肿大无变化或回缩）8例，无效6例。总有效率91.89%。

【验方来源】　孙林，孙公学，郑丽华．降黄舒胶囊治疗黄疸型乙型病毒性肝炎临床研究［J］．河北中医，2000，22（2）：95．

按：黄疸型乙型病毒性肝炎在治疗上应从整体出发，标本兼顾，辨证辨病相结合。降黄舒胶囊具有清热利湿、解毒降黄之功效。临床观察该药退黄、降酶、改善症状、体征、清除乙肝病毒血清标志物作用明显，说明降黄舒胶囊有较好的保肝及改善免疫功能、抗病毒作用。方中茵陈可清热利湿、退黄，能促进肝内胆汁分泌，具有良好的利胆作用；大黄具有泻下攻积、利湿退黄、活血祛瘀、清热解毒之效，能清除肝脏疾病时肠内蓄积的毒素，减轻病毒对机体的损害，起到预防、治疗肝昏迷的作用，并能促进胆汁分泌，增加胆汁流量，阻断胆红素的肠肝循环，从而加速黄疸的消退；苍术具有健脾利湿作用，有诱生干扰素及促进抗体形成作用；茯苓、泽泻有利水渗湿、健脾和中、宁心安神之功，与苍术合用有抗病毒作用；薏苡仁清热利湿，解毒降酶，防止肝细胞变性、坏死；柴胡疏肝解郁，祛瘀生新，改善肝脏微循环，抑制肝细胞纤维化改变，以利肝细胞再生；当归可补血活血，对肝细胞膜、线粒体、细胞核等均有明显的保护作用。降黄舒胶囊治疗乙型病毒性肝炎疗效较好，患者服用期间未见明显毒、副作用，是治疗黄疸型乙型病毒性肝炎的理想药物。

复方半莲饮

【药物组成】 半边莲、半枝莲、白花蛇舌草各 150 g，益母草 50 g，柴胡、当归、白芍、白术、茯苓各 20 g，甘草、薄荷、煨姜各 10 g。

加减：伴腹水者，选加三棱、莪术、木香、槟榔、沉香、亦芍、泽泻、茯苓皮、大腹皮、商陆、黑牵牛子、白牵牛子；便秘者，加大黄、芒硝；气虚者加黄芪；阳虚者，加淫羊藿、吴茱萸、肉桂；脾虚者，加扁豆、山药；阴虚者，加沙参。

【适用病症】 乙型肝炎。

【用药方法】 每天 1 剂，水煎服。2 个月为 1 个疗程。

【临床疗效】 此方治疗乙型肝炎 50 例，均有良好疗效。

【病案举例】 徐某，女，58 岁。急躁喜怒，两胁刺痛，胃脘不适，尿黄，纳差乏力；两对半检查：HBsAg、HBeAg、HBeAb、HBcAb 均阳性，B 超检查确诊为乙型肝炎，中期肝硬化伴腹水症。经西药治疗 2 个月无效。诊见：苔黄，脉弦，善太息，双胁刺痛，呃逆嗳气，大小便不利，腹胀如鼓，腹围 100 cm。辨证属湿热蕴结肝肺，火损及气血瘀滞，怒气伤肝化火克土，脾失健运，导敏肝脾不调。基本方去白芍，加赤芍 30 g，沉香 20 g，黑牵牛子、白牵牛子、三棱、莪术各 50 g（以上用量宜审慎！且应久煎。原编者注），牡丹皮、栀子各 10 g。嘱其隔天 1 剂。经服完第 1 个疗程后，一切症状消失。再巩固半个疗程后复查：HBsAg 转阴，3 个疗程后"三阳"全部转阴，以药制丸服，随访多年已康复。

【验方来源】 夏先福. 复方半莲饮治疗乙型肝炎 50 例 [J]. 陕西中医，1996，17（1）：3.

按：乙型肝炎由湿热蕴结，或怒气伤肝，肝气郁结，肝克脾土，或中气不足，致使疫毒蕴结于肝脾，脏腑功能失调，肝失疏泄，木郁更虚，则脾失健运，无力排出疫毒，因而邪毒留恋而发病。其病理变化以湿、热、瘀、虚为主，若失调或失治误治，则恶化，肝质变硬，形成腹水症。此时气滞血瘀，水气内停，血水相搏，法宜清热解毒，调和肝脾，将清热解毒、行气破破气、活血利水作为主要治疗法则。复方半莲饮具有清热解毒、舒肝行气、活血利水功效，主治气滞血瘀、血水相搏而形成的水气内停。再选用《太平惠民和剂局方》加味逍遥散调和肝脾为主方。在运用此方时，剂量上，半边莲、白花蛇舌草、半枝莲必须重用100～150 g以上，此其一；若腹水（重、中、轻）其症状必见肚大青筋、腹胀如鼓、大小便不利为主要表现，此其二也。复方半莲饮加减运用，药性虽强有小毒，但攻伐之力能出奇制胜，只要用量得当，病轻者宜小剂，病重者宜大剂，病难者宜峻剂，药性平和，无副作用，收效颇佳，但要坚持"守方"，方能奏效。

强天解毒汤

【药物组成】　党参、桑寄生、生何首乌、丹参各 30 g，黄芪 60 g，枳壳、枸杞子、贯众、虎杖各 15 g，白术、肉苁蓉各 18 g，淫羊藿、仙茅各 24 g，板蓝根 10 g，黄柏 9 g。

加减：湿热偏盛者，加茵陈、栀子、大黄，去枸杞子、肉苁蓉、何首乌；脾虚者，加砂仁、茯苓；阴虚者，加北沙参、麦冬；胁痛剧者，加川楝子、延胡索；血瘀者，加桃仁、红花、赤芍；肝脾肿大者，加牡蛎、鳖甲、穿山甲（代）；纳呆便溏者，加焦三仙，去肉苁蓉、黄柏、板蓝根。

【适用病症】　乙型肝炎。

【用药方法】　2 天 1 剂，水煎 2 次，分早、午、晚，餐前 30 分钟各服 1 次，6 次服完。2 个月为 1 个疗程。

【临床疗效】 此方治疗乙型肝炎88例，痊愈（临床症状消失，每月复查肝功能1次。连续3次HBsAg阴转，肝功能正常）58例，显效（症状显著好转，连续3次HBsAg阴转，肝功能基本正常）20例，无效（症状虽有改善，但肝功能无改变，HBsAg为阳性）10例。总有效率88.6%。

【病案举例】 李某，男，34岁。因两胁痛，纳呆神倦，肝脾略大且有肝功能损害，去某医院诊断为肝炎收住院3个月，因病情无好转，HBsAg连续3次呈阳性，患者自动出院未治疗。休息1个月后，病情趋于恶化，即复查肝功能：硫酸锌浊度试验19 U，麝香草酚浊度试验12 U，谷丙转氨酶1 133.9 nmol/(s·L)，HBsAg滴度>1∶128。诊见：面萎黄中带青，自诉两胁胀痛、以右胁痛甚，纳呆便溏，肢软乏力，舌淡、苔白微黄，脉弦数。投此方去肉苁蓉，加川楝子、延胡索、炙鳖甲各30 g。服3剂后复诊：胁痛减轻，纳食渐佳，神疲肢软好转，嘱其再进原方10剂。约后复查肝功能正常，唯HBsAg滴度>1∶64。仍用此方增减连服2个月后，HBsAg阴转。为巩固疗效，又将此方服1个月，每月复查肝功能1次，连续4次均正常，经多次检查，肝脾大小亦复正常。随访2年未复发，体健，工作如常。

【验方来源】 袁正家.强天解毒汤治疗乙型肝炎88例[J].陕西中医，1991，12（3）：100.

按： 乙型肝炎多因脾肾俱虚，复加乙肝雅毒侵入人体，邪盛正衰。正不胜邪，邪毒居于营血为患，故用桑奇生、枸杞子、淫羊藿、仙茅、生何首乌、肉苁蓉振阳益阴，养肝强肾；党参、黄芪、枳壳、白术健脾益胃，使先后天强盛，既可驱邪外出，又能灭噬邪毒于内；贯众、黄柏、虎杖、板蓝根、丹参活血护阴清热解毒，荡涤邪毒外出。全方有扶正逐邪之功，所以此方用于治疗乙型肝炎效果满意。

丹 青 饮

【药物组成】 丹参 50 g，大青叶 100 g。

加减：便秘者，加大黄 10 g；食欲不振者，加焦三仙（焦麦芽、焦山楂、焦神曲）10 g；尿少者，加海金沙 10 g；腹胀者，加槟榔 10 g；口苦者，加龙胆草 15 g；肝脾肿大者，加鳖甲粉 5 g 冲服；胁痛者，加青皮 10 g；呕吐者，加竹茹 5 g；黄疸者，加茵陈 10 g。

【适用病症】 乙型肝炎。

【用药方法】 上药放于大茶杯中，用沸水浸泡约 30 分钟即可饮用，反复浸泡与饮用，量与次数均不限，第 2 天换新药。小儿酌减。

【临床疗效】 此方治疗乙型肝炎 56 例，显效（临床症状消失，肝功能正常，HBsAg 转阴者）17 例，有效（临床症状消失，肝功能正常，HBsAg 在 1∶64 以上）34 例，无效（临床症状消失，肝功异常）5 例。总有效率为 91%。

【病案举例】 刘某，女，23 岁。1 周前自觉乏力，发热，精神萎靡，继而目黄、身黄、小便如橘子色而入院。诊见：全身黄染，心肺正常，肝脏于右肋下 2 cm 处扪及、质软。尿三胆试验（＋）。HBsAg 滴度 1∶64 以上。肝功能检查：谷丙转氨酶 6 001.2 nmol/（s·L）。诊为急性黄疸型乙型肝炎。立即投丹青饮 3 剂，分早、午、晚 3 次煎服（未用其他药物）。3 天后，黄疸消退，诸症减轻，改用饮剂，连服 1 个月，症状消失，肝功能正常，HBsAg 滴度 1∶8 出院。嘱续用饮剂半年，4 次复查肝功能均正常。

【验方来源】 马凤友. 丹青饮治疗乙型肝炎 56 例［J］. 陕西中医，1991，12（3）：101.

按： 丹青饮用活血化瘀、凉血消痈的丹参，配清热解毒、凉血消斑之大青叶，共成活血化瘀清热解毒之剂。丹参善能通行血脉，既能凉血，又能化瘀。现代医学研究表明，丹参含丹参酮、丹参醇、维生素 E 等，能扩张肝动脉，增加肝脏血流量，且有相当强的抗病毒作用，并能保护肝细胞，稳定线粒体；大青叶功能清热解毒，凉血消斑，清热之力大，解毒之功宏，大胆放量用之，每收奇效。二药相合，活血而肝瘀立去，清热则瘀热自除，药源充足，使用方便，价格低廉又是本方另一特点，然需大量长期饮服，方可收根治之效。

草果人中黄汤

【药物组成】 草果 40 g（去壳取仁，用生姜汁加清水拌炒），人中黄 50 g，地骨皮 60 g。

加减：如右胁疼痛者，加川楝子、醋炒延胡索、郁金各 12 g；纳差腹胀者，加神曲 29 g，砂仁 6 g，大腹皮 15 g；舌苔白滑厚腻者，加白豆蔻 10 g，姜半夏 12 g；巩膜黄染者，加茵陈、大黄各 20 g；尿黄便秘者，加玄明粉、滑石各 20 g；舌苔黄厚腻者，加黄芩、厚朴各 20 g，九香虫 12 g；舌红少苔头晕者，加牡丹皮 15 g，银柴胡 20 g；青紫瘀明显者，加苏木、炮穿山甲（代）、生地黄各 12 g；谷丙转氨酶异常者，加红曲 30 g；麝香草酚浊度试验异常者，加当归、赤芍各 15 g，硫酸锌浊度试验异常者，加草决明、知母各 15 g，夏枯草 30 g。

【适用病症】 乙型肝炎。

【用药方法】 每天 1 剂，水煎服。亦可研末服用，每次 10 g，每天 1 次。

【临床疗效】 此方治疗乙型肝炎 94 例，痊愈（肝功能及 HBsAg 转阴，临床症状全部消失）59 例，好转（肝功能正常，

HBsAg 滴度下降，临床症状基本消失）29 例，无效（肝功能及 HBsAg 较治疗前上升或无变化，临床症状无变化）6 例。总有效率 93.62%。

【病案举例】 李某，男，30 岁。患乙型肝炎 3 个月，治疗无效而来诊。诊见：右胁胀痛，时感寒热，纳少厌油，手心微汗而黏，小便色黄，舌质淡、苔厚前部黄而根部白，脉沉细；肝肋下 4 cm，质软，触痛明显。血常规检查：血红蛋白 85 g/L，红细胞 3.1×10^{12}/L，白细胞 12×10^9/L，中性粒细胞 0.64，淋巴细胞 0.36；尿三胆试验（＋＋＋）；肝功能检查：谷丙转氨酶 4 000.8 nmol/（s·L），麝香草酚浊度试验 20 U，硫酸锌浊度试验 27 U，HBsAg 滴度 1:256 以上。证属肝胆郁热，湿浊中阻，阴分略伤。治宜育阴清热，除湿解毒，散寒开胃。用基本方加砂仁 6 g，醋炒延胡索、大腹皮各 15 g，滑石 20 g。水煎 500 mL，首次服 200 mL，以后各服 150 mL，每天 3 次。连服 3 剂后，右胁疼痛减轻，尿多色浅黄，舌质淡、苔根白厚腻，脉沉细有力。上方加官桂 6 g，九香虫 10 g。续服 5 剂后，精神转佳，饮食转好，不厌油，舌质淡、苔薄黄，脉沉而有力。尿三胆试验（－），血红蛋白 95 g/L，红细胞 3.5×10^{12}/L，白细胞 10×10^9/L，中性粒细胞 0.56，淋巴细胞 0.44。脾寒湿已除，肝胆枢机已和，宜以基本方研末过筛，每次服 15 g，每天 4 次，温开水送下，如此共服 20 剂。复查肝功能及 HBsAg 均正常或转阴，肝肋下未扪及，获临床痊愈而恢复正常工作。

【验方来源】 周世明. 草果人中黄汤治疗乙型肝炎 94 例 [J]. 陕西中医，1991，12（9）：391.

按：乙型肝炎病毒乃阴湿疫毒，长期存在于血液和机体内，最易伤人体清阳之气，属"热淫于内"之疾，需用温燥芳香之品以胜阴霾湿浊之邪，入血解毒增进免疫功能，振奋脾阳消食化积。基本方中草果辛温燥烈，经用姜汁拌炒后其热性亦减，除寒湿而温中宫，消痰化积而醒脾阳；人中黄性寒味甘，可解多种血中之毒，泻火解毒力强，不伤脾胃；地骨皮甘淡而寒，历来以治虚劳、退潮热著称。三药配伍，相得益彰，故而获得满意疗效。

乙 肝 汤

【药物组成】　肉桂 2~3 g（冲），茯苓、苍术、白术、泽泻、柴胡、赤芍、白芍、厚朴、丹参、五味子各 10 g，茵陈 20 g，车前子 15 g（包），甘草 3 g。

加减：胃脘痛者，加香附、高良姜各 10 g；呕吐者，加藿香 6 g，法半夏 10 g；胁痛者，加川楝子、延胡索各 10 g；阳虚甚者，加熟附子 10 g；蛋白倒置者，加黄芪 18 g，党参 15 g；黄疸持续不退者，加炙穿山甲（代）6 g，红花 10 g；转氨酶下降，而黄疸加深，即所谓胆酶分离者，加三七 3 g（冲）；朱砂痣者，加蒲黄、五灵脂各 10 g。

【适用病症】　乙型肝炎。

【用药方法】　每天 1 剂，水煎服。

【临床疗效】　此方治疗乙型肝炎 124 例，经 1~3 个月治疗，临床治愈（肝功能完全正常，临床症状完全消失，B 超肝脏、脾脏形态、大小正常）82 例，好转（肝功能基本正常，临床症状基本消失，B 超肝脏、脾脏形态、大小正常）36 例，无效（肝功能无改善，临床症状无好转）6 例。总有效率 95%。

【病案举例】　郑某某，男，32 岁。患者原为乙肝病毒携带者，2 周前出现疲乏无力，精神萎靡，医者投以清热利湿之剂，服用数剂未见效果，且出现目肤黄染，乏力更甚，腹胀欲呕，小便短少，大便自调。诊见：神清，舌质淡、苔白，脉沉无力；肝、脾肋下未触及，肝上界第六肋间，叩诊未见移动性浊音，肝区叩击痛（＋）。肝功能检查：总胆红素 140.3 μmol/L，直接胆红素 73.7 μmol/L，间接胆红素 66.6 μmol/L，谷丙转氨酶 55 727.81 nmol/（s·L），谷草转氨酶 32 923.25 nmol/（s·L），白蛋白与球蛋白轻度倒置，乙肝病毒抗原抗体检查 1、4、5 项阳性；肝脏、脾脏 B 超：形态大小正常，未见占位病变。西医诊断：慢性活动性乙型肝炎（重症倾向）；中医诊断：阴黄。证属脾肾素虚，且过用苦寒，损伤阳气，寒湿内生。治当温养脾肾，祛湿逐寒。用乙肝汤加减：肉桂 2 g（冲）、桂枝、熟附子（先煎）、泽泻、苍术、白术、香附、高良姜、丹参、五味子各 10 g，茵陈 20 g，车前子（包）15 g，茯苓 12 g，藿香 6 g，甘草 3 g。每天 1 剂，水煎服。服药 2 周，精神好转，黄疸减退，食欲大增，小便清长，肝功能明显好转。继服上方加减。1 个月后复查肝功能完全正常，其中总胆红素 21.4 μmoL/L，直接胆红素 5.4 μmol/L，间接胆红素 16 μmol/L，谷丙转氨酶 533.44 nmol/（s·L），谷草转氨酶 666.8 nmol/（s·L）。原方去藿香、苍术，加砂仁 6 g，继服 2 周，嘱 1 个月后复查肝功能。随访无复发。

【验方来源】 傅东海. 自拟乙肝汤治疗病毒性乙型肝炎 124 例［J］. 福建中医药，2000，31（1）：31.

按： 治疗乙肝当扶正为先，所谓正盛邪祛是也。"乙肝汤"中肉桂、熟附子温补肾脾，扶正燥湿；柴胡疏肝解郁；丹参活血化瘀；白芍、五味子酸收养肝，且防止柴胡等药疏利太过，同时五味子降酶作用显著，已为中西医同行所公认。综观全方，以治本为主，辅以治标，提高机体免疫功能，诱导干扰素生成增加，修复肝细胞损伤，从而达到治疗的目的。

满天星天澳汤

【药物组成】 满天星、茵陈、土茯苓各 20 g，山豆根、白花蛇舌草、半枝莲、金钱草、夏枯草、栀子、黄柏、苍术、厚朴、陈皮、丹参、虎杖、党参、女贞子、何首乌、淫羊藿、甘草（蜜炒）各 15 g，黄芪（蜜炒）80 g，枸杞子 25 g。

【适用病症】　乙型肝炎。

【用药方法】　每 2 天 1 剂，水煎服，每天服 2 次。治疗期间忌酒、烟、高脂肪食物。每 30 剂为 1 个疗程。

【临床疗效】　此方治疗乙型肝炎 128 例，痊愈（临床症状和体征消失，生化检查、肝功能正常，血清免疫学标记物检测阴性）92 例，好转（症状减轻，两对半有 2 项阳性）36 例。其痊愈者，50 例服药 310 剂，42 例服 280 剂。

【病案举例】　病案 1：梁某某，男，40 岁。平素嗜好烟酒，患乙肝，经各大医院治疗 3 年，服中西药治疗无效。诊见：肝区不适、身软、乏力、纳呆、厌油、腹胀，舌苔黄腻，脉弦濡。两对半检查：大三阳。肝功能检查：谷内转氨酶 1 667 nmol／（s·L）。给予满天星灭澳汤加白豆蔻、五味子各 15 g 治疗。服药 310 剂，肝功能及两对半正常，症状全部消失。追访 2 年未见复发。

病案 2：李某某，男，35 岁。身软乏力，纳呆，腹泻，肝区轻微疼痛。肝功能检查：谷丙转氨酶 1 000.2 nmol／（s·L），两对半为小三阳。处方同上例。服药 150 剂后，诸症状减轻，复查肝功能及两对半：谷丙转氨酶正常、两对半还有 2 项阳性。继服 148 剂，诸症状消失，两对半化验正常。追访 2 年未见复发。

【验方来源】　李陈泉. 自拟满天星灭澳汤治疗乙型肝炎 128 例［J］. 四川中医，2000，18（2）：26.

按：乙型肝炎的病因病机乃正气小足，湿热留恋，瘀血阻滞于肝，致肝脾肾三脏受损，乙肝病毒乘虚而入。方中满天星对 HBV-DNA、HBsAg 有抑制和杀灭作用；山豆根、半枝莲、白花蛇舌草、土茯苓清热解毒、抑制体液免疫反应；党参、黄芪通过扶正补虚达到增强和调节免疫功能、促进抗体生成、诱发干扰素、抑制乙肝病毒繁殖；女贞子、何首乌、枸杞子、淫羊藿调节免疫功能和提高肾上腺皮质功能、促进抗体生成等，且对HBV-DNA有抑制作用；丹参、虎杖活血化瘀、抑制HBV-DNA复制；茵陈、栀子、苍术、厚朴、陈皮、白豆蔻、金钱草、夏枯草清热除湿、利胆退黄、健脾消食、降低血清胆红素、消炎降酶、抗肝脏损伤、防止肝细胞变性坏死；黄柏有抑制HBsAg作用及利湿退黄。炙甘草健脾调和诸药。诸药合用，则乙肝病毒得除，正气得复，肝脾肾得健，乙肝自愈。

健脾泄浊汤

【药物组成】　土茯苓、丹参、生麦芽各30 g，虎杖20 g，七叶一枝花、薏苡仁、茯苓、山药各15 g，郁金10 g，熟大黄6 g。

加减：黄疸者，加茵陈、栀子；胁痛者，加川楝子、延胡索、赤芍、白芍；便溏者，去大黄加炒扁豆、防风；舌苔白而厚腻者，加苍术、藿香；脘腹作胀者，加厚朴花、枳壳；不寐者，加茯神、夜交藤；肝脾肿大者，加牡蛎、三棱、莪术；谷丙转氨酶增高者，加五味子、乌梅、黄芩、田基黄；热毒盛者，加板蓝根、白花蛇舌草、蒲公英；肝血虚者，加当归、枸杞子。

【适用病症】　乙型肝炎。

【用药方法】　每天1剂，水煎2次，分2~3次服。2个月为1个疗程。

【临床疗效】　此方治疗乙型肝炎96例，治愈（临床症状消失，肝功能恢复正常，病原学检查3项阳性基本阴转，有的出现HBsAb阳性）60例，好转（临床症状好转，HBeAg阴转，HBsAg及HBcAb时有反复）31例，无效（临床症状改善不明显，肝功能基本同前，二对半"三阳"中无1项阴转）5例。总有效率94.8%。

【病案举例】 江某，男，29岁。患乙型肝炎已5年余。屡经西医治疗，经常反复，两对半1、3、5阳性从未改变。5年来不能从事瓦工劳作。诊见：口干口苦，食欲不振，乏力，右胁下胀痛，舌红、苔黄腻，脉弦数；巩膜不黄，肝脏右肋下2.5 cm，肝区叩击痛阳性。肝功能检查：谷丙转氨酶1 767.02 nmol/（s·L）。投以清热解毒、健脾利湿、活血化瘀之法。经用上方加减治疗1个疗程，不适症状消失，复查HBeAg转阴，HBsAg及抗HBcAb仍为阳性，谷丙转氨酶616.79 nmol/（s·L）。上方酌减清热解毒药物，加用黄芪30 g，白术10 g，枸杞子15 g，健脾阳而益肝阴。继服药2个疗程，HBsAg转阴，并出现HBsAb阳性。随访数年健康，已打工2年。

【验方来源】 许国新.健脾泄浊汤治疗乙型肝炎96例[J].四川中医，2000，18（1）：31.

按：中医认为乙型肝炎由于湿痰瘀滞，浊毒内结而致肝失疏泄、脾失健运为主要发病机制，故治疗应以健脾泄浊、解毒疏肝、和血复运为治。健脾泄浊汤中土茯苓、七叶一枝花、虎杖、熟大黄、板蓝根、蒲公英等清热解毒利湿，有抗乙肝病毒、降低谷丙转氨酶、促进乙肝抗原转阴作用；茯苓、薏苡仁、山药、生麦芽健脾而无壅滞之弊，不失肝病实脾之旨，其中薏苡仁一味，具有抗癌防癌之功能；丹参活血化瘀，可改善肝脏血液循环；郁金行气解郁，祛瘀止痛，能降酶恢复肝功能；黄芪、白术、枸杞子益气健脾补肾，可增强和调节免疫功能，升高白蛋白，防止肝糖原减少，保护肝脏。另外黄芪补中益气，诱生干扰素，有抑制乙肝病毒繁殖作用。如此组方，共奏泄浊解毒，健脾疏肝和血之功，使其更加切合病机，以达缩短病程，提高疗效之目的。

保肝健脾汤

【药物组成】　黄芪、白花蛇舌草各 30 g，枳壳、柴胡各 12 g，丹参、茵陈、白术各 20 g，白芍、泽兰、茯苓、虎杖各 15 g，甘草 6 g。

加减：气虚明显者，加人参 15 g，黄精 12 g；血虚明显者，加枸杞子 20 g，当归 15 g；阳虚者，加桂枝 10 g，吴茱萸 6 g；气滞腹胀者，加木香、槟榔各 12 g；胁痛者，加青皮、川楝子各 12 g；纳差者，加砂仁 10 g；肝脾肿大者，加三棱、莪术各 10 g；谷丙转氨酶明显异常者，加五味子 30 g。

【适用病症】　乙型肝炎。

【用药方法】　每天 1 剂，水煎服。

【临床疗效】　此方治疗乙型肝炎 84 例，显效（自身症状消失，肝脾大小恢复正常，肝功能恢复正常，HBV-DNA 转阴）20 例，有效（症状好转，肝脾无明显肿大，肝功能正常或轻度异常，HBV-DNA 滴度降低但未见阴转）55 例，无效（治疗未见效果，症状甚或加重，乙肝病毒标志物未见阴转）9 例。总有效率为 89.3%。

【验方来源】　梁继红，李更新. 保肝健脾汤治疗急慢性乙型肝炎 84 例临床观察 [J]. 吉林中医药，2000，20（4）：24.

按：脾居中焦，主运化，主统血，肝有疏泄、藏血之功，主筋，易怒易亢，是人体两个主要器官。通过保肝健脾以恢复人体的免疫功能是中医治疗慢性乙肝的重要方法。保肝健脾汤功能保肝健脾，理气活血化瘀，兼以清热解毒，组方立意合理。其中黄芪、白术补气健脾益肝；柴胡、枳壳行气化滞，和胃疏肝；丹参、泽兰活血化瘀；茵陈、虎杖及白花蛇舌草清热解毒利黄疸；白芍、茯苓可收敛肝脾；甘草和药。诸药合用，随症状加减，疗效显著。现代医学研究表明，黄芪、丹参、泽兰等具有明显的改善肝纤维化、改善肝脏微循环的作用，同时黄芪、白术及白花蛇舌草等药物对改善人体免疫功能有效。应用得当，可激活肝细胞产生免疫应答，清除乙肝病毒，使肝功能恢复正常。

熊胆乙肝胶囊

【药物组成】 熊胆粉（代）、龙胆草、丹参、柴胡、虎杖、板蓝根、郁金、白芍、枸杞子、茯苓、黄芪、麦芽（炒）、甘草、孢干粉。（原方无剂量）

【适用病症】 乙型肝炎。

【用药方法】 将上药研末，装入胶囊，每粒含生药 1 g。口服 6 粒/次，每天 3 次，空腹服。2 个月为 1 个疗程。一般治疗 1~2 个疗程。

【临床疗效】 此方治疗乙型肝炎 960 例，基本治愈（症状消失，肝、脾肿大稳定不变或缩小，无压痛及叩痛；乙肝标志物、肝功能检查正常并稳定半年以上）260 例，有效（主要症状消失或基本消失，肝脾肿大稳定不变，且无明显压痛及叩痛；乙肝标志物、肝功能检查正常或原值改善50%以上）580 例，无效（乙肝标志物及肝功能未恢复正常，症状体征无改善）120 例。总有效率为 87.5%。

【验方来源】 张志霖，彭寿柏. 熊胆乙肝胶囊治疗乙型病毒性肝炎 [J]. 湖北中医杂志，2000，22（7）：21.

按：采用清热利湿、疏肝健脾之法治疗慢性乙型肝炎。熊胆乙肝胶囊方中熊胆、龙胆草清热解毒、疏肝利胆、燥湿除黄；虎杖、板蓝根清热除湿、散瘀止痛、解毒利胆；柴胡、郁金、丹参疏肝解郁、调和气血；枸杞子滋补肝肾；白芍柔肝和脾、益血调经；黄芪甘温不燥补益中土、温养脾胃。现代研究证实，熊胆主要成分胆汁酸具有促进胆汁分泌、解毒和抑菌的作用；龙胆草有保肝、利胆的作用；虎杖能抑制乙型肝炎病毒复制，虎杖根中含白藜芦醇甙对脂质过氧化物有很强的抑制作用，可抑制类脂过氧化物在肝脏的堆积，减轻肝损伤，板蓝根能缓解临床症状，促进肝功能改善；丹参有促进肝细胞再生、抗肝纤维化的作用；白芍、黄芪能提高巨噬细胞吞噬百分率和吞噬指数，黄芪还能诱生或促进诱生干扰素，使外周 T 淋巴细胞有抑制作用，使处于低水平状态的细胞免疫功能恢复正常；郁金含有姜黄素，能促进胆汁分泌，有利胆作用，并能松弛胆道括约肌。上药精制成肠溶性胶囊，服用方便，疗效满意。患者乐于接受，故获佳效。

益肝降毒汤

【药物组成】 党参 12 g，黄芪、茯苓、薏苡仁各 20 g，丹参 30 g，败酱草、垂盆草各 15 g，菟丝子、白术、女贞子、赤芍各 10 g，枸杞子、柴胡各 9 g，甘草 6 g。

加减：尿黄、口苦、舌苔黄腻者，去黄芪、党参，加茵陈、大黄、泽泻；胁痛甚者，加川楝子、延胡索；肝脾肿大者，加郁金、穿山甲（代）；纳差乏力者，加焦三仙；谷丙转氨酶持续增高者，加半夏、五味子、栀子；临床症状与体征消失抗原仍未转阴者，加重菟丝子量至 20 g，巴戟天 10 g。

【适用病症】 乙型肝炎。

【用药方法】 每天 1 剂，分早、晚 2 次水煎服。也可以散剂或丸剂口服，每次 10 g，每天 3 次。3 个月为 1 个疗程，1 个疗程后未转阴者可接服第 2 个疗程。

【临床疗效】 此方治疗乙型肝炎 66 例，治愈（各种自觉症状与体征消失，肝功能恢复正常，抗原全部转阴，HBsAb 产生，随访 1 年无复发）25 例，好转（症状与体征消失，肝功能恢复正常，HBeAg 转阴，部分 HBAb 生成）31 例，无效（症状、体征及实验室各项检查指标无明显改善）10 例。总有效率为84.8%。

【病案举例】 王某，男，33 岁。患乙型肝炎，两对半为大三阳。用西药治疗半年效果不佳，后改服中药。诊见：纳差、乏力，脘腹痞满、口苦、尿黄，大便干，舌质红，苔黄腻、脉弦数；肝肋下 2 cm，压痛，脾未触及。肝功能检查：谷丙转氨酶833.5 nmol/（s·L），硫酸锌浊度试验 18 U，总胆红素28 μmol/L，两对半为大三阳，B 超扫描肝内回声光点粗密不匀。西医诊断：慢性活动性乙型肝炎；中医辨证为肝郁脾虚，湿热中阻。治宜清热利湿解毒，疏肝健脾。用益肝降毒汤去黄芪、党参，加茵陈、大黄、泽泻。服 6 剂后，小便清，大便畅。基本方加减续服 15 剂后，诸症状消失，肝功能正常，但抗原尚未转阴，改用丸剂服 3 个月，HBsAb 转阳。随访 2 年无复发。

【验方来源】 刘迪加. 益肝降毒汤治疗乙型肝炎 66 例[J]. 陕西中医，2000，21（1）：11.

按：乙肝的治疗当遵循中医的"邪之所凑，其气必虚""正气存内，邪不可干"之理论，扶正祛邪并用。"扶正"可提高机体免疫力和抗病能力，以健脾益气，补肾温阳为主；"祛邪"即清除病因，以清热解毒，化湿祛瘀为主。益肝降毒汤中以黄芪、党参、茯苓、白术益气健脾，提高免疫力，保护肝细胞；垂盆草、败酱草、薏苡仁清热利湿，解毒降谷丙转氨酶；柴胡、丹参、赤芍疏肝解郁，祛瘀生新，改善微循环，抑制肝纤维化改变；枸杞子、巴戟天温补肾阳，促使抗原转阴。全方祛邪不伤正，温阳不伤津，共奏益气健脾、清热解毒之功。

乙 肝 汤

【药物组成】　黄芪 30 g，党参 10 g，贯众 30 g，柴胡 10 g，板蓝根 15 g，白花蛇舌草 15 g，虎杖 12 g，当归 12 g，白芍 12 g，丹参 15 g，白术 10 g，茯苓 10 g，甘草 6 g。

【适用病症】　乙型肝炎。

【用药方法】　每天 1 剂，水煎 2 次，共取药液 400 mL，分早、晚 2 次服。3 个月为 1 个疗程，服药期间嘱患者保持心情舒畅，忌辛辣油腻之品。

【临床疗效】　此方治疗乙型肝炎 80 例，治愈（自觉症状消失，肝功能复查正常，乙肝 5 项指标转阴者）42 例，有效（主要症状消失或改善，肝功能好转，乙肝 5 项指标部分转阴者）33 例，无效（临床症状无改善，生化结果无改善者）5 例。总有效率 93.75%。

【验方来源】　李彩云. 自拟乙肝汤治疗乙肝 80 例的体会［J］. 陕西中医学院学报，2000，23（1）：19.

按：正气先虚，邪气侵入，病邪羁留日久，肝络瘀阻，损气耗阴为乙型肝炎主要病因病机。因此，治疗当以扶正为主要治则，扶正即为增强机体的免疫力和抗病力。扶正莫忘祛邪，要以急则治其标，缓则治其本，在益气健脾、益肝养血扶正的原则下，同时疏肝理气、养阴清热、清热解毒、清热利湿、活血化瘀、滋阴补肾等法则配合选用。乙肝汤选用黄芪、党参、白术、当归等健脾益气扶正的药物，以提高机体的抗病力，使邪气得以驱除，扶正同时选了白花蛇舌草、板蓝根、贯众、虎杖等清热解毒之品以祛邪气，因其病位在肝，故选用柴胡、白芍、当归疏肝养血之品，选用白术、茯苓、陈皮等顾护脾胃。诸药合用，有益气健脾、清热解毒、益肝养血之功。乙型肝炎因其病程迁延，缠绵难愈，治疗应守方守法，从长计议，一般不少于4个疗程，坚持扶正祛邪，合理用药，治疗应顾护脾胃，用药宜平，慎用大苦大寒，以防损伤脾胃。补气勿过，以防气余化火，同时必兼疏利气机，勿使里滞。肝脏体阴用阳，理气药辛香刚燥，有耗气伤阴血之弊，故理气药不宜久用，疏肝理气药中须加入养血之药更为妥当。

丹黄健脾保肝汤

【药物组成】　牡丹皮、黄芩、茯苓各15 g，黄精、党参、白术、白芍、法半夏、柴胡各10 g，郁金、陈皮、木香、甘草各10 g。

加减：急性期（邪毒蕴于肝胆）用药侧重清热解毒利湿，主方可加用茵陈、蚤休、蒲公英加快退黄降酶；病变中期（湿热缠绵，肝脾瘀滞，正虚渐显）应以扶正祛邪，调运肝脾为主，主方加丹参、当归，黄芩易黄芪或黄精、熟地黄；病变后期（肝肾阴虚，阴阳亏损）可以酌加滋肾养肝或温阳化湿之品，如枸杞子、生地黄、肉桂、淫羊藿等。

【适用病症】　乙型肝炎。

【用药方法】　每天1剂，水煎服。服药一般3~6个月可开始判断疗效。服药最短2个月，最长16个月，平均8个月。如并发胆囊炎、胆石症可加服金胆片、胆石通；并发胃炎、胃溃疡者，可予胃乐宁、肝胃气痛散等。

【临床疗效】　此方治疗乙型肝炎152例，显效（症状及体征消失，肝功能恢复正常，HBsAg转阴连续3次者）132例，有效（症状及体征基本消失或明显减轻，肝功能某项指标略有异常，HBsAg未能转阴，但滴度下降）14例，无效（症状及体征未见改善，肝功能指标未见好转，HBsAg仍属阳性）6例。总有效率96%。

【病案举例】 沈某，女，38岁。因患急性黄疸型肝炎，经住某传染病医院治疗1月余，黄疸消退。肝功能检查：硫酸锌浊度试验（＋＋），麝香草酚浊度试验（＋），谷丙转氨酶633.66 nmol／（s·L），HBsAg滴度1∶1 024。出院后曾间断性服药治疗。诊见：头昏，胁胀痛，口干纳呆，舌红、苔黄，脉弦细。初以疏肝理气，清化湿热。予主方加川楝子10 g，虎杖20 g，茵陈12 g。服药半月，胁痛纳呆好转，时感头昏神疲乏力，口干舌红，尿黄。复查HBsAg阳性。仍属乙肝活动期，湿热久蕴伤阴。拟清化湿热，佐以滋阴养血，上方去茵陈、虎杖，加当归、枸杞子各10 g，生地黄、熟地黄各12 g，白花蛇舌草20 g。连服2月余，诸症消失，肝功能正常，HBsAg（－），HBeAg（－）。

【验方来源】 武霞．丹黄健脾保肝汤为主治疗乙肝152例［J］．江苏中医，1994，15（5）：13.

按：乙肝发病机制十分复杂，患者临床表现虽不尽相同，但可归纳为肝、脾、肾三脏病变，核心是脾。脾运失健，久而累及肝、肾。"肝病实脾"，古人早有明训，对于乙肝治疗，实脾尤为重要。肝炎主要病因为湿热毒邪留滞不去，致气滞血瘀，耗气伤阴。因此，消除病因在乙肝治疗中亦不可忽视，治疗应标本兼顾。根据上述治则，针对乙肝在各阶段或合并他病，则用药有所侧重。基本方中含六君子汤补脾助运，佐柴胡、郁金、白芍、木香疏肝气以解郁。早期湿热偏盛或合并胆系炎症，病见呕恶腹胀，口干便秘者，牡丹皮、三黄也可并用以增强清热解毒，活血化瘀的作用；如HBsAg滴度偏高可以土茯苓易茯苓，加白花蛇舌草清血中热毒，抑制杀灭肝炎病毒。在治疗中不可忽视补益先后二天，扶正以祛邪，可以黄芪配黄精、山药气阴双补，黄芪配当归、生地黄、熟地黄气血双补。在辨证治疗的同时还可使用降酶中草药，辨证选用虎杖、田基黄、五味子、垂盆草、石打穿；乙肝恢复期及乙肝病毒携带者无症可辨，可结合辨病辅以中成药治疗，以获事半功倍之效。

四君柴芩麦味汤

【药物组成】 泡沙参、黄芪、黄芩、女贞子各 15 g，麦冬、五味子、猪苓各 12 g，白术、茯苓、柴胡、牡丹皮、甘草各 10 g。

加减：低热者，加青蒿、知母；呕吐者，加藿香、姜半夏；肝区痛者，加白芍、延胡索；食差者，加焦三仙。

【适用病症】 乙型肝炎。

【用药方法】 每天 1 剂，水煎 3 次，取液约 600 mL，分早、午、晚 3 次温服。

【临床疗效】 此方治疗乙型肝炎 800 例，显效（服药 3~6 个月，主要症状及体征消失。肝功能及蛋白电泳、B 超检查完全正常，HBsAg、HBeAg 连续 2 次转阴，再随访半年未见复发）240 例，有效（服药 3~6 个月，主要症状及体征基本消失，肝功能、蛋白电泳、B 超检查明显改善，HBsAg、HBeAg 转阴，但随访半年期间有少数病例 HBsAg 复转阳性）400 例，无效（服药 3~6 个月，主要症状及体征无变化或加重，肝功能、蛋白电泳、B 超检查明显异常，HBsAg、HBeAg 持续阳性）160 例。

【验方来源】 李寿彭. 益气养阴清热法治疗乙型肝炎 800 例 [J]. 陕西中医，1997，18（1）：4.

按：乙肝病多为湿热及气阴两虚，病机则湿热邪毒为标、肝肾脾虚为本，治宜攻补兼施。四君柴芩麦味汤具有苦寒以清利湿热，甘寒滋润以养阴，达到清热除湿以祛邪、健脾补气、滋肝养肾以扶正。方中四君子汤加黄芪补气健脾；女贞子、麦冬、五味子柔肝养阴补肾；柴胡、黄芩疏肝清热除湿；牡丹皮消热凉血。共奏益气养阴清热作用，促成乙肝患者康复，达到治疗乙肝的目的。

强肝解毒汤

【药物组成】 黄芪、茯苓各 20 g，薏苡仁、丹参各 30 g，板蓝根、垂盆草、淫羊藿各 15 g，党参、白术、柴胡、赤芍、枸杞子、女贞子各 12 g，甘草 6 g。

加减：乙肝初期，口苦、尿黄、舌苔黄腻者，去黄芪、党参，加茵陈、大黄、车前子；胁痛明显者，加川楝子、延胡索；肝脾肿大者，加郁金、炙穿山甲（代）。中期纳差乏力者，加焦三仙；谷丙转氨酶增高持续不降者，加法半夏、五味子。后期各种临床症状与体征消失，抗原仍未阴转者，加菟丝子、巴戟天。

【适用病症】 乙型肝炎。

【用药方法】 每天 1 剂，分 2 次，水煎早、晚服。症状与体征消失后，可服原方制成散剂或丸剂，每次 10 g，每天服 3 次。3 个月为 1 个疗程，第 1 个疗程结束抗原尚未转阴者，可再服 1 个疗程。

【临床疗效】 此方治疗乙型肝炎 132 例，治愈（各种自觉症状与体征消失，肝功能恢复正常，抗原全部转阴，HBsAb 生成，随访 1 年无复发）50 例，好转（症状与体征消失，肝功能恢复正常，HBeAg 转阴，部分 HBeAb 生成）62 例，无效（症状、体征及实验室各项检查指标无明显改善）20 例。总有效率为 84.8%。

【病案举例】 李某，男，32 岁。1 年前患乙型肝炎，两对半为大三阳。经西药治疗半年效微，后改服中药。近因感冒低热不退来诊。诊见：纳差，乏力，脘腹胀满，口苦，尿黄，大便干，舌质红、苔黄腻，脉弦数；肝区压痛，肝肋下 2 指，脾未触及。肝功能检查：谷丙转氨酶 3 334 nmol/（s·L），麝香草酚浊度试验 12 U，硫酸锌浊度试验 18 U，总胆红素 28 μmol/L。乙肝两对半仍为大三阳，B 超检查肝大 3 cm，内部回声光点粗密不匀。西医诊断为慢性活动性乙型肝炎；中医辨证为肝郁脾虚，湿热夹瘀，气阴两伤。治宜清热利湿解毒，活血化瘀疏肝，益气健脾。遂投强肝解毒汤去黄芪、党参，加茵陈、大黄、车前子。服 6 剂后，低热退，小便清，大便畅。基本方加减续服 20 剂，诸症状消失，肝功能正常，然抗原尚未转阴。守方加菟丝子、巴戟天，继服 1 个月，抗原双阳转阴，B 超复查肝区声象正常。为巩固疗效改服丸剂 3 个月，HBsAb 转阳。随访 2 年未复发。

【验方来源】　阮孝廉，郑现堂，闻平. 强肝解毒汤治疗乙型肝炎 132 例临床观察［J］. 新中医，1998，30（1）：42.

按：对乙型肝炎的治疗，当遵循中医学"邪之所凑，其气必虚""正气存内，邪不可干"的理论，采用"扶正祛邪"之法。扶正，可提高机体免疫功能和抗病能力，应以益气健脾，补肾温阳为本；而祛邪，就是清除致病因素，则以清热解毒，化湿祛瘀为先。强肝解毒汤重用黄芪、党参、茯苓、白术以益气健脾，增强机体免疫和抗病毒功能，保护肝细胞，防止肝细胞变性；垂盆草、板蓝根、薏苡仁清热利湿，解毒降酶，防止肝细胞坏死；柴胡、丹参、赤芍疏肝解郁，祛瘀生新，改善肝脏微循环，抑制肝细胞纤维化改变，以利肝细胞再生；枸杞子、女贞子滋补肝肾，增强肝细胞免疫应答；淫羊藿、巴戟天补肾温阳，增强机体免疫功能，促进抗原转阴和抗体生成；甘草解毒抗炎、调和诸药。全方补虚不滞邪，祛邪不伤正，温阳不伤津，滋阴不助湿，刚柔相济，共奏益气健脾、清热解毒、化湿祛瘀、补肾壮阳之功。若能随症状加减，可使热清毒解，瘀祛肿消，脾气健运，邪祛正安，病自愈。

益肝十味汤

【药物组成】 连翘 12 g，鸡骨草 30 g，黄芩、茯苓、丹参各 15 g，当归 9 g，柴胡、山豆根、桃仁、甘草各 6 g。加减：肝区作胀疼痛者，加延胡索、川楝子各 12 g；大便干结者，加大黄 9 g；恶心呕吐较剧者，加旋覆花（包）9 g，代赭石 30 g；黄疸甚者，加垂盆草 30 g，茵陈 15 g；腰酸乏力剧者，加桑寄生、杜仲各 12 g。

【适用病症】 慢性乙型肝炎。

【用药方法】 每天 1 剂，水煎服。每剂煎 2 次，分早、晚服。

【临床疗效】 此方治疗慢性乙型肝炎 126 例，显效（疗程结束后主要症状消失，肝脾回缩，肝功能恢复正常）88 例，有效（症状改善，肝功能好转，且其他 1 项以上血清指标好转）26 例，无效（主要症状、体征无改善）12 例。总有效率为90.48%。

【验方来源】 周海萍，曹振键. 益肝十味汤治疗乙型肝炎126 例［J］. 天津中医，2000，17（4）：41.

按：慢性乙肝多因机体正气虚弱，湿热疫毒内侵，流连不化，气血瘀滞，邪毒与血瘀互结，久而损伤脏腑之气，而成正虚邪实，迁延不愈之证。故治疗以清热解毒化瘀，佐以扶正为原则。方中柴胡、连翘、山豆根、鸡骨草清热解毒；黄芩、茯苓益气健脾以扶正；丹参、当归、桃仁活血化瘀；甘草调和诸药。现代药理研究认为，柴胡能减轻肝细胞炎症，防止肝细胞坏死，促进新生；山豆根、鸡骨草有抑制乙肝病毒作用；黄芩有免疫促进作用；活血化瘀药丹参、桃仁能够保护肝细胞，改善微循环，同时还能抑制体液免疫，清除免疫复合物。当归能抑制肝纤维组织增生，降低纤维细胞活性，改善肝内微循环，增加组织灌流，这不仅有利于肝炎的恢复，也能防止其转变成肝纤维化。另外，甘草对动物试验性肝损害，能使肝细胞变性、坏死程度明显减轻，肝细胞蓄积的肝糖原及核糖核酸含量大部分恢复，血清转氨酶活力明显下降。诸药相协，共奏清热解毒化瘀，益气扶正之功效。起到保护肝细胞，改善肝功能，调节免疫，抑制乙肝病毒的作用。

补肝活血解毒汤

【药物组成】　黄芪、党参各 15～30 g，土茯苓、甘草、丹参、柴胡各 10～15 g，莪术、白术、牡丹皮各 10 g，白花蛇舌草、蒲公英各 30 g。

加减：黄疸或湿热较盛者，加茵陈、栀子、虎杖、大黄；湿热中阻胀满者，加苍术、薏苡仁、厚朴；肝阴虚者，加枸杞子、白芍、炙龟板、旱莲草；肢冷、怯寒、便溏者，加干姜、制附子、桂枝；便结不畅者，加大黄、枳实。

【适用病症】　慢性乙型肝炎。

【用药方法】　每天 1 剂，水煎服，疗程为 3 个月。

【临床疗效】　此方治疗慢性乙型肝炎 100 例，基本治愈 61 例，好转 25 例，无效 14 例。总有效率 86%。

【验方来源】　于遂罗，牛满山，李敏. 补肝活血解毒汤治疗慢性乙型肝炎 100 例［J］. 陕西中医，1993，14（7）：291.

按：慢性乙型肝炎首发于肝，继而影响脾。肝虚不疏不能淫精于筋；脾气虚弱，化源不足，四肢不能享受水谷之精气的充养，故见倦怠乏力、食欲不振之症状。遵"虚则补之""治病求本"之旨，以黄芪、白术补益肝气，合党参以增强补气之功。诸药合用，则肝气得复，疏泄有权，脾气健运，升降职司。本病之胁痛性质上多为隐痛，或见刺痛、胀痛，特点为遇劳增甚，其发生机制，一为肝气不足不能淫精于脉，使肝络失濡，络脉挛急而作痛；二为肝气不足，疏泄不及，气机不畅，气滞则血行不利而作痛。因之认为本病胁痛并非完全由于邪实壅滞，而是因虚失荣、因虚致瘀之虚中夹实为患，且以虚为本，故在治疗时不用延胡索、香附等理气止痛之品，而是在补肝的基础上加入柴胡、莪术等调理气机、通行血脉之品，取补中有通之意，借以振奋肝脏功能，使肝气充盛，肝络得养，则痛症自除。疾病由邪毒而生，邪毒不去则病不能除。本病之所以缠绵不愈，是由于正气不足不能驱邪外出，导致邪气留恋难解，故在补肝扶正的同时加入土茯苓、白花蛇舌草、蒲公英等以清除毒邪，使邪去则正安。

益气健脾汤

【药物组成】　黄芪 30 g，党参、白术、茯苓、山药、虎杖各 15 g，柴胡、甘草各 9 g，白芍、郁金各 12 g，丹参、板蓝根各 20 g。

加减：肝胆湿热型、肝郁脾虚型者，加白豆蔻、郁金、香附；肝肾阴虚型者，加北沙参、麦冬、枸杞子；脾肾阳虚型者，重用黄芪，加人参、砂仁；瘀血阻络型者，上方药中重用活血化瘀、凉血解毒药，加三棱、莪术、血竭、大黄、半枝莲、炙穿山甲。

【适用病症】　慢性乙型肝炎。

【用药方法】　每天 1 剂，水煎 2 次，分早、晚空腹服。3 个月为 1 个疗程。

【临床疗效】　此方治疗慢性乙型肝炎 62 例，基本治愈（主要症状消失，肝恢复正常或明显回缩，肝区无明显压痛或叩痛，肝功能检查恢复正常，病毒复制消失，而 HBsAg 可持续存在，以上各项指标稳定 1 年以上）33 例，好转（主要症状消失，肝脾肿大无变动，且无明显压痛及叩痛，肝功能检查正常或轻度异常，病毒复制标志水平降低）24 例，无效（未达到以上标准）5 例。总有效率 91.9%。

【病案举例】 程某，男，26 岁，因右胁胀痛，乏力纳差就诊。诊见：面色萎黄，精神抑郁，腹胀便溏，舌淡、苔白，脉沉细。肝功能检查：肝功能异常，HBsAg（＋）、HBeAg（＋）、HBcAb（＋）。证属肝郁脾虚。治则益气健脾，疏肝解郁。服上方 30 剂后，自觉症状消失，肝功能各项指标明显改善。照原方加减，继续服用 30 剂，肝功能正常，HBsAg（－）、HBeAg（－），HBcAb（－）。随访 5 年无反复。

【验方来源】 傅国久. 益气健脾法治疗慢性乙型肝炎 62 例［J］. 陕西中医，1996，17（8）：352.

按：慢性乙型肝炎发病机制十分复杂，多认为是 HBV 引起的免疫性肝损害，乙肝病毒侵入人体持续感染，机体免疫功能低下，正气不足，乙肝病毒难以清除，是乙肝难以治愈的关键。患者临床表现虽不尽相同，而肝病传脾，肝木乘脾之症状较为突出。临床常见症状：倦怠无力，纳差，腹胀便溏，胁肋胀痛。根据中医"正气存内，邪不可干，邪之所凑，其气必虚"和"最虚之处便是留邪之处"的理论，以扶正治其本，祛邪治其标为治疗大法，临床应用党参、甘草、黄芪、白术、茯苓、山药补气健脾以扶正。黄芪、甘草提高调动机体免疫功能。柴胡、板蓝根、虎杖清热解毒，能够对乙肝病毒吞噬和抑制，抗乙肝病毒，降低谷丙转氨酶。柴胡具有免疫调节和诱发干扰素产生的作用。丹参、白芍活血化瘀，抗肝细胞纤维化，保护肝细胞，改善微循环，减少病变部位缺血，加速病灶修复，促进肝细胞再生，还可以促进排毒，增强疗效。因此，提高慢性乙型肝炎疗效在于提高机体细胞免疫功能，清除乙肝病毒。

疏肝理血汤

【药物组成】 柴胡、甘草各 10 g，赤芍、郁金、丹参、白术各 20 g，枳壳 15 g，黄芪 30 g。

加减：兼黄疸者，加茵陈、金钱草、大黄；口干口苦者，加黄连、沙参、天花粉；胁肋胀痛者，加延胡索、木瓜；恶心呕吐者，选加法半夏、竹茹、赭石、紫苏、陈皮；纳呆腹胀者，选加砂仁、草豆蔻、香橼、苍术；厌油恶心者，加山楂、鸡内金、泽泻；腹胀者，选加木香、厚朴、草豆蔻、大腹皮；五心烦热者，选用女贞子、牡丹皮、地骨皮、银柴胡；自汗盗汗者，选用龙骨、牡蛎、乌梅、浮小麦、麻黄根；肝脾肿大者，选用川芎、土鳖虫、炙穿山甲（代）、三七、土贝母、三棱、莪术、月季花；谷丙转氨酶增高者，加紫草、蒲公英，或冲服五味子散剂；HBsAg 阳性者，选加虎杖、白花蛇舌草、紫草、牡丹皮、七叶一枝花、夏枯草、山豆根；HBeAg 阳性者，重用紫草、牡丹皮、女贞子；虚甚者，选加人参、党参、西洋参、淫羊藿、巴戟天。

【适用病症】 慢性乙型肝炎。

【用药方法】 每天 1 剂，水煎服。

【临床疗效】 此方治疗慢性乙型肝炎 98 例，痊愈（临床症状及体征完全消失，化验检测各项正常，5 年无复发）53 例，显效（临床症状及体征基本消失，肝功能正常，HBsAg 仍呈阳性）30 例，有效（临床症状及体征大部分好转，部分肝功能轻度异常）12 例，无效（症状及体征无明显好转）3 例。总有效率 97%。

【病案举例】 吴某，女，37 岁。患乙肝 2 年，多治少效，胁下满闷腹胀始终不见好转。近年来乏力加重，食欲不振。诊见：患者精神萎靡，面色晦暗，白睛淡黄，舌暗红、苔薄黄，脉弦虚；右胁下触痛，肝肋下 2 cm、剑突下 4 cm、质韧。肝功能检查：谷丙转氨酶 2 000.4 nmol/（s·L），硫酸锌浊度试验 20 U，HBsAg（＋），HBeAg（＋），HBcAb（＋）。证系肝郁脾虚，气血瘀滞，治宜疏肝健脾，活血消癥。用基本方加党参 30 g，茯苓、草豆蔻、香橼、虎杖各 20 g。水煎服，每天 1 剂。上药化裁先后用药 60 剂，痊愈。

【验方来源】 薄利民. 疏肝理血汤治疗慢性乙型肝炎 98 例［J］. 陕西中医，1995，16（7）：290.

按：慢性乙型肝炎系由病毒对肝脏较长时间的破坏作用，脏体受到不同程度的损害，疏泄功能遭到明显的破坏。肝主疏泄而喜条达。肝郁则脾失健运，而出现一系列食欲不振、乏力、腹胀等症状。疏肝理血汤本着疏肝理气、理血和营、益气健脾等原则而制方，在辨证的基础上兼辨病用药和对症用药，故而获得比较理想的治疗效果。

强活清乙肝汤

【药物组成】 女贞子、赤芍各 20 g，枸杞子、牡丹皮、虎仪、茯苓各 10 g，生白术、薏苡仁、土茯苓、丹参、黄芪、白化蛇舌草、蜀羊泉各 30 g。

加减：肝肾阴虚型者，加山茱萸、何首乌、生地黄；阴虚湿热型者，加茵陈、金钱草、半枝莲；气滞血瘀型者，加三七、郁金、桃仁。

【适用病症】 慢性乙型肝炎。

【用药方法】 每天 1 剂，水煎服。

【临床疗效】 此方治疗慢性乙型肝炎 300 例，基本治愈（自觉症状消失，一般情况良好，能胜任一般工作，肝脾肿大回缩或稳定、质地变软、叩痛消失，肝功能正常，乙肝五项指标阴转或改善）171 例，好转（主要症状消失，肝脾肿大稳定或不变、无明显叩击痛，肝功能检查正常或有轻度异常，乙肝五项指标改善）96 例，无效（自觉症状无明显改善，肝功能及乙肝五项指标无变化）31 例，恶化（自觉症状加重，肝功能趋于恶化，肝脾肿大、质地变硬，或肝脏有缩小倾向）2 例。总有效率为89%。

【病案举例】 陈某，男，46 岁。因患乙肝病，先后住院 5 个月，曾用强力宁、云芝多糖等药，自觉症状仍不好转。诊见：腹胀纳呆，心悸，失眠，卧床不起，面色灰滞虚浮，有肝掌，鼻齿衄血，苔腻根黄、舌暗胖，脉弦细，肝脾肿大。HBsAg、HBeAg、HBcAb 均阳性，肝功能检查：谷丙转氨酶 > 3 334 nmol／（s·L），麝香草酚絮状试验（＋＋＋＋），硫酸锌浊度试验 20 U。证属肝肾阴虚，湿毒纠缠，瘀血停着，用上方 2 周后无不适感，后按上述辨证加减，服 236 剂后，患者行脾切术。术后守法继调 3 个月，肝功能正常，自觉精力充沛，并恢复一般工作。

【验方来源】 朱士伏. 强活清乙肝汤治疗慢性乙型肝炎300 例. 湖北中医杂志，1994，16（3）：29.

按： 强活清乙肝汤组方蕴含滋养肝肾、活血化瘀、清利湿毒之法，针对贯穿在慢性乙肝整个发病过程中虚、湿、瘀之病因病机。三病机相兼为患，各有侧重，正虚又兼有湿热蕴结；湿毒血瘀又伴肝肾阴亏；肝肾阴亏又夹气郁血瘀。应用本方需紧扣患者所表现的主要矛盾，再区分矛盾的主次方面，使遣方用药切中病机，尽量适合每个病例中个体差异性之需要。"强"法针对肝肾阴虚型，组方以"强"为主。本病早期累及肝脾，后期穷必及肾。肾强精充脾气足，肾弱阴亏肝气虚，则免疫功能低下。方中不离女贞子、枸杞子、山茱萸，强肾保精充肝体，补其母而实其子；强肾养肝，保精增液，对阻止病情活动，逆转病情发展有较好作用，使肾阳得充，湿毒得除，瘀痰得化。"活"法针对气滞血瘀型，可见胀痛、面暗、肝掌、蜘蛛痣、肝脾肿大，舌质紫暗，脉细涩。此时正气已虚，血运无力，痰瘀湿毒胶着，在治疗上，调气活血、化瘀通络应为主要方面，"强"法为次要方面，可加重养血活血化瘀药的比例，使瘀血去而新血生，新血生而肝气调。"清"法针对阴虚湿热（毒）型，正虚邪易恋，邪恋正益虚。本应除湿务尽，又恐败脾损正，此时湿象明显，阴虚亦显然；阴虚为本，湿毒为标。解决湿毒与阴虚矛盾，仍当以"清"为先，使正复、湿清、瘀散，气畅血调，则肝病易于向愈。

黄芪贯众当归汤

【药物组成】　黄芪30 g，贯众、当归、女贞子各15 g，大黄、五味子、白术各10 g，赤芍12 g，柴胡8 g，败酱草、白花蛇舌草各20 g。

加减：湿热中阻型者，去白术、女贞子，加茵陈、虎杖各15 g，栀子10 g；肝郁脾虚型者，去败酱草，加郁金、猪苓各15 g，枳壳12 g，薏苡仁20 g，泽泻10 g；肝肾阴虚型者，去柴胡、败酱草，加菟丝子、枸杞子各15 g，山药30 g；瘀血阻络型者，去白花蛇舌草，加三七10 g，丹参30 g，延胡索、郁金各15 g；脾肾阳虚型者，去败酱草、大黄，加淫羊藿、仙茅各10 g，肉苁蓉、巴戟天、党参15 g。

【适用病症】　慢性乙型肝炎。

【用药方法】　每人1剂，水煎2次，分早、午、晚3次温服。1个月为1个疗程，治愈后巩固治疗半个疗程。

【临床疗效】　此方治疗慢性乙型肝炎305例，经1～6个疗程治疗，临床治愈（自觉症状消失，肝功能恢复正常，肝脏肿大恢复正常，无明显压痛或叩击痛，HBsAg连续2次检查转阴，随访半年无复发）71 例，好转（主要症状消失，肝区无明显压痛或叩击痛，肝功能基本恢复正常，HBsAg 滴度下降）207 例，无效（临床症状及肝功能无变化，HBsAg 持续阳性）27 例。总有效率为 91.1%。

【病案举例】 艾某，男，32 岁。患慢性乙型肝炎 1 年半，近 1 个月来症状加重，胁胀脘闷，食欲不振，口干不欲饮，心烦神疲，尿黄，舌苔薄黄微腻，脉弦细。肝功能检查：谷丙转氨酶 3 334 nmol/（s·L），麝香草酚浊度试验 16 U，硫酸锌浊度试验 20 U，总胆红素 23.5 μmol/L，HBsAg 阳性（滴度 1∶1 024）。综观脉症，证属湿热中阻，肝郁脾困，治以解毒祛湿，疏肝健脾。药用茵陈、虎杖各 30 g，大黄、栀子、炒麦芽、柴胡、五味子各 10 g，茯苓、山楂、猪苓各 15 g，赤芍 12 g，败酱草 25 g，白花蛇舌草 20 g。每天 1 剂，水煎分 3 次温服。1 个疗程后，主要性症状缓解，肝功能恢复正常，HBsAg 滴度降至 1∶126。原方去猪苓、山楂、麦芽、虎杖、栀子，加女贞子 15 g，薏苡仁 20 g，继服 1 个疗程，临床症状消失，肝功能正常，HBsAg 转阴。随访半年未复发。

【验方来源】 陈子忠，张洪成. 调肝脾治慢性乙型肝炎 [J]. 湖北中医杂志，1995，17（2）：37.

按：中医认为，慢性乙型肝炎主要病机是肝郁伤阴。据临床观察，多半由于平素体虚脾弱，饮食不节，湿热疫毒之邪乘虚而入，深伏于血分，侵袭肝脏所致。病位在肝，其本在脾，湿热疫毒之邪是外因，脾虚正气不足是内因。以中焦湿热，气滞血瘀之邪实为标，以脏腑气阴损伤之正虚为本。本病的病机错综复杂，虚实相间。黄芪贯众当归汤以大黄、败酱草、白花蛇舌草、贯众清热解毒祛湿，当归、赤芍养血活血，柴胡疏肝解郁，黄芪、茯苓、白术益气健脾，女贞子滋肝之阴，五味子入肝安神。全方共奏解毒祛湿、疏肝活络、培补脾肾之功，攻补兼施，攻而不过，补而不滞。临床应用时，应做到辨证分析，权衡邪正虚实，随症加减。

祛毒复肝汤

【药物组成】 山豆根、虎杖、连翘、板蓝根、土茯苓各15 g，白花蛇舌草20～30 g，柴胡、白术、薏苡仁、黄芪各20 g，厚朴、茯苓、鸡内金各10 g。

加减：湿热壅盛而发黄者，加茵陈20 g，苍术9 g，田基黄10 g；瘀血阻络者，加郁金、延胡索、丹参各9 g；肝肾阴虚者，加生地黄20 g，何首乌、白芍各10 g；脾肾阳虚者，加菟丝子9 g，淫羊藿、桑寄生各10 g。

【适用病症】 慢性乙型肝炎 HBeAg 阳性。

【用药方法】 每天1剂，水煎2次，早、晚饭后顿服。1个月为1个疗程，每疗程后复查肝功能及乙型肝炎5项指标，共服用6个疗程。

【临床疗效】 此方治疗慢性乙型肝炎 HBeAg 阳性40例，显效（肝功能恢复正常，HBeAg 阴转，随访半年无复发）18例，有效（肝功能恢复正常，HBeAg 滴度下降）11例，无效（肝功能持续损害，HBeAg 滴度不降或反上升）11例。总有效率72.50%。

【病案举例】 苏某，男，36岁。患者自1995年发病以来，肝功能异常，曾多方求治，服用甘利欣、护肝片、肝得健等多种保肝药物，疗效不佳。1997年曾使用安达芬肌内注射3个疗程，一度肝功能复常，但病原学依旧。此次因劳累后出现右胁隐痛，不欲饮食，小便黄赤。诊见：面色灰暗，身目俱黄，颈前1枚蜘蛛痣，舌红、苔黄腻，脉弦滑。肝脾肋下未及。肝功能检查：谷丙转氨酶5 367.74 nmol/（s·L），总胆红素52.34 μmol/L，白蛋白 38 g/L，球蛋白 32 g/L，A/G 为 1.2。辨证为肝脾失调，湿热蕴结。在祛毒复肝汤基础上加茵陈 20 g，黄芩、田基黄各 10 g，共进 30 剂，黄疸退尽，肝功能复常。但见口干不欲饮，乏力，右胁隐痛不舒，舌红，少苔，脉细弱，辨证病久不愈，邪侵正虚，损及肝肾。宜滋肾养肝益阴，乃以祛毒复肝汤加生地黄 20 g，桑寄生、何首乌、白芍、枸杞子各 10 g，再进 90 剂，诸症状消失，查肝功能正常，HBsAg（＋），HBeAb（－），HBcAb（－）。随访半年无复发。

【验方来源】　胡大庆，杨素霞. 自拟祛毒复肝汤治疗慢性乙型肝炎 e 抗原阳性 40 例［J］. 安徽中医临床杂志，2001，13（1）：18.

按：中医认为慢性乙型肝炎病因为湿热疫毒之邪，侵犯肝脾，肝郁气滞，脾虚湿阻，湿浊伏久，迁延难愈。其病势缠绵，呈正虚邪恋、虚实夹杂的特点。治疗上应祛邪与扶正并举，即在应用清热利湿解毒药的同时，导以疏肝健脾醒胃之品，符合"见肝之病，知肝传脾，当先实脾"之训。祛毒复肝汤以山豆根、连翘、板蓝根、土茯苓、白花蛇舌草清利湿热，理气活血；以黄芪、白术、薏苡仁、鸡内金调脾健胃，肝脾同治。此方重用清热解毒药以祛疫败毒，又不忘养肝益脾以匡扶正气，标本兼治，故收良效。动物实验初步验证，清热利湿解毒药物如板蓝根、白花蛇舌草、山豆根、虎杖、土茯苓等对乙型肝炎病毒有较强的抑制作用；应用滋补脾肾药如人参、黄芪、白术、淫羊藿、何首乌等，可使 HBeAg 和 DNA-P 下降或阴转。其作用机制可能是这些药物直接作用于乙型肝炎病毒，或通过增强免疫功能而抑制乙肝病毒。

二子八味汤

【药物组成】 女贞子 12～20 g，五味子 10 g，白花蛇舌草 15～30 g，蒲公英、刘寄奴、虎杖、垂盆草各 15～30 g，平地木 12～20 g，郁金 10～15 g，丹参 12～30 g。

加减：黄疸者，加茵陈 20～50 g，炒栀子 9～12 g，赤芍 12～15 g；金钱草、田基黄各 15～30 g；恶心者，加法半夏 9 g，茯苓 12 g；脘腹胀满者，加枳壳 10 g，陈皮 9 g，厚朴 6～9 g；苔腻者，加藿香、佩兰各 6～10 g；纳差者，加神曲 10 g，谷芽、麦芽各 30 g；乏力、头晕、苔薄白者，加太子参 12 g，灵芝 15 g；肝脾肿大，有肝硬化倾向者，可加炮穿山甲（代）10 g，炙鳖甲 12 g；白蛋白低下者，加生黄芪、山药各 15～30 g，白术 10～20 g；球蛋白增高者加大白花蛇舌草和垂盆草的用量。

【适用病症】 慢性乙型肝炎。

【用药方法】 每天 1 剂，水煎 2 次，分早、午、晚 3 次服。2 周为 1 个疗程，以 2 个疗程统计疗效。

【临床疗效】 此方治疗慢性乙型肝炎肝功能异常 56 例，显效（肝功能恢复正常，自觉症状消失）45 例，好转（肝功能接近正常，自觉症状减轻）9 例，无效（肝功能及自觉症状未见好转）2 例。总有效率 96.43%。

【病案举例】 林某，男，12 岁。右胁隐痛，乏力纳差 3 个月，伴有小便黄、大便结，反复检查谷丙转氨酶异常，原有乙型肝炎（大三阳）病史 5 年。诊见：舌边红、苔薄腻，脉小弦。肝功能检查：谷丙转氨酶 4 500.9 nmol/（s·L）。处方：女贞子、丹参、郁金、谷芽、麦芽各 12 g，五味子 9 g，虎杖、白花蛇舌草、垂盆草、板蓝根、平地木、蒲公英、田基黄各 15 g，连翘 10 g，炙甘草 5 g。服 7 剂。二诊：诉自觉症状减轻，近日少寐，拟上方加夜交藤 15 g。10 剂。三诊：自觉不适症状消失，舌红、苔薄白、脉小弦；复查谷丙转氨酶正常。原方去田基黄、板蓝根、连翘，加生白术 9 g，红枣 7 枚，以巩固疗效。

【验方来源】　张振雷.自拟二子八味汤治疗慢性乙型肝炎肝功能异常 56 例［J］.安徽中医临床杂志，2001，13（1）：19.

按： 中医认为，慢性乙型肝炎一方面正气受损，脾胃虚弱，或肝肾不足，或气阴两亏；另一方面毒邪内陷，湿热蕴结，肝郁血瘀，临床多表现为虚实并见，湿热相并，实多虚少或虚多实少，湿重于热或热重于湿。故治疗上要注意正气的盛衰和病邪的轻重，以及谷丙转氨酶异常变化的情况，以扶正祛邪为原则。祛邪重在清热解毒利湿，对于正虚夹邪，多用甘寒解毒、甘淡利湿之品。用药时一是慎用大苦大寒之剂，以免冰伏不解，HBV 难以清除；二是慎用峻补大温之品，以免闭门留寇，助长内蕴之热毒，使谷丙转氨酶居高不下，甚至因肝细胞大量坏死而形成重症肝炎，临床多有报道；三是还要时时顾护胃气。本方以白花蛇舌草、蒲公英、垂盆草、平地木、六月雪、虎杖清热解毒利湿药为主，现代药理研究表明大多有抗病毒作用，其中白花蛇舌草、女贞子含有齐墩果酸，证实有降酶、护肝作用；郁金、丹参能活血通络，疏肝经之瘀，散肝中之结，可促进肝细胞的再生；女贞子、五味子以补肝肾，实验研究证实有降酶、转阴作用。

养肝健脾解毒汤

【药物组成】　丹参、白芍、黄芪、灵芝、虎杖各 15 g，太子参、白术、炒柴胡、佛手各 10 g，垂盆草、白花蛇舌草各 30 g，甘草 5 g。

加减：舌苔黄腻或黄疸明显者，去白芍、黄芪，加茵陈15～30 g，黄芩10 g；食少腹胀者，加枳壳10 g，鸡内金5 g；大便溏薄者，加茯苓10 g，煨葛根15 g；舌红少苔者，加玉竹、桑寄生各10 g；肝脾肿大者，加炙鳖甲、莪术各10 g。

【适用病症】　慢性乙型肝炎。

【用药方法】　每天1剂，水煎2次，分早、晚服。所有病例均配合云芝多糖、维生素C口服，30天为1个疗程，2～3个疗程评定疗效。

【临床疗效】　此方治疗慢性乙型肝炎126例，治愈（临床自觉症状及体征消失，肝功能恢复正常；HBsAg、HBeAg、HBcAb转阴，或HBsAb或HBeAb转阳，随访1年无复发）41例，显效（自觉症状消失，肝功能正常，HBsAg、HBeAg转阴或HBeAb转阳）48例，有效（自觉症状基本消失，肝功能检查好转，但乙肝5项指标无明显变化）31例，无效（症状及各项指标无变化）6例。总有效率95.2%。

【病案举例】　王某，男，38岁。患者有乙肝病史8年余，3周前因劳累而致病情复发。诊见：右胁隐痛，饮食减少，食后脘腹作胀，倦怠乏力，大便稀溏，小便色黄，舌质淡红、苔薄黄腻。肝功能检查：谷丙转氨酶8 001.6 nmol/（s·L），总胆红素41.3 μmol/L。HBsAg、HBeAb、HBcAb均阳性。B超示：肝内光点增粗，脾脏稍肿大。西医诊断为慢性乙型活动性肝炎。中医辨证属病久肝脾两虚，湿热未清。治宜养肝健脾，解毒化湿。处方：丹参、白芍、茵陈、灵芝、虎杖各15 g，太子参、炒白术、炒柴胡、茯苓、炒枳壳、佛手各10 g，垂盆草、白花蛇舌草各30 g，鸡内金、甘草各5 g。同时予以云芝多糖3粒，每天3次口服，维生素C 0.2 g，每天3次口服。服7剂后右胁疼痛、脘腹作胀、纳少乏力明显好转，大便已调。继服15剂后，临床症状基本消失，肝功能检查：谷丙转氨酶1 867.04 nmol/（s·L），总胆红素正常。前方去茵陈、枳壳，加黄芪 15 g，炙鳖甲 10 g，继服 1 个月，自觉症状消失，肝肋下 1 cm、质Ⅰ～Ⅱ度、无触痛，脾肋下未触及，肝功能检查谷丙转氨酶已恢复正常。后以该方继服 1 月余，肝功能检查正常，HBsAg、HBcAb 转为阴性，HBsAb 阳性，HBeAb 阳性；B 超示肝内光点稍增粗，脾不肿大。为巩固疗效，改汤剂为散剂继续服用。1 年多来随访未见复发，已恢复正常工作。

【验方来源】 李国安，郭家云，余万祥，等. 养肝健脾解毒法治疗慢性乙型肝炎 126 例［J］. 吉林中医药，2001，21（1）：18.

按： 慢性乙型肝炎尤其是病程较长者，其病因病机的转化，临床症状的表现，均涉及肝脾两脏。临证所见，患者主诉多见右胁隐痛，体倦乏力，腹胀便溏等肝脾两虚见症。这些症状反复缠绵，导致正气不足，无力驱邪外出，从而使湿热邪毒日恋，病情迁延不愈。现代医学研究证实，部分慢性乙型肝炎患者免疫功能低下，亦是正气不足的佐证。所以，权衡其正邪关系，当以正虚为本，邪恋为标，乃本虚标实之证，治宜养肝健脾，解毒化湿，标本兼顾。药用丹参、白芍养血柔肝以滋肝体，太子参、黄芪、白术、灵芝、佛手益气健脾，补而不腻，合而用之，以治其本。虎杖、垂盆草、白花蛇舌草清化湿热，解毒降酶，用治其标。柴胡疏肝理气，甘草调和诸药。纵观全方，养肝健脾而不留邪，解毒驱邪而不伤正。

赤白芍药汤

【药物组成】 赤芍 30～60 g，白芍、淫羊藿、木香、狗脊、鸡血藤、续断、熟地黄、补骨脂、黄芩、垂盆草、虎杖、五味子各 15 g，黄芪 20 g。

【适用病症】　慢性乙型肝炎。

【用药方法】　每天1剂，水煎服。同时给予支持疗法。28天为1个疗程，共治2个疗程。

【临床疗效】　此方治疗慢性乙型肝炎55例，基本治愈（自觉症状消失，肝区无压痛及叩痛，肝功能正常，HBsAg、HBeAg转阴或HBeAb、HBsAb阳性，肝、脾肿大缩小，随访半年无反复）20例，显效（主要症状消失，肝、脾肿大稳定，肝功能正常，HBeAg转阴或出现抗HBsAb）18例，有效（主要症状和体征明显改善，谷丙转氨酶及总胆红素下降50%以上，HBsAg、HBeAg滴度下降）10例，无效（未达上述标准）7例。总有效率为87.3%。

【验方来源】　卢金福. 中西医结合治疗慢性乙型病毒性肝炎55例［J］. 河北中医，2000，22（4）：308.

按： 慢性乙型肝炎的病机多为正气不足，元气不充，邪毒侵袭、稽留，致肝体失养，肝微循环障碍，免疫功能失调。方中黄芪、白芍补气养血，配五味子扶正祛邪；黄芩、虎杖清除余热；赤芍活血化瘀；淫羊藿、熟地黄、补骨脂、续断、狗脊补肾养血；鸡血藤补血活血，守走兼备，化阴生血，温通经脉，活血通络，推陈出新，为补肝血良药，配木香行气止痛，使补益药无滋腻之虑。该方补血活血，阴阳同补，温而不燥，走而不泄，补而不滞，走守兼备，充分调动机体机能，改善细胞能量代谢，增强和调节人体免疫功能，提高抗病能力。同时配合支持疗法、护肝疗法，扶正祛邪。气血同调，标本兼治，切中病机，疗效满意。

调治祛邪疗肝方

【药物组成】　黄芪、丹参、茵陈、败酱草、垂盆草、白花蛇舌草各15g，炒白术、当归、醋炒柴胡、山楂、醋炙鳖甲

（先煎）、枸杞子、茯苓各 12 g，醋炒青皮、赤芍、鹿角（先煎）、大枣、酒制大黄各 9 g，甘草、皂角刺各 6 g。

【适用病症】 慢性乙型肝炎。

【用药方法】 每天 1 剂，水煎 2 次，分早、中、晚 3 次口服，3 个月为 1 个疗程。

【临床疗效】 此方治疗慢性乙型肝炎 240 例，临床基本治愈（主次症状消失，肝脏恢复正常且无压痛、叩痛，肝功能恢复正常，HBeAg、HBV-DNA 全部转阴，且稳定 6 个月以上）88 例，显效（主次症状消失 1/2 以上或好转 2/3 以上，肝脏明显回缩且无压痛、叩痛，肝功能恢复正常，HBeAg、HBV-DNA 有 1 项转阴）100 例，好转（主次症状消失 1/3 以上或好转 1/2 以上，肝脾肿大稳定或回缩且无明显压痛、叩痛，肝功能较原来值下降 1/2 以上，HBeAg、HBV-DNA 有 1 项转为弱阳性）36 例，无效（未达到上述指标者）16 例。总有效率为 93.3%。治疗过程中未发现任何不良毒副作用。

【验方来源】 张绍俭. 调治祛邪疗肝方治疗慢性乙型肝炎 240 例临床观察 [J]. 中医杂志，2000，41（11）：664.

按：慢性乙型肝炎正虚，多为脾气虚、肝肾不足及肝血虚；气血失调，多为肝气郁滞、脾气虚、肝脾血瘀及肝血虚，邪实或邪恋，多为湿热毒邪内蕴及瘀血内停。故对慢性乙型肝炎治疗，主张益气健脾、补益肝肾、补养肝血、疏肝行气、活血祛瘀、利湿清热解毒综合立法处方。方中黄芪、炒白术、大枣益气健脾；枸杞子、鹿角、当归补益肝肾、补养肝血；醋炒柴胡、醋炒青皮疏肝行气；丹参、赤芍、山楂活血祛瘀；茯苓、茵陈渗湿利湿清热；败酱草、垂盆草、白花蛇舌草、生甘草清热解毒；皂角刺托毒排毒。其中，黄芪益气兼托毒，助皂角刺托毒祛邪；茯苓渗湿利湿兼能健脾补中，助白术、黄芪、大枣健脾益气；鹿角益肾兼能行血，败酱草解毒兼能祛瘀，助丹参、赤芍、山楂行血祛瘀；

醋炙鳖甲软坚散结兼能滋阴,与当归、丹参、赤芍、山楂合用软肝缩脾,兼助枸杞子、鹿角、当归补益肝肾;酒制大黄活血消瘀、泻热解毒,助丹参、赤芍、山楂活血祛瘀,助败酱草、垂盆草、白花蛇舌草、甘草清热解毒。全方相配,有益气健脾、补益肝肾、补养肝血、疏肝行气、活血祛瘀、利湿清热解毒之功效,用于治疗慢性乙型肝炎,方应病机,故能获效。综观该方,调治肝脾肾,调理气血,祛除病邪。中药现代药理研究认为,黄芪能促进肝细胞合成白蛋白,抑制间质细胞胶原合成,促进细胞免疫,增强网状内皮系统和巨噬细胞吞噬功能,提高淋巴细胞转化率,诱导干扰素生成增加,增强人体免疫,保肝及防止肝糖原减少;白术能促进肝细胞合成白蛋白,抑制间质细胞胶原合成,促进血液循环,保肝及护肝;枸杞子能促进肝细胞新生,抑制脂肪在肝细胞内沉积;当归能抑制肝纤维增生,促进肝内新生纤维吸收,保肝及防止肝糖原减少;大枣含蛋白质、糖类、有机酸、黏液质、维生素A、维生素B、维生素C等,可增加血清总蛋白、白蛋白及保肝;柴胡能降低谷丙转氨酶活性及总胆红素,缩短凝血酶原时间,纠正血清白蛋白、球蛋白的病理改变,减轻肝细胞病理改变,保肝及护肝;赤芍能改善肝脏血液循环,改善肝脏病理亚微结构,回缩肝脾及退黄;山楂能改善临床症状、降酶,改善肝脏微循环、回缩肝脏及抗脂肪肝;丹参能改善肝脏微循环,促进受损肝细胞修复,调节免疫,回缩肝脾;醋炙鳖甲能抑制结缔组织增生、软肝脾,提高血浆白蛋白;大黄能抗肝损伤,退黄、降酶,清除免疫复合物积聚及其损害;茯苓可降酶、降浊、改善肝脏蛋白代谢,增强免疫;茵陈能保肝利胆,降低谷丙转氨酶活性及总胆红素,缩短凝血酶原时间,纠正血清白蛋白、球蛋白的病理改变;败酱草能疏通门静脉循环,加速肝细胞再生,降酶、降絮,抑制病毒;垂盆草能降低血清谷丙转氨酶,改善口苦、纳差、尿黄等肝炎症状;白花蛇舌草能提高血清杀菌能力,增强白细胞吞噬功能，抑制炎症反应和免疫反应；甘草能解毒，阻止脂肪在肝内蓄积，抑制肝纤维增生，抑制乙型肝炎表面抗原，调节免疫。方中药物的以上作用均为治疗慢性乙型肝炎的有效作用，全方协同，可起到综合治疗慢性乙型肝炎的效果。

五虫解毒方

【药物组成】 僵蚕 10 g，全蝎 5 g，蜈蚣 2 条，土鳖虫、炮穿山甲（代）、丹参、五味子、茯苓、神曲、徐长卿各 15 g，赤芍、炙黄芪各 30 g。

加减：湿热偏盛者，加茵陈、大黄；肝郁气滞者，加柴胡、白芍、延胡索、木香；肝郁脾虚者，加党参、白术、白扁豆；肝肾阴虚者，加枸杞子、制何首乌、女贞子等。

【适用病症】 慢性乙型肝炎。

【用药方法】 每天 1 剂，水煎服，小儿药量酌减。同时加用西药常规治疗。3 个月为 1 个疗程。

【临床疗效】 此方治疗慢性乙型肝炎 80 例，显效（临床症状消失，肝脾回缩，肝功能正常）54 例，有效（主要症状缓解，肝脾有所缩小，肝功能好转）23 例，无效（临床症状、体征及肝功能均无改善）3 例。显效率 67.50%。总有效率为 96.25%。

【验方来源】 姜海华. 五虫解毒方治疗慢性乙型肝炎 80 例［J］. 浙江中医杂志，2000（12）：519.

按：五虫解毒方取僵蚕、蜈蚣、土鳖虫、全蝎等虫类以小毒攻大毒，且走窜透毒逐瘀，以增强清除病毒之力；炮穿山甲（代）活血化瘀，软坚化结；徐长卿，《本经》所云：其治"蛊毒，疫疾邪恶气"；炙黄芪补气固本解毒；丹参活血化瘀；赤芍凉血活血，清血分实热；五味子扶正敛肝；茯苓、神曲健脾益胃。全方共奏以毒攻毒，健脾护肝，活血利湿之功。

慢肝Ⅰ号方

【药物组成】 水牛角、七叶一枝花、垂盆草、石燕各30 g，赤芍、连翘各15 g，水红花子12 g，青黛（冲）1 g，冰片（冲）0.03 g。加减：胁痛者，加佛手、制香附各10 g，延胡索15 g；腹胀者，加厚朴10 g，炒莱菔子12 g；黄疸者，加茵陈30 g；口苦粘腻、恶心纳差者，加姜半夏10 g，佩兰12 g，麦芽30 g；肝脾肿大者，加桃仁、莪术各10 g；便秘者，加大黄6 g。

【适用病症】 慢性乙型肝炎。

【用药方法】 每天1剂，水煎2次，分早、晚服，连用3个月为1个疗程。治疗期间除使用维生素、葡萄糖和助消化药外，不加用其他药物。

【临床疗效】 此方治疗慢性乙型肝炎53例，参照卫生部药政局颁布的《中药新药治疗病毒性肝炎临床研究指导原则》（中华人民共和国卫生部药政司编印，1994.12）制定的慢性乙型肝炎疗效判断标准，显效30例，有效17例，无效6例。总有效率为88.68%。

【验方来源】 许兴国.慢肝Ⅰ号方为主治疗慢性乙型肝炎53例［J］.浙江中医杂志，2000（10）：426.

按：慢性乙型肝炎多系疫毒伤肝，肝失疏泄，肝郁气滞，气郁日久即可化火。肝为藏血之脏，肝化火后与邪并，深入血分，最终致血分蕴热（毒）。尽管慢性乙型肝炎临床表现复杂多端，但血热毒盛这一病机贯穿于整个发病过程，临床只需把握"血热毒盛"这一基本病理机制，始终贯彻凉血解毒治疗法则，往往能清除血分热毒，截断病邪传变途径。慢肝Ⅰ号方即是在此原则下制订的，故取得较好的临床效果。

疏肝活血汤

【药物组成】　柴胡 15 g，白术、白芍、郁金、丹参各 12 g，茯苓 15 g，虎杖、薏苡仁、白花蛇舌草各 30 g，三七 5 g。

加减：湿热中阻者，去白芍，加茵陈 30 g，蒲公英 25 g，夏枯草 30 g；血瘀者，加三棱 12 g；肝肾阴虚者，去白术、薏苡仁、茯苓、三七，加炮鳖甲、枸杞子、生地黄各 15 g，当归 10 g，沙参 20 g。

【适用病症】　慢性乙型肝炎。

【用药方法】　每天 1 剂，水煎服。

【临床疗效】　此方治疗慢性乙型肝炎 80 例，经 3 个月治疗，基本治愈（肝脾肿大缩小或稳定不变，无叩痛及压痛，肝功能恢复正常，病毒复制指标全面好转）37 例，好转（主要症状消失或减轻，肝脾肿大无变化且有明显叩痛及压痛，肝功能检查正常或轻微异常，病毒复制指标有所好转）33 例，无效（未达到上述指标者）10 例。总有效率 87.5%。

【病案举例】　患者，男，44 岁。1997 年 7 月 22 日初诊。患者自述其 2 年前，自感身体乏力，不欲饮食，肝区隐痛，在某医院检查，结果肝功能异常，两对半为大三阳，诊断为乙型病毒性肝炎。经多方治疗无好转，近因工作劳累而自感病情加重。诊见：肝区隐痛，乏力，纳差，舌苔薄，脉弦；肝肋下 3 cm、质软触痛，脾肿大。肝功能检查：谷丙转氨酶 4 334.2 nmol／（s·L），麝香草酚浊度试验 18 U。HBV 标志物检测：HBsAg（＋），HBeAg（＋），HBcAb（＋）。B 超提示肝、脾肿大。证属肝郁脾虚、瘀血阻络。治拟疏肝理脾、活血化瘀、清热解毒。药用：柴胡、白术各 12 g，丹参、郁金各 15 g，虎杖、薏苡仁各 30 g，三七 6 g，茯苓、白花蛇舌草各 20 g，桃仁 10 g。每天 1 剂，连服 15 天。后以该方为基础随症状加减。连续服药 3 个月后，患者自觉症状消失，肝、脾正常，连续 2 次复查肝功能均正常。HBV 标志物检测：HBsAg（－），HBeAg（－）。随访 2 年未复发。

【验方来源】 章力勤. 疏肝活血法治疗慢性乙型肝炎 80 例［J］. 浙江中医学院学报，2000，24（5）：44.

按： 现代医学认为，乙型肝炎慢性化的机制，主要与 HBV 基因突变和乙肝病 DNA 的整合及机体免疫应答功能低下有关。中医认为乙肝病初是以湿热疫毒侵淫，血热毒邪内蕴，正邪交争为主。若余邪未清，正气损耗，病程漫长，以致气血失调，肝郁脾虚，水气互结，血脉瘀阻；后期多属肝肾阴虚，正虚邪实。从临床观察看，本病患者大多有乏力、胁痛、脘腹胀痛、纳差等症状，辨证当属肝脾功能失调。肝郁血瘀，湿热阻滞，脾胃功能失调可贯穿于本病的全过程。治疗应以疏肝理气、活血化瘀、健脾除湿、清热解毒为基本治法。

芝 芪 汤

【药物组成】 灵芝、黄芪、板蓝根各 30 g，丹参、赤芍、茯苓、绞股蓝各 15 g，白术 10 g、白毛藤 15～30 g。

【适用病症】 慢性乙型肝炎。

【用药方法】 每天 1 剂，水煎 2 次，分早、晚服用。连续服用 3 个月为 1 个疗程。

【临床疗效】 此方治疗慢性乙型肝炎 132 例，HBsAg 77 例转阴，转阴率 58.3%。128 例血清谷丙转氨酶异常者，有 113 例恢复正常，复常率 88.28%。

【验方来源】 伊春锦，林春妹，翁绳文. 芝芪汤治疗 132

例慢性乙型病毒性肝炎临床观察［J］. 福建中医药，2000，31（1）：19.

按： 灵芝、黄芪等扶正固本，能提高机体免疫功能，调动体内防御免疫反应；绞股蓝、板蓝根等清热解毒；丹参、赤芍活血化瘀，以改善肝脏微循环，解除血脉瘀阻，增加血流量和营养供给，使肝细胞无缺氧状态；白毛藤、茵陈清热利湿，恢复肝细胞功能；茯苓、白术健脾益气，以致不伤胃气；再加疏肝理气之品以解除临床症状。因而获得较好疗效。

乙肝三环汤

【药物组成】 黄芪 40 g，丹参、白花蛇舌草各 30 g，赤芍、灵芝、七叶一枝花、贯众、蒲公英各 20 g，茯苓、郁金、山楂各 15 g，甘草 6 g。

加减：湿热疫毒甚者，加黄芩、黄连或黄柏；气虚甚者，加人参或党参、白术；瘀血甚者，加桃仁、红花、川芎、莪术；肝脾肿大甚者，加炮鳖甲、昆布；肝肾亏虚者，加桑寄生、枸杞子、补骨脂、菟丝子、制何首乌等。

【适用病症】 慢性乙型肝炎。

【用药方法】 每天 1 剂，水煎服。同时配合西药肝泰乐等治疗。

【临床疗效】 此方治疗慢性乙型肝炎 106 例，治愈（主要症状消失；肝脾肿大回缩至正常，肝区无压痛或叩击病；肝功能正常；HBsAg、HBeAg、HBcAb 转阴并稳定 1 年以上）44 例，基本治愈（符合治愈中其他 4 项基本条件，而 HBsAg 未转阴者）37 例，好转（主要症状基本消失；肝脾肿大有回缩或稳定不变，肝区无明显压痛及叩击痛；肝功能检查基本正常；HBsAg、HBeAg、HBcAb 滴度明显下降或至弱阳性，其他血清学病毒指标稍有下降）14 例，无效（未达到好转指标或恶化者）11 例。总有效率90%。

【验方来源】　张心海. 中西医结合治疗慢性乙型肝炎106例［J］. 四川中医，2000，18（3）：21.

按：中医学认为，慢性乙型肝炎多因湿热疫毒，久羁肝血，气损血瘀所致。治以清热解毒、益气除湿、活血化瘀三大法则。乙肝三环汤方中七叶一枝花、贯众、蒲公英、白花蛇舌草清热解毒，黄芪、灵芝、茯苓益气除湿，丹参、赤芍、郁金活血化瘀，切中乙肝发病的三个环节。现代医学认为，慢性乙肝的发病，主要是乙肝病毒反复在肝细胞内复制，机体自身免疫功能失调及反复的肝细胞坏死、再生与结缔组织增生导致肝脏血液循环障碍三个方面，治疗应以抗病毒、调免疫、改善肝脏病理为主的三大原则。乙肝三环汤方中七叶一枝花、贯众、甘草、山楂、郁金抑制乙肝病毒在肝细胞内的复制；黄芪、白花蛇舌草、灵芝、蒲公英、茯苓调节免疫，其中茯苓提高淋巴细胞免疫，蒲公英促进淋巴细胞转化；白花蛇舌草提高吞噬细胞的功能，丹参、赤芍、甘草抑制肝脏胶原纤维的形成、减轻肝纤维化、改善肝脏微循环、消除免疫复合物、抗肝损害等。

益肾化湿汤

【药物组成】　黄芪、白术、郁金、丹参各15 g，连翘20 g，茵陈、白花蛇舌草、六月雪各30 g，苍术、淫羊藿各9 g。加减：谷丙转氨酶高者，加垂盆草、岗稔根各15 g；血清胆红素高者，加大黄（后下）9 g，赤芍15 g；肝区胀痛者，加延胡索、制香附各12 g；早期肝硬化者，加炙鳖甲9 g，莪术15 g。

【适用病症】　慢性乙型肝炎。

【用药方法】　每天1剂，水煎2次，分早、晚服。3个月为 1 个疗程。共治 1～3 个疗程。

【临床疗效】 此方治疗慢性乙型肝炎 120 例，临床基本治愈（主次症状消失，肝脏恢复正常且无压痛、叩痛，肝功能恢复正常，HBeAg、HBV-DNA 全部转阴，且稳定 6 个月以上）29 例，显效（主次症状消失 1/2 以上或好转 2/3 以上，肝脏明显回缩且无压痛、叩痛，肝功能恢复正常，HBeAg、HBV-DNA 有 1 项转阴）49 例，好转（主次症状消失 1/3 以上或好转 1/2 以上，肝脾肿大稳定或回缩且无明显压痛、叩痛，肝功能较原来值下降 1/2 以上，HBeAg、HBV-DNA 有 1 项转为弱阳性）30 例，无效（未达到上述指标者）12 例。总有效率 90%。治疗过程中均未发现有任何不良毒副作用。

【验方来源】 周玉琴.益气化湿法治疗慢性乙型肝炎 120 例［J］.四川中医，2000，18（2）：22.

按： 慢性乙型肝炎的发病机制为正虚毒伏。以脾肾两虚为本，湿热邪毒蕴结为标。早期因正气不足，感受湿热之邪，郁而不达蕴结在里，气机阻滞，血行不畅，羁留日久，脏腑失和，导致气滞血瘀，邪瘀互凝肝络，损及脾肾，为虚实夹杂之症。针对本病机制，制定了益气化湿的治则，即益气健脾补肾，化解湿热邪毒。方中主用黄芪、白术、淫羊藿、连翘、茵陈、白花蛇舌草等药。黄芪伍连翘、茵陈、白花蛇舌草，益气化湿以清除湿热邪毒；黄芪伍白术、淫羊藿，益气健脾补肾，旨在鼓舞正气以除蕴毒之邪。本方清补结合，扶正达邪，因此治疗慢性乙型肝炎具有疗效显著、祛邪不伤正、扶正不留邪、无毒副作用的优点。

舒肝健脾汤

【药物组成】 黄芪、党参、茯苓各 20 g，白术 12 g，柴胡 9 g，木香 6 g，猪苓、虎杖、白芍各 15 g，丹参、白背叶根、山楂各 30 g。

加减：有黄疸者，加茵陈、鸡骨草各 20 g；肝脾肿大者，加炙穿山甲（代）9 g，泽兰 10 g；肝区疼痛者，重用白芍 25 g，加延胡索 10 g；食欲不振者，去虎杖，加鸡内金 9 g，麦芽 10 g；腹胀者，加枳壳 9 g；腰膝酸软者，加怀牛膝 20 g，女贞子 15 g；恶心厌油腻者，加法半夏 9 g。

【适用病症】 慢性乙型肝炎。

【用药方法】 每天 1 剂，早、晚各煎 1 次，每次煎液 200 mL 口服。1 个月为 1 个疗程，每疗程复查 1 次肝功能及乙肝抗原、抗体 5 项，总疗程为 3 个月。

【临床疗效】 此方治疗慢性乙型肝炎 40 例，临床治愈（自觉症状消失，肝功能恢复正常，HBsAg、HBeAg、HBcAb 转阴，经 6 个月随访无反复）8 例，显效（主要症状消失，肝功能恢复正常，HBeAg 转阴或 HBcAb 转阴，或出现 HBeAb）10 例，有效（主要症状及体征明显改善，肝功能有所改善，HBsAg 滴度下降）18 例，无效（未达到有效标准者）4 例。总有效率为 90%。

【病案举例】 梁某，男，28 岁。1 年来常感右胁肋胀痛，尿黄，近 1 个月来乏力，纳差，腹胀，已有反复肝功能异常、HBsAg 阳性 1 年余。诊见：面色萎黄，精神抑郁，疲乏，舌红，苔微黄腻，脉沉弦。肝功能检查：谷丙转氨酶 1 333 nmol/（s·L），总胆红素 72 μmol/L，以间接胆红素升高为主，HBsAg 滴度 1∶128。HBeAg（+），HBcAb（+）。证属肝郁脾虚，湿热交蒸。治宜舒肝健脾，佐以清热渗湿。处方：黄芪、白芍、茵陈、鸡骨草各 20 g，党参、五味子、虎杖、茯苓、白术各 15 g，白背叶根、山楂各 30 g，柴胡、鸡内金、甘草各 9 g。每天 1 剂，早、晚各煎服 1 次。1 个疗程后自觉症状消失，肝功能各项指标明显改善。照原方去清热利湿之品，加女贞子、麦冬等柔肝养阴。随症状加减治疗 2 个疗程后，精神、体力如常。实验室检查：肝功能正常，HBsAg（－），HBeAg（－），HBcAb（－）。随访半年，症状无反复，乙肝 5 项指标皆为阴性。

【验方来源】 林达秋．舒肝健脾法治疗慢性乙型肝炎 40 例临床观察［J］．吉林中医药，2000，20（3）：20.

按：乙肝病毒侵入机体，其主要原因在于正气不足，免疫功能低下。发病后，耗气伤阴，损肝伐脾，肝郁脾虚为其主要病机。遵医圣张仲景："见肝之病，知肝传脾，当先实脾"之说，治宜舒肝健脾，益气扶正。舒肝健脾汤健脾益气，和胃渗湿，疏肝理脾。全方立足于健脾疏肝，扶正祛邪。发病之初，其病情往往虚实挟杂，多夹湿热，治宜舒肝健脾，佐以清热利湿；病久多气血两亏，重在补益气血。用药原则，要做到养阴柔肝而不滋腻，行气化瘀而不伤血，清热利湿而不伤阴，处处顾护脾胃，慎用苦寒之品。

活血解毒补肾汤

【药物组成】 丹参、赤芍、苦参各 30 g，虎杖、炙鳖甲、炮穿山甲（代）、枸杞子、杜仲、续断各 15 g，甘草 6 g，大黄 9 g（后下）。加减：恶心呕吐明显者，加竹茹 9 g；肝区疼痛明显者，加延胡索 15 g；黄疸明显者，加茵陈 30 g；夜寐欠安者，加酸枣仁、夜交藤各 30 g；齿鼻出血者，加仙鹤草 30 g。

【适用病症】 慢性乙型肝炎。

【用药方法】 每天 1 剂，水煎 2 次，每次各 150 mL，分早、晚服。3 个月为 1 个疗程。均服用 2 个疗程。服用期间不加用其他降酶、抗病毒药物。

【临床疗效】 此方治疗慢性乙型肝炎 50 例，取得较好疗效。

【验方来源】 邢练军，季光，张玮. 自拟活血解毒补肾汤治疗慢性乙型病毒性肝炎50例［J］. 安徽中医临床杂志，2000，12（5）：377.

按：慢性乙型肝炎的发病机制是病毒的持续感染和免疫功能紊乱。中医认为主要感染了湿热疫毒之邪，病邪入里，日久则瘀血阻络，耗伤脏腑功能，是一个邪正相争、虚实夹杂、本虚标实之疾病。临床上大多数患者病情反复发作，病程缠绵，甚至发展成肝硬化。因此，根据其发病机制，拟定活血解毒补肾汤活血解毒，补益肝肾，标本兼顾，扶正祛邪。50例患者经过2个疗程的治疗，疗效满意。本方的组成以丹参、赤芍、炮穿山甲（代）为主活血化瘀；苦参、虎杖、大黄清热解毒，通腑泄热；杜仲、枸杞子、续断、炙鳖甲补益肝肾；甘草调和诸药。药理研究证实，丹参、赤芍、苦参、炮穿山甲（代）、炙鳖甲等药有明显的改善肝脏血液循环、抗肝纤维化及抗病毒作用，用药剂量超过常规，临床疗效明显，是治疗慢性乙型病毒性肝炎的良方。

肝病1号方

【药物组成】 天名精（鹤虱）50 g，板蓝根、黄芩、黄柏各20 g，大黄5～15 g，赤芍20～60 g，丹参、黄芪各30 g。

【适用病症】 慢性乙型肝炎。

【用药方法】 每天1剂，水煎2次，混合药液，早、晚分服。根据黄疸轻重调整赤芍、大黄剂量，每周询问其临床症状情况，2个月为1个疗程。

【临床疗效】 此方治疗慢性乙型肝炎64例，临床症状基本在3周内改善。HBeAg阴转率58.3%（28/48），HBeAb阳转率20.0%，HBV-DNA阴转率60.8%。谷丙转氨酶复常率为100%。血清胆红素复常率100%，复常时间1～4周，平均2.5

周。

【验方来源】 朱德武，苏木芳．自拟肝病 1 号方治疗慢性乙型肝炎 64 例［J］．安徽中医临床杂志，2000，12（5）：378.

按： 慢性乙肝为疫毒内侵、湿热未尽、气血失调、虚实夹杂为其病理特点，临床观察患者多数有乏力，纳差，黄疸，苔黄腻、舌质紫暗等湿热与血瘀表现，这一阶段治疗以祛邪为主，护肝降酶退黄，宜清热解毒、活血化瘀治疗。实验研究证实，清热解毒类药具有减轻肝实质炎症、防止肝细胞坏死、促进肝细胞修复和再生的作用；活血化瘀类药具有扩张血管、改善门静脉和肝内血液循环、丰富肝细胞营养和活化肝细胞、加速病灶修复等作用。方中天名精、板蓝根、黄芩、黄柏清热解毒，天名精具有较好退黄降酶功效，为经验用药，临床应用报道很少，《本草纲目》《中药大辞典》上有记载。丹参、赤芍活血化瘀，抗肝纤维化，且赤芍退黄作用尤为明显。大黄通腑攻下，活血化瘀，具有抗肝损伤、退黄降酶、清除免疫复合物积聚及其损害作用。黄芪益气扶正。故获良好疗效。

垂盆草败酱草汤

【药物组成】 垂盆草、败酱草、虎杖、葛根、连翘各 30 g，黄芪、灵芝、白芍、茯苓、丹参各 15 g，柴胡、升麻各 10 g。

【适用病症】 慢性乙型肝炎。

【用药方法】 每天 1 剂，水煎服。同时服用西药联苯双酯，每次 50 mg，每天 3 次。30 天为 1 个疗程，2~3 个疗程评定疗效。

【临床疗效】 此方治疗慢性乙型肝炎 96 例，临床基本治愈（主次症状消失，肝脏恢复正常，且无压痛、叩痛，肝功能恢复正常，HBeAg、HBV-DNA 全部转阴，且稳定在 6 个月以上）18 例，显效（主次症状消失 1/2 以上或好转 2/3 以上，肝脏明显回缩，且无压痛、叩痛，肝功能恢复正常，HBeAg、HBV-DNA 有 1 项转阴）38 例，好转（主次症状消失 1/3 以上或好转 1/2 以上，肝脾肿大稳定或回缩，且无明显压痛、叩痛，肝功能较原值下降 1/2 以上，HBeAg、HBV-DNA 有 1 项转为弱阳性）35 例，无效（未达到上述指标者）5 例。总有效率 94.8%。

【验方来源】　佘万祥，李国安，郭宗云. 自拟方配合联苯双酯治疗慢性乙型肝炎 96 例［J］. 安徽中医临床杂志，2000，12（6）：516.

按：慢性乙型肝炎的病机为"湿""热""疫疠"之邪侵犯人体，导致脏腑功能活动失调，人体免疫功能下降。常由于邪毒久羁，耗气伤阴，损伤正气，形成正虚邪恋、虚实夹杂的病理特点，肝经瘀阻则是病机中转环节。因此，治疗宜从扶正解毒为主，配合疏肝运脾，活血通络以标本兼治，方中垂盆草、败酱草、虎杖、葛根、连翘、升麻清热利湿解毒，黄芪、灵芝、白芍、茯苓益气养阴、健脾以扶正，丹参活血祛瘀、疏通经络，柴胡疏肝理气。全方共奏扶正解毒、疏肝运脾之功。纵观本方，益气养阴健脾补而不腻，清热利湿解毒而不伤正，通过扶正祛邪，达到增强和调节免疫功能，促进抗体生成，抑制乙肝病毒的繁殖和复制，从而使临床症状消失，肝功能恢复正常，HBV-DNA 阴转，并且其降酶反跳率低，值得临床一试。

舒肝解郁化瘀汤

【药物组成】茵陈、板蓝根各 30 g，丹参 24 g，茯苓、车前草各 20 g，白芍 18 g，田基黄、白花蛇舌草各 15 g，香附 12 g，青蒿、郁金、虎杖、鸡内金、大黄、柴胡、党参各 10 g。

加减：呕恶者，加半夏、竹茹；纳差者，加砂仁、麦芽；腹胀者，加莱菔子、大腹皮。

【适用病症】　慢性乙型肝炎。

【用药方法】　每天1剂，水煎2次，共取液600 mL，早、晚分服。4周为1个疗程。

【临床疗效】　此方治疗慢性乙型肝炎86例，显效（自觉症状消失，肝脏肿大稳定不变或缩小，无叩痛及压痛，肝功能正常，参加一般体力劳动后病情无变化，并维持1年以上）48例，有效（主要症状消失，肝脏肿大稳定不变，且无明显压痛或叩痛，肝功能正常或轻微异常）28例，无效（症状、体征无改善甚或恶化）10例。总有效率为88.4%。用药最长6个疗程，最短2个疗程。肝功能恢复情况：谷丙转氨酶恢复正常58例，血清总胆红素恢复正常27例，白蛋白/球蛋白比例恢复正常者15例。乙肝标志物转阴情况：HBsAg 56例，HBeAg 68例，HBcAb 54例。肝脾肿大恢复正常者39例。

【病案举例】　邱某，男，56岁。肝区隐痛，腹胀，厌食油腻，食少纳呆，小便色黄，乏力1年余，加重1个月。诊见：右胁隐痛不适，面色萎黄无华，巩膜黏膜轻度黄染，皮肤未见黄染，腹胀，纳差，舌质淡红、苔黄腻，脉弦大；肝脏右肋下3 cm，质地较硬，肝区有明显的叩击痛，脾脏未扪及。肝功能检查：麝香草酚浊度试验30 U，谷丙转氨酶4 000.8 nmol/（s·L）；HBsAg、HBeAg、HBcAb均为阳性。诊断：慢性活动性乙型肝炎。予舒肝解郁化瘀汤：茵陈、板蓝根各30 g，丹参24 g，白芍18 g，柴胡、党参、郁金、青蒿、虎杖、鸡内金、大黄各10 g，茯苓、车前草各20 g，田基黄、白花蛇舌草各15 g，香附、莱菔子、大腹皮各12 g。每天1剂。3周后自觉症状明显减轻，食欲大增。用药3个疗程后自觉症状及阳性体征基本消失，肝功能恢复至正常范围。随访1年余未见复发。

【验方来源】 温如丰. 舒肝解郁化瘀汤治疗慢性乙肝86例［J］. 山西中医, 2000, 16 (3)：16.

按：慢性乙肝病程较长, 病机复杂, 病因多为湿邪热毒为患, 阻滞气机, 火灼肝阴, 肝失疏泄, 其气横逆, 乘脾则脾失健运, 犯胃则胃失和降, 终致湿热瘀毒蕴结中焦, 而出现肝区疼痛、脘腹胀满、肢体困重、食欲不振、厌食油腻等肝郁乘脾和胆热犯胃症状。由于肝脏受湿热毒邪所困, 肝之气机运行受阻, 致气机不畅, 免疫及调节功能降低, 乙肝病毒乘虚而入, 损伤正气, 使病情缠绵不愈；肝络损伤, 使气滞血瘀, 湿毒内停, 聚湿生痰, 久而化瘀致肝脾肿大。据临床观察, 病始为邪盛, 久则正虚, 虚实夹杂, 故治疗首先清热解毒, 疏肝解郁, 继则清热利湿, 健脾益气, 佐活血化瘀, 因"见肝之病, 知肝传脾, 当先实脾"。故用茯苓、党参之类健脾益气, 使后天之本旺盛, 增强人体免疫机能, 促进损伤肝细胞的修复及再生, 从而使肝脏修复：茵陈、板蓝根、虎杖、青蒿、田基黄、白花蛇舌草清热解毒, 有明显的抗病毒作用；柴胡、白芍、香附舒肝理气解郁, 使肝之气机通畅, 有利于肝气的疏泄条达；丹参、郁金、大黄、鸡内金攻积导滞, 活血化瘀, 扩张血管, 降低血液粘度, 减少血液阻力, 增加肝脏血流量, 改善肝细胞的缺氧状态, 使肝之瘀得以消散：党参、白术还可促进白蛋白的合成, 增强免疫力, 对抵抗乙肝病毒, 抑制病毒复制, 防治肝硬化, 促进肝病痊愈, 巩固疗效, 均有重要的实际意义。

复方扶正祛邪汤

【药物组成】 黄芪、党参、麦芽各30 g, 白芍、薏苡仁各20 g, 淫羊藿、郁金、丹参、女贞子、白术、当归、生地黄、大青叶、白花蛇舌草各15 g, 柴胡、佛手、土鳖虫、鸡内金、茵陈、虎杖、猪苓、大枣各 12 g，大黄 3 g。

【适用病症】　慢性乙型肝炎。【用药方法】　每天 1 剂，水煎服。30 天为 1 个疗程，连服 3～6 个疗程。

【临床疗效】　此方治疗慢性乙型肝炎 30 例，显效（临床自觉症状消失，谷丙转氨酶值复常，HBeAg 阳转阴）10 例，有效（谷丙转氨酶值及 HBeAg 其中 1 项检测复常者）20 例。其中 HBeAg 阳转阴 14 例，占 46.67%；谷丙转氨酶值复常共 26 例，占 86.67%。

【验方来源】　杨本雷. 复方扶正祛邪汤治疗慢性乙型肝炎 30 例及其体会 [J]. 云南中医中药杂志，2000，21（4）：30.

按：中医认为，本病的病因不外内因和外因。外因为湿热毒邪入侵，相当于感染 HVB；内因乃"邪之所凑，其气必虚"，以正气不足为主，相当于机体免疫功能低下。乙型肝炎有其独特的病理特征，初期湿热毒邪入侵，致肝气不舒，木郁克土，肝郁脾虚，临床症状见肝区隐痛，脘痞胸闷，食少乏力，舌红、苔白。当"乙肝"慢性化成为"慢迁肝"或"慢活肝"后，随着病情的发展，后期逐渐出现肝郁血瘀，上损及下，肝肾虚损，水湿留聚，临床症状见肝硬化、腹水、足肿、腹大筋青、肝掌、蜘蛛痣等"水、瘀"征象。在这一系列的病理变化中，气虚、肝脾肾亏虚等"正虚"证候始终存在全部病程之中。其邪气早期以"湿热毒邪"为主，晚期并发"瘀血水湿"，故慢性乙型肝炎的病机特点可概括"正虚与邪盛并存"。根据上述乙型肝炎的病因及病理变化，确立以扶正祛邪为主的治则，治法则应针对性采用益气健脾、滋肾柔肝、舒肝活血、清热利湿，故以复方扶正祛邪汤治之。方中以柴胡、佛手、郁金、大黄、土鳖虫舒肝活血，以黄芪、党参、白术、薏苡仁、麦芽、鸡内金、大枣益气健脾，以当归、白芍、生地黄、女贞子、淫羊藿滋肾养血柔肝，以大青叶、白花蛇舌草、茵陈、虎杖、猪苓清热利湿，共同组成扶正祛邪之剂。据药理研究，认为黄芪、党参、白术、淫羊藿能增强 T 细胞功能；黄芪、淫羊藿还能诱生干扰素。郁金、白花蛇舌草、女贞子能增强巨噬细胞功能。大黄、丹参可增强微循环，清除免疫复合物。虎杖、大黄、猪苓能破坏 HBV。由此可见，本方通过增强免疫及抗 HBV 双重作用发挥疗效。

慢 肝 饮

【药物组成】　黄芪 30 g，白术 12 g，白花蛇舌草、土茯苓各 20 g，当归 12 g，贯众、牡丹皮、制大黄各 10 g，生地黄、怀牛膝各 15 g，苦参 6 g，甘草 3 g。

【适用病症】　慢性乙型肝炎.

【用药方法】　每天 1 剂，水煎液至 200 mL，分早、晚 2 次服。3 个月为 1 个疗程。同时配合服肌苷、肝泰乐，肌内注射抗乙肝免疫核糖核酸。

【临床疗效】　此方治疗慢性乙型肝炎 60 例，显效（全身症状、体征消失，肝脾 B 超检查正常，肝功能恢复正常，HBeAg 转阴）28 例，有效（全身症状消失，肝脾 B 超示基本恢复正常，肝功能下降 50%，HBV-M 及 HBV-DNA 阴转不明显）14 例，无效（症状、体征改善不理想，肝功能及 HBV-M、HBV-DNA 未改变）18 例。总有效率 70%。

【验方来源】　范裕章，赵雪忠. 中西医结合治疗慢性乙肝 60 例 [J]. 国医论坛，2000，15（6）：41.

按：湿热疫毒的持续感染是慢性乙型肝炎的病因，脾气不足是慢性乙型肝炎的病理基础，瘀血阻滞是慢性乙型肝炎的病理产物。因此方中以黄芪、白术、甘草等扶养正气；白花蛇舌草、土茯苓、贯众、苦参、牡丹皮等清解疫毒；当归、生地黄、大黄、怀牛膝活血化瘀，抗肝纤维化。抗乙肝免疫核糖核酸具有提高机体淋巴细胞免疫功能及诱生干扰素，促进病毒标志物阴转的作用。此中西医结合疗法具有改善肝功能、抑制病毒复制、调节机体免疫、抗肝纤维化等作用，故能获得较好的治疗效果。

水 黄 胶 囊

【药物组成】 水飞蓟素 8.4 g，丹参 1 500 g，田基黄 1 000 g，川芎、柴胡、郁金、白芍、茵陈、炒白术、五味子各 600 g，大黄、甘草各 300 g。

【适用病症】 慢性乙型肝炎。

【用药方法】 柴胡、郁金、茵陈用水蒸气蒸馏法提取挥发油，盛于密闭容器中备用；丹参、川芎、五味子用醇提法提取其有效成分并制成干浸膏备用。以上 6 味药渣与白芍、田基黄、炒白术、甘草合并，用水提醇沉法制成干浸膏备用。将上述两种干浸膏混匀，粉成 100 目细粉，与大黄 100 目细粉充分混匀，制成颗粒，喷入挥发油拌匀，分装于 1 000 粒 0 号空心胶囊中。每次 5 粒，每天 3 次，温开水送服，2 个月为 1 个疗程。

【临床疗效】 此方治疗慢性乙型肝炎 92 例，显效（自觉症状消失或基本消失，肝大明显回缩，肝区无明显压痛或叩痛，肝功能检查正常，病毒复制指标转阴）65 例，有效（主次症状明显减轻，肝脾无明显回缩，肝区无明显压痛和叩痛，肝功能检查谷丙转氨酶、血清总胆红素下降 50% 以上）19 例，无效（达不到有效标准或恶化）8 例。总有效率 91.3%。

【病案举例】 某男，41 岁。自述有慢性乙型肝炎病史 3 年半，入院前反复。诊见：倦怠乏力，食欲不振，胁痛，腹胀，小便发黄，厌油，低热。肝功能检查：谷丙转氨酶 2 300.46 nmol/ (s·L)，麝香草酚浊度试验 12 U。HBsAg（＋），HBeAg（＋），HBeAb（＋）。B 超示慢性乙型肝炎。给以水黄胶囊治疗，每天服3次，每次5粒。治疗过程中，症状逐渐消失，面色红润，2个月后，乏力懒动、腹胀纳差、尿黄等症状完全消失，化验肝功能正常，病原学检测 HBsAg（－）、HBeAg（－）、HBeAb（＋）。半年后肝功能及病原学检测正常。

【验方来源】 于逢春，张惠芸，张玉泉. 水黄胶囊治疗慢性乙型肝炎 92 例疗效观察 [J]. 山东中医杂志，2000，19（9）：535.

按： 中医学认为，乙型肝炎发病外因为感受湿热疫毒之邪，内因为正气不足，肝脾失调。慢性期为外邪缠绵、脉络瘀阻、肝郁脾虚、肝肾不足所致虚实夹杂证。水黄胶囊具有活血化瘀、通经消痞、疏肝解郁、清利肝胆、利湿退黄之功效。方中水飞蓟素有较显著的抗慢性肝损伤及抗肝纤维化作用；大黄清热泻下、荡涤肠胃实热以通腑气，使湿热从大便而出；丹参、川芎活血化瘀通络；柴胡疏肝解郁；郁金理气化瘀；白芍养阴柔肝补血；茵陈、田基黄清利湿热；白术健脾益气、燥湿和中；甘草清热解毒，调和诸药。以上药物配合，使肝郁得解，肝血得补，肝热得清，则诸症状自消。水黄胶囊在制备过程中根据各味中药所含有效成分及作用机制的不同，采用了提取挥发油、醇提、水提醇沉法，确保各味中药有效成分的充分利用，提高了药物疗效，去掉了无效成分，减少了服用剂量，为有效治疗慢性乙型肝炎奠定了基础。

益气凉血活血方

【药物组成】 黄芪 30 g，赤芍 10～15 g，三七（冲）3 g，丹参、茜草、丹皮、虎杖各 15 g。

加减：气虚者，加党参、白术、黄精；阴虚者，加生地、麦冬；气滞者，加香附、郁金、枳壳；脾虚者，加白术、茯苓、党参；湿热偏盛者，加茵陈、栀子、金钱草；阳虚者，加淫羊藿、巴戟天；瘀血重者加红花、桃仁。

【适用病症】 慢性乙型肝炎。

【用药方法】 每天 1 剂，水煎 2 次，取液约 400 mL，分早、晚 2 次温服。以 3 个月为 1 个疗程。

【临床疗效】 此方治疗慢性乙型肝炎 60 例，显效（临床症状、体征消失、肝功能正常）43 例，好转（临床症状、体征消失，肝功能接近正常）12 例，无效（症状、体征、肝功能无明显改善）5 例。

【病案举例】 滕某，男，42 岁。1 年前某医院诊为乙型肝炎。长期谷丙转氨酶异常，3 天前劳累后病情加重。诊见：右胁刺痛，口苦，纳差，恶心欲吐，神倦，神清，精神差，舌有瘀点，苔薄白，脉弦涩。巩膜轻度黄染，肝掌阳性，肝肋下可触及，触叩痛阳性，移动性浊音阴性。肝功能检查：谷丙转氨酶 3 000.6 nmol/（s·L），血清总胆红素 43.3 μmol/L，白蛋白 31 g/L，球蛋白 30 g/L；HBsAg、HBeAg、HBcAb 均阳性。B 超：肝区光点均匀、粗大。诊断：慢性乙型活动性肝炎。方药：黄芪 30 g，当归 15 g，赤芍、丹参、生地黄、茜草、牡丹皮、虎杖各 12 g，郁金、枳壳、白术各 10 g。服药 2 周后临床症状消失，复查谷丙转氨酶 1 933.72 nmol/（s·L），血清总胆红素 30 μmol/L，白蛋白 34 g/L，球蛋白 30 g/L。继服 6 周后复查谷丙转氨酶、血清总胆红素恢复正常，白蛋白 36 g/L，球蛋白 28 g/L。原方继服以巩固疗效。

【验方来源】 刘悦明.益气凉血活血法治疗慢性乙型肝炎 60 例 [J].陕西中医，2000，21（1）：10.

按：肝主疏泄及藏血，慢性乙型肝炎患者其正已虚、其邪尚存。此类患者病程长迁延不愈，以致瘀久生热，血瘀血热为慢性乙型肝炎的主要病机之一。因慢性乙肝患者往往有出血倾向，故方中所选活血药物中：三七苦微温，归肝、胃经，化瘀止血；配以赤芍、丹参凉血活血以化瘀；生地黄清热凉血、化瘀生新；茜草苦寒，归肝经凉血止血，活血祛瘀；牡丹皮苦辛凉，人心、肝、肾经，清热凉血；黄芪、当归益气养血，补虚固本；虎杖凉血解毒。诸药合用，凉血活血、祛瘀止血。实验证明：凉血活血药物有抑制胆汁郁积因子、降低 TXB_2、ACE 及血液黏度，改善肝脏微循环、调控免疫功能等作用。实践证明，本方有消除症状、改善肝功能、提高免疫力等作用，临床疗效可靠。

柴胡四草汤

【药物组成】　柴胡、贯众、山楂、黄芩各 10 g，土茯苓 12 g，蒲公英、白花蛇舌草各 15 g，败酱草、丹参各 20 g，甘草 6 g。

加减：如肝胆湿热者，加茵陈、栀子、龙胆草；肝郁气滞者，加川楝子、延胡索；气阴两虚者，加太子参、白芍、女贞子。

【适用病症】　慢性乙型肝炎。

【用药方法】　每天 1 剂，水煎 2 次，分早、晚 2 次服。

【临床疗效】　此方治疗慢性乙型肝炎 60 例，显效（主要症状和体征消失，肝脾回缩，肝功能恢复正常，血清学指标正常）25 例，有效（主要症状和体征改善，肝功能好转）30 例，无效（主要症状、体征无明显改善，肝功能和血清学检查无改善或恶化）5 例。总有效率 91.67%。

【验方来源】　吴红斌. 自拟柴胡四草汤治疗慢性乙型肝炎 60 例 [J]. 湖南中医药导报，2000，6（10）：18.

按：中医学认为，慢性乙型肝炎是由于湿热疫毒侵袭，病邪久居肝络，郁蒸肝胆，以致肝气失于疏泄，肝气郁结，脉络瘀阻，气血阴阳失调，脏腑虚损，湿热瘀毒等病理产物潴留体内。因此，湿热稽留，久病损络，血脉瘀阻是产生本病的关键。柴胡四草汤的组方原则即立足于祛邪，从疏肝理气、清热解毒、活血化瘀等方面着手。据现代药理研究证实：清热解毒药能刺激网状内皮系统增生并能增强吞噬细胞活力以清除乙肝病毒，能保护肝细胞、促进肝细胞再生，抑制病毒的复制；疏肝理气活血化瘀药，可以改善肝脏的血液循环，促进炎症病灶消退，消除免疫复合物，调整 A/G 比值，防止肝纤维化。柴胡四草汤用柴胡疏肝理气，调畅气血，改善肝脏循环；白花蛇舌草、贯众、败酱草、土茯苓、黄芩、蒲公英清热解毒，利胆退黄，搜剔痰瘀；丹参、山楂活血化瘀；甘草清热解毒，调和诸药。故本方既可改善肝脏的病理变化，改善肝功能，促进肝细胞再生，防止肝细胞变性和坏死，又可清除病毒，抑制病毒复制，对乙肝标志物转阴效果明显。

养阴益肝汤

【药物组成】 黄芪、七叶一枝花、虎杖各 30 g，丹参、马鞭草、白花蛇舌草、熟地黄、白芍、炙龟板各 15 g，当归、川芎、鸡内金各 10 g。

【适用病症】 慢性乙型肝炎。

【用药方法】 每天 1 剂，水煎 2 次，分早、晚服。以 2 个月为 1 个疗程，疗程结束后复查肝功能与乙肝全套，未愈可重复 1 个疗程。

【临床疗效】 此方治疗慢性乙型肝炎 247 例，1～2 个疗程后，基本治愈（自觉症状消失；肝脾肿大稳定或缩小，无压痛及叩痛；肝功能检查正常及乙肝血清标记物全部转阴；以上各项指标稳定 1 年以上者）140 例，有效（主要症状消失或基本消失；肝脾肿大稳定不变，且无明显压痛及叩痛；肝功能检查正常或原值下降 50% 以上，并持续 3 个月以上者）55 例，无效（疗程结束后，转氨酶不下降或乙肝血清标记物无变化）52 例。总有效率为 78.9%。

【验方来源】　孙靖. 养阴益肝汤治疗慢性乙型肝炎 247 例 [J]. 湖南中医药导报，2000，6（4）：36.

按：慢性乙型肝炎的病位在肝。"体柔用刚"或"体阴用阳"是肝脏独有的生理特点，其性喜柔达而恶抑郁，其体喜柔润而恶温燥。《医宗金鉴》云："肝为水气，全赖土以滋培，水以灌溉，若中土虚则木不升而郁。"今肝病迁延不愈，木损及脾，木因之郁，气血生化不及，两者互为因果，恶性循环，正是肝病难愈之症结。论其治则，《素问》中有"肝欲酸，急食酸以补之""肝苦急，急食甘以缓之"。《难经》云："损其肝者缓其中。"张锡纯在《论肝病治法》中说："肝恶燥喜润，润则体柔和，故方书有以润药柔肝之法。"方中虎杖疏肝解郁，当归、白芍养肝柔肝，丹参、川芎养血活血，鸡内金健脾养胃，重用黄芪补气助运，合当归为补血汤，补血润肝，再加上马鞭草、白花蛇舌草清解毒邪。诸药合用，共奏补血养肝、疏肝健脾、活血解毒之功，解毒不伤正，扶正不留邪，使肝郁自畅而毒邪自除。

黄芪解毒活血汤

【药物组成】　炙黄芪 30 g，太子参、丹参、败酱草、槟榔、山楂各 15 g，炒白术、当归、大黄、郁金、菟丝子各 12 g，白花蛇舌草、虎杖、车前草各 20 g，参三七粉（冲兑）4 g。

加减：肝区痛剧者，加延胡索、三棱；伴黄疸者，加茵陈、田基黄；湿盛者，加苍术、厚朴；肝脾肿大或阴虚者，加炙鳖甲、炙龟板；阳虚明显者，加仙茅、淫羊藿；瘀血明显者，加土蜇虫、水蛭；有出血者，加茜草、紫草；浮肿或腹水者，加马鞭草、猪苓、茯苓。

【适用病症】 慢性乙型肝炎。

【用药方法】 每天 1 剂，水煎 2 次，分早、午、晚 3 次服。3 个月为 1 个疗程。对中青年患者，另酌情饭后服南通制药厂产季德胜蛇药片，每次 0.6 g，每天 3 次。

【临床疗效】 此方治疗慢性乙型肝炎 107 例，痊愈（临床症状、体征消失，肝功能恢复正常，两对半转阴，上述各项经 2 次复查，1 年以上无波动者）19 例，显效（症状、体征消失，肝功能正常，HBsAg、HBeAg 转阴，HBeAb、HBcAb、HBsAb 仍为阳性）71 例，无效（症状、体征无明显改善，肝功能反复转变不正常，HBsAg 或 HBeAg、HBcAb 阳性）17 例。总有效率达 84.11%。

【病案举例】 杨某某，男，42 岁。患乙型肝炎 7 年，曾用中西药治疗未效，多次血检查肝功能异常。因右胁隐痛、纳呆、暖气、易怒等就诊。肝大、右肋下 2.0 cm，有压痛；面色晦暗，舌质淡红、苔薄黄微腻，脉细弦。肝功能检查：谷丙转氨酶 1 800.36 nmol/（s·L），麝香草酚浊度试验 13 U，麝香草酚絮状试验（＋＋），硫酸锌浊度试验 15 U，甲胎蛋白（－）,；HBsAg（＋），HBeAg（＋）。即投黄芪解毒活血汤治疗。连服 15 剂，自觉症状消失，复查肝功能正常。嘱服季德胜蛇药片 10 天后，再服黄芪解毒活血汤 15 剂，以巩固疗效。复查肝功能正常，HBsAg（－），HBeAg（－）。超声波检查肝右肋下 0.5 cm。随访 1 年，情况良好，肝功能、两对半复查正常。

【验方来源】 徐立明. 黄芪解毒活血汤治疗慢性乙肝 107 例〔J〕. 江苏中医，2000，21（10）：22.

按：中医理论认为，慢乙肝是湿热邪毒经口、皮肤、血液侵入机体与正气相搏，正不胜邪而伤及肝体，疏泄失司，从而累脾犯胃，运化吸收输出不足，进则损及肾精而正邪胶着，病变迁延难愈。严重者，可致正气进一步虚损，病邪肆虐，瘀毒互结，发展成癥积。《黄帝内经》云："邪之所凑，其气必虚。"邪是发病的条件，正是发病的依据，邪毒对人体的侵害必须通过正气内虚而起作用。现代医学也认为乙肝患者免疫力低下，自身无法清除乙肝病毒及阻止病毒复制，而易于反复，顽固难愈。在治疗上以"调节免疫，拮抗病毒，改善肝功能，防止纤维化"为其纲要。黄芪解毒活血汤以益气扶正、清化解毒、活血化瘀为主要治法，力求发挥、提高机体免疫功能，清除乙肝病毒，截断病邪深入，促进肝脏机能恢复。

解毒凉血祛瘀汤

【药物组成】　茜草、丹参各 20 g，牡丹皮、人中白各 12 g，柴胡 6 g，炮穿山甲（代）10 g，白花蛇舌草、垂盆草、茵陈、半枝莲、薏苡仁、猫人参各 30 g。

【适用病症】　慢性乙型肝炎。

【用药方法】　每天 1 剂，水煎服。3 个月为 1 个疗程，治疗 4 个疗程。治疗期间每半月检测 1 次肝功能，每月检测物 HBV 标志 1 次。

【临床疗效】　此方治疗慢性乙型肝炎 30 例，临床治愈（自觉症状消失，肿大肝脾缩小，肝功能复常，HBsAg、HBeAg、HBcAb 转阴，自身抗体有 2 项以上转阳，随访 1 年无复发）8 例，有效（自觉症状消失，肝功能复常，乙肝病毒标志物有 1 项转阴）17 例，无效（治疗前后无明显变化）5 例。总有效率为 83.3%。

【验方来源】　刘靖. 解毒凉血祛瘀法治疗慢性乙型肝炎 30 例［J］. 江苏中医，2000，21（6）：33.

按：中医认为，慢性乙型肝炎的发生是由于湿热疫毒伤肝，导致气机疏泄失常，日久气病及血，络脉瘀滞。治疗上采用解毒凉血祛瘀之法，切中多数乙肝患者的病机。治疗结果表明，本方确有明显的疗效。现代研究证实：丹参、茜草、牡丹皮、炮穿山甲（代）等凉血活血祛瘀药物，除有清除免疫复合物的作用外，更主要的有促进白蛋白合成、降低球蛋白及抑制纤维化的作用；柴胡有改善肝微循环的作用；白花蛇舌草、垂盆草、茵陈、半枝莲不但有抑制免疫复合物的作用，还可兴奋网状内皮细胞，增强白细胞的吞噬功能，从而改善免疫功能，达到抑制或清除乙肝病毒的目的。

祛邪扶正汤

【药物组成】　茵陈、蒲公英、半枝莲、党参、黄芪各20 g，苦参、紫草、七叶一枝花、炮鳖甲、丹参、柴胡、白芍各15 g，淫羊藿、五味子、枸杞子、灵芝各12 g，甘草6 g。

加减：气虚明显者，加西洋参；阳虚明显者，加菟丝子；血虚明显者，加当归；阴虚明显者，加沙参、麦冬。

【适用病症】　慢性乙型肝炎。

【用药方法】　每天1剂，水煎2次，分早、晚口服。3个月为1个疗程。

【临床疗效】　此方治疗慢性乙型肝炎50例，显效（自觉症状消失，肝脾恢复正常或回缩，肝区无明显压痛或叩击痛，肝功能检查正常，血清HBsAg及复制标记物转阴，上述指标随访6~12个月稳定不变者）8例，好转（自觉症状好转，肝脾恢复正常或回缩，肝区无明显压痛或叩击痛，肝功能明显好转但未至正常，血清乙肝病毒复制标记物转阴，上述指标随访6~12个月稳定不变者）32例，无效（未达到上述标准者）10例。总有效率为 80%。

【病案举例】 刘某，男，46 岁。患慢性乙型迁延性肝炎已有 4 年。入院诊见：右胁疼痛，倦怠乏力，食欲不振，口干喜饮，睡眠欠佳，腰膝酸软，舌质红，带有瘀斑，苔薄黄腻，脉弦略数。肝功能检查：谷丙转氨酶 14 336.2 nmol/（s·L），γ-球蛋白 250 U，麝香草酚浊度试验 10 U；HBsAg、HBeAg、HBcAb 均为阳性。诊断为慢性乙型迁延性肝炎。证属湿热浸淫，正气亏虚，气滞血瘀。采用清热利湿、凉血解毒、补益肝肾、行气化瘀法，口服上述中药，每天 1 剂，服药 3 个月后，患者上述症状基本消失。复查肝功能：谷丙转氨酶 750.15 nmol/（s·L），γ-球蛋白 60 U，麝香草酚浊度试验 3 U，乙肝两对半 HBSAg 阳性，HBeAg 阴性、HBcAb 阳性。继续巩固治疗 2 个月，检查乙肝两对半：HBsAb、HBcAb 均阳性。

【验方来源】 王浩. 祛邪扶正调理气血法治疗慢性乙型肝炎 50 例［J］. 黑龙江中医药，2000（6）：38.

按：中医学认为，乙肝病毒属湿热病毒范畴，湿热病毒内侵，久伏血分，逐步造成正气亏损，既可出现阳气亏虚，又可导致阴液亏损，还可引起多方面的失调性变化。因为肝藏血，主疏泄，喜条达，肝的生理功能正常与气血运行正常与否密切相关。肝脏感受乙肝病毒，最易出现肝气郁滞。气血相随，气能行血，气滞则血瘀，最终导致气血失调。因此在慢性乙肝治疗用药组方中，祛邪治疗通常不单独使用，慢性乙肝治疗原则应是祛邪、扶正、调整气血三结合。方中茵陈、苦参、紫草、七叶一枝花、蒲公英、半枝莲均为清热化湿、凉血解毒之品；党参、黄芪、甘草健脾益气；淫羊藿、五味子、枸杞子、灵芝补益肝肾；丹参、炙鳖甲活血化瘀、软坚散结；柴胡疏肝解郁，白芍养血柔肝，与柴胡合用，使之疏肝而不伤阴。上述各药配合，共奏清热解毒、补益肝肾、行气化瘀之功。现代医学研究表明：柴胡、党参、黄芪、灵芝具有提高机体免疫力，增强抗病毒和清除病毒的能力，并对肝脏有很好的修复作用，同时还具有调节内分泌、调控免疫的作用，主要表现为诱发体内产生干扰素；丹参、炙鳖甲具有改善肝脏微循环，促进肝细胞修复，抑制肝纤维组织增生等作用；紫草、茵陈、苦参、七叶一枝花、蒲公英、半枝莲均具有抗病毒作用；五味子具有降低谷丙转氨酶作用。所以本方作用全面，适用于慢性乙型肝炎的治疗。

祛湿解毒汤

【药物组成】　茵陈、虎杖、猪苓各 15 g，黄芪、茯苓、板蓝根、山豆根、连翘各 10 g，苍术 6 g，柴胡 9 g，干姜 3 g，丹参 20 g。

加减：肝区痛者，加枸杞子、白芍；腹胀者，加陈皮、枳壳；胃痛者，加木香；腰痛者，加熟地黄、枸杞子；阴虚者，去苍术、干姜、猪苓，加沙参、麦冬、生地黄。

【适用病症】　慢性乙型肝炎。

【用药方法】　每天 1 剂，水煎服。

【临床疗效】　此方治疗慢性乙型肝炎 65 例，基本治愈（症状消失，HBsAg 转阴，肝功能恢复正常，随访 1 年无异常改变者）22 例，好转（自觉症状消失，肝功能正常，参加一般劳动后病情无变化，以上各项保持稳定 1 年以上）28 例，无效（自觉症状改善，肝功能不稳定）15 例。

【病案举例】　钱某，男，25 岁。有乙型肝炎病史，腹胀 20 天。诊见：食少乏力，小便色黄，大便溏薄，苔薄白，脉弦。肝功能正常，HBsAg（＋），HBeAg（＋），HBcAb（＋）。A 型超声波提示肝右肋下 1 cm，较密微波。用祛湿解毒汤化裁：茵陈、虎杖、猪苓、黄芪各 15 g，茯苓、白术、板蓝根、枳壳、川芎、赤芍、川楝子各 10 g，柴胡 9 g。服 10 剂，服药后症状减轻，上方改用茵陈 10 g，板蓝根 8 g。坚持用此方治疗，继后稍有加减，共治疗 4 个月。免疫学检测乙肝标志物皆转阴，A 超肝脏不大，较密微波。以原方一料制丸，每天服 2 次。每次 10 g。观察 1 年未复发。

【验方来源】 易章俊. 祛湿解毒汤治疗慢性乙型肝炎 65 例［J］. 湖北中医杂志，1995，17（1）：22.

按： 乙型肝炎多因湿热毒邪侵犯肝脾形成。肝气郁结凝滞，湿毒阻滞使肝脾受损，久则累及心肾。其发病慢，持续时间长，缠绵难愈。因此，治疗乙肝自始至终，抓住利湿解毒或佐以清热化瘀解郁的大法，使湿热毒邪祛，肝脾之气恢复，则病可愈。方中以黄芪、白术、茯苓、苍术、猪苓健脾祛湿。用山豆根、板蓝根解毒，虎杖活血解毒，柴胡解郁，佐黄芩、茵陈清热化湿解毒，少佐干姜护脾阳。有关资料表明，茵陈能够改善肝内微循环，防止肝细胞坏死，促进肝细胞再生；板蓝根有促进 HBsAg 转阴作用；连翘有抗病毒降酶作用，柴胡能促进肝脏蛋白的合成及肝细胞再生，减轻肝损伤作用；丹参有改善微循环，提高免疫力等功能，对肝病确有疗效；虎杖能促进肝细胞的修复、再生及减轻炎症等；山豆根能抑制 HBV 的复制；黄芩有解热降酶作用；黄芪能调节机体免疫平衡；猪苓制剂能促进肝细胞再生，促进乙肝表面抗体产生和免疫调节作用。

健 肝 汤

【药物组成】 黄芪、丹参各 20 g，白术、枸杞子各 12 g，当归、柴胡各 10 g，太子参、郁金、赤芍、白芍、茵陈各 15 g，白花蛇舌草、麦芽各 30 g。加减：黄疸明显者，去生黄芪，加泽泻 15 g，并加重茵陈用量；腹胀明显者，加枳壳 10 g，炒莱菔子 15 g；失眠者，加酸枣仁 20 g；肝脾肿大者，加桃仁、红花各 10 g。

【适用病症】 慢性乙型肝炎。

【用药方法】 每天 1 剂，早、晚各煎服 1 次。1 个月为 1 个疗程，每个疗程后复查肝功能。

【临床疗效】 此方治疗慢性乙型肝炎 156 例，显效（临床症状及体征消失，肝功能复查正常，5 项指标转阴）40 例，有效（临床主要症状缓解，主要体征较治疗前好转，肝功能复查正常，HBsAg 滴度下降，5 项指标部分转阴）84 例，好转（临床主要症状缓解，主要体征及肝功能复查较治疗前明显好转，5 项指标无变化）27 例，无效（服药后临床症状、体征及肝功能未见明显改善，5 项指标无改变）5 例。总有效率达 96.8%。

【病案举例】 王某，男，59 岁。有乙型肝炎病史 3 年余，常感四肢乏力，饮食无味，肝区隐隐作痛，五心烦热。近半月症状加重。诊见：腹胀，头晕目眩，夜不能寐，面色灰黄，舌红、少苔，脉弦细数；肝肋下 2 cm。肝功能检查：谷丙转氨酶 3 384.01 nmol/（s·L）；HBsAg 阳性。投以健肝汤加枳壳 10 g，麦芽 30 g，酸枣仁 20 g。服 15 剂，腹胀、睡眠均明显好转，余症状同上。效不更方，守方又进 15 剂，腹胀消失，睡眠正常，食欲增加，五心烦热明显好转。肝功能复查：谷丙转氨酶 1 166.9 nmol/（s·L）。上方去枳壳、酸枣仁，加桃仁、红花各 10 g。再服 30 剂，症状消失，肝肋下 1 cm，肝功能复查正常，HBsAg 滴度 1∶8，HBeAg、HBcAg 均转阴。续服健肝汤加桃仁、红花各 10 g。30 剂后诸症状皆无。1 年后追访，健康如常。

【验方来源】 高居芳. 健肝汤治疗慢性乙型肝炎 156 例 [J]. 安徽中医学院学报，1996，15（4）：17.

按： 慢性乙型肝炎患者尽管临床症状表现不一。但在病机上仍有共性可寻，即湿热余邪未消，湿邪滞留于脾胃。热邪蕴郁于肝胆，导致运化失司，疏泄不利，更因肝藏血，郁热与血相结成瘀，最终导致机体的阴阳气血失调。所以对于绝大多数病例，在辨证治疗上应把握住三个环节，即清除余邪、扶正补虚、调理气血。健肝汤针对慢性乙型肝炎之虚、郁、湿、热、瘀病机而设。方中黄芪、白术、太子参益气健脾，促运化；柴胡、郁金、麦芽疏肝理气，畅达气机；白芍、当归、枸杞子滋血而养肝体；丹参、赤芍凉血散瘀，合柴胡、郁金等，调达气血而归和平；白花蛇舌草清热解毒，茵陈清热利湿，除余邪以安正。全方融健脾、养肝、清热、利湿、化瘀于一炉，标本兼顾，补而不滞，攻而不峻，共奏疏肝健脾、养营活血、清热利湿之功，以应本病虚实错杂之势。

三 五 肝 泰

【药物组成】 黄芪 30～80 g，煨灵芝 3～6 g，虎杖、垂盆草、白花蛇舌草各 20～30 g，平地木、岩柏各 15～30 g，山豆根 3～10 g。

加减：食欲不振者，加谷芽、麦芽、鸡内金、砂仁、生姜；便溏者，加苍术、芡实、煨诃子、制附子；恶心者，加姜半夏、淡竹茹、厚朴、薏苡仁；湿重者，加苍术、茯苓、车前草；热重者，加败酱草、蒲公英、栀子；黄疸者，加茵陈、田基黄、田字草；肝区痛者，加柴胡、香附；腹胀明显者，加木香、枳壳、厚朴、神曲；肝脾肿大者，加丹参、川芎、红花、王不留行。

【适用病症】 慢性乙型肝炎。

【用药方法】 每天 1 剂，水煎 2 次，共取液约 500 mL，分早、晚 2 次服用。30 剂为 1 个疗程。

【临床疗效】 此方治疗慢性乙型肝炎 87 例，临床症状的改善：经半个月的治疗，症状体征如发热头痛、恶心乏力、食欲不振、腹胀胁痛、皮肤巩膜黄染、肝脾肿大、蜘蛛痣、肝掌等得到明显改善，以治疗 3 个月时症状改善最为明显。肝功能的变化：治疗半月后胆红素、谷丙转氨酶明显下降，但需服药 1 个疗程后二者降至正常。白蛋白、A/G 逐渐升高，但 A/G 升高缓慢，需用药 1 月才能明显改善，服药 2.5 个月才上升至正常。γ-球蛋白下降缓慢，需用药 2 个月才降至正常。血清乙肝标志物的变化：治疗前 HBsAg、HBsAb、HBeAg、HBeAb、HBcAb、HBcIg-MAb 阳性数分别为 87、0、70、13、58、30 例，治疗 1 个月后分别为 82、0、58、16、46、28 例，治疗 2 个月后分别为 75、10、47、20、41、16 例，治疗 3 个月后分别为 62、15、34、36、37、13 例。

【病案举例】 刘某，男，23 岁。1 年前患过急性乙型肝炎，经中西医结合治疗，一度症状减轻，谷丙转氨酶下降。近半年来感乏力，纳差，尿黄，肝区不适等，谷丙转氨酶波动于 3 334 nmol/（s·L）上下。近 3 个月来症状加重，经用强力宁及其他中药治疗，症状无好转。诊见：巩膜黄染，腹软，肝肋下 2 指、叩痛（+）、脾未及、舌质红、苔黄腻。肝功能检查：胆红素 43 μmol/L，白蛋白 29 g/L，A/G 1.1，γ-球蛋白24%；谷丙转氨酶 6 934.72 nmol/（s·L）；HBsAg 滴度 1:516，HBeAg（+），HBcAb（+）。诊断：慢性乙型肝炎（中度）。治拟益气扶正，清热解毒，三五肝泰加减服用 1 个疗程，临床症状明显好转，肝功能正常。续服 1 个疗程，乙肝标志物：HBsAg 滴度 1:8，HBeAb（+），HBcAb（-）。随访 1 年，健康如常，谷丙转氨酶和胆红素无升高。

【验方来源】 尤荣开. 三五肝泰治疗慢性乙型肝炎 87 例

[J]. 浙江中医杂志，1996（11）：488.

按：本方中生黄芪甘温，补气升阳，强壮脾胃；煨灵芝性温味甘淡，化瘀通滞，补益五脏，扶正培本；虎杖活血行瘀，利胆退黄，清热解毒；平地木味辛性温，活血化瘀；岩柏、垂盆草、白花蛇舌草清热利胆，解毒涤浊；山豆根消肿止痛。全方组合，诸药协力，共奏补中益气，活血通瘀，清热解毒之功效，并具阴阳兼顾，温凉并行，鼓舞阳气，扶正驱邪之药力。故临床用之，收桴鼓之效。方中山豆根有一定的副作用，一般剂量为 3～10 g，偶感上腹部胀满等不适，个别剂量稍大，可出现乏力、恶心、呕吐等症状，停药后自消。

乙肝解毒丸

【药物组成】 虎杖、茵陈、连翘、白花蛇舌草、龙胆草各 20 g，栀子、郁金、露蜂房、紫草各 10 g，薏苡仁、蒲公英、板蓝根、丹参、黄芪各 15 g，甘草 3 g。

【适用病症】 慢性乙型肝炎。

【用药方法】 按以上比例，用量加大 100 倍，研末，炼蜜为丸，外用芝麻油打光，每丸含生药 6 g。每天服 3 次（儿童每天 2 次），每次 1 丸，开水送服。2 个月为 1 个疗程，共治疗 3 个疗程，治疗期间停用其他中西药。

【临床疗效】 此方治疗慢性乙型肝炎 430 例，近期治愈（主要症状消失，肝脾肿大恢复正常，无压叩痛，肝功能恢复，HBsAg、HBeAg 转阴，HBeAb 转阳，随访半年无异常者）267 例，显效（主要症状消失，肝脾肿大明显回缩，且无压痛，肝功能基本接近正常，HBeAg 转阴，HBsAg 弱阳性）70 例，好转（主要症状改善或大部分消失，肝脾稳定不变或有所回缩，压痛叩击痛均减轻，肝功能各项指标较治疗前下降 50%，HBsAg、

HBeAg、HBeAb 中的 1 项转阴或转阳）54 例，无效（均未达到上述标准者）39 例。总有效率 90.93%。

【验方来源】 朱传伟，朱鸿铭. 乙肝解毒丸治疗慢性乙型肝炎 430 例［J］. 山东中医杂志，1998，17（10）：440.

按： 乙肝解毒丸方中虎杖、栀子、茵陈、蒲公英、板蓝根、连翘、白花蛇舌草、露蜂房、郁金、薏苡仁、龙胆草祛邪解毒；黄芪、甘草、蜂蜜、芝麻油扶正补虚；虎杖、丹参、紫草凉血活血。该方制成丸剂，既可使体内较长时间保持有效药物浓度，又适应乙肝患者脾胃较弱、纳差运迟的特点。此外，郁金还有解郁利痰气的作用。临床观察发现，经乙肝解毒丸治疗的患者，其主诉症状大多在 20 天左右缓解或消失。丸中药物可能具有调整机体免疫，诱生内源性干扰素，减轻肝细胞变性、肿胀、坏死，促使肝细胞再生，抑制纤维化，促使结缔组织分解，促进白蛋白合成，抑制球蛋白升高，促使乙肝病毒标志物转阴等作用，从而使慢性乙肝患者的症状、体征、肝功能同步改善，故能获得较好效果。HBsAg 阴转后，仍应坚持服用乙肝解毒丸 1~2 个月以资巩固。

益肝抗纤方

【药物组成】 黄芪 10~30 g，泽兰、茜草、白英、炒白术、木香、炒当归各 10 g，赤芍、牡丹皮、大腹皮各 20 g，丹参 30 g，白花蛇舌草 15 g。

加减：热甚者，去黄芪；水肿者，加防己、王不留行；历节痛者，加防风；脾气虚弱者，加党参；胃寒者，加干姜；脾虚泄泻者，加煨葛根；肾阳虚者，加制附子、淫羊藿、巴戟天；湿困者，加苍术、茯苓；肝区痛者，加延胡索、土鳖虫、柴胡、郁金。

【适用病症】　慢性乙型肝炎。

【用药方法】　每天1剂，水煎2次，分早、晚服。2个月为1个疗程。

【临床疗效】　此方治疗慢性乙型肝炎50例，显效（主要症状消失占半数以上，肝脏肿大无变化或回缩，肝区无压痛及叩痛；肝功能检查恢复正常；乙肝病毒复制指标有1项阴转而HBsAg可阳性）31例，好转（主要症状消失占1/3以上；肝功能检查较原检测值下降一半以上；乙肝病毒复制指标有所下降而HBsAg仍可阳性）7例，无效（症状、体征及实验室检查值无变化，甚至加重）12例。总有效率76%。

【验方来源】　纪钧，董筠. 益肝抗纤方治疗慢性乙型肝炎50例［J］. 江苏中医，1998，19（4）：14.

按：湿热之邪是慢性乙型肝炎的主要成因，肝郁脾虚是慢性乙型肝炎的病变基础，血瘀则是慢性乙型肝炎的基本病机。因此益肝抗纤方以活血化瘀为治疗中心环节，同时佐以清热解毒，健脾利湿，益气养血为法。方中当归甘温，和血补血，又为血中之气药，血行则肝络通畅；丹参气平味苦，破宿血，生新血，调经脉，除烦热，能治血虚血瘀之候；赤芍、牡丹皮清热凉血清瘀；木香行气止痛，温中和胃；炒白术补脾益胃，燥湿和中；白花蛇舌草苦寒而不燥，清热而不伤阴，是利湿解毒之要药，且无苦寒伤胃之弊；黄芪甘微温，补中益气，张锡纯认为又能补肝。诸药合拍，故取良效。现代药理研究证明，黄芪、白花蛇舌草对HBsAg具有高效抑制作用，赤芍、牡丹皮、丹参、白英对HBV-DNA有较强的直接抑制作用。黄芪具有增强网状内皮细胞系统的吞噬功能，并可提高人体白细胞诱生干扰素的功能。当归促进机体抗体生成和淋巴细胞转化。白花蛇舌草调节机体的免疫功能，对细胞免疫有促进巨噬细胞吞噬功能，提高吞噬细胞数，同时对自身免疫异常增强者具有抑制作用，使之达到自我稳定，肝细胞免遭损害。赤芍、丹参还能改善肝脏微循环，抑制和清除免疫复合物，减少肝细胞损伤和坏死，促进肝细胞再生。以上研究提示益肝抗纤方组方不仅符合中医传统理论，与现代医学治疗乙型病毒性肝炎（中度）的理论也相吻合。

扶正祛毒汤

【药物组成】　黄芪、党参各 25 g，猪苓 20 g，板蓝根 18g，苦参 10 g，丹参、门术各 15 g，鸡内金、红花、淫羊藿各 12 g。

【适用病症】　慢性乙型肝炎。

【用药方法】　每天 1 剂，文火水煎服。1 个月为 1 个疗程。

【临床疗效】　此方治疗慢性乙型肝炎 96 例，参照 1990 年上海全国病毒性肝炎会议制订的疗效标准，显效 58 例，有效 30 例，无效 8 例。总有效率 90%。用药时间最长 4 个疗程，最短 1 个疗程。

【病案举例】　彭某，男，62 岁。因反复肝区隐痛、腹胀、纳呆、乏力 3 年余，加重 1 月余就诊。诊见：右胁隐痛不舒，神疲乏力，面色晦暗，面部浮肿，巩膜微黄，腹胀纳呆，舌质偏淡、苔白腻，脉弦细；颈部见数枚蜘蛛痣，肝脏右肋下 2.5 cm、质地中等、肝区叩击痛明显，脾脏肋下 20 cm。肝功能检查：麝香草酚浊度试验 20 U，血清总胆红素 35 μmol/L；谷丙转氨酶 3 000.6 nmol/（s·L），血浆白蛋白 30 g/L，球蛋白 35 g/L；HBsAg、HBeAg、HBcAb 均为阳性。诊断为：慢性活动性乙型肝炎。予扶正祛毒汤，每天 1 剂。服药半月后自觉症状明显减轻，用药 1 个疗程后症状及阳性体征消失，食欲增加，肝功能复查均在正常范围之内。服药 3 个疗程后乙肝标志物均转阴，肝脾回缩到正常范围之内。随访 1 年未见复发。

【验方来源】 何立鳌. 扶正祛毒汤治疗慢性乙型肝炎 96 例［J］. 江苏中医，1998，19（4）：16.

按：慢性乙型肝炎多因正虚邪恋，故治疗多扶正祛邪，重视调理肝脾，且以中州为先，因而组方立足于健脾益气，活血祛毒。同时遵仲景"见肝之病，知肝传脾，当先实脾"之名训，使后天之本旺盛，防病深入。结合西医观点，强调改善机体的免疫调节机能，以促进损伤肝细胞的修复及再生。根据现代药理研究，适当选择有调节免疫功能和抗乙肝病毒的药物，以达机体正气旺盛，免疫功能增强，体内尽快产生抗体，以抵制乙肝病毒的活动及复制。因此采用扶正与祛邪并用，清利与补益兼施的方法。方中黄芪、猪苓含有多糖，能增强人体免疫功能，尚具有诱生干扰素作用，能促进肝细胞再生，修复损伤肝组织，降低乙肝患者 HBsAg、HBeAg 滴度；黄芪、党参、白术既有增强免疫功能的效应，又能够促进白蛋白的合成；黄芪中含有硒，党参中含有锗，是肝细胞再生的必需微量元素；鸡内金健脾消积，增加胃肠蠕动；板蓝根、苦参清热解毒，其抗病毒作用可靠；淫羊藿不但有明显的抗病毒作用，而且能够扩张血管及改善微循环；活血化瘀的丹参、红花可抑制免疫和清除免疫复合物积聚及其损害，又能抑制淋巴－吞噬细胞系统的慢性炎症反应而降低球蛋白，还能扩张血管，降低血液黏度，减少血流阻力，增加肝脏血流灌注，改善肝细胞缺氧状态，使肝脏变软回缩。

肝复康胶囊

【药物组成】 党参、丹参、柴胡、炙鳖甲、山楂各 300 g，黄芪、茯苓、虎杖、炒白芍各 200 g，板蓝根、五味子、甘草各 100 g。

【适用病症】 慢性乙型肝炎。

【用药方法】 以上 12 味药共研末，装入胶囊，每粒 0.3 g，每次服 10 粒，每天 3 次。治疗期间停用其他一切药物，4 个月为 1 个疗程，连服半年。

【临床疗效】 此方治疗慢性乙型肝炎 144 例，显效（自觉症状消失，肝脏肿大回缩，肝功能恢复正常，血清病毒复制标志物消失，HBsAg 转阴或 HBsAg 滴度下降接近正常。以上各项保持稳定 1 年以上）106 例，有效（主要症状与体征消失或明显改善，肝功能指标正常或稍高，血清病毒复制标志物有 1 项转阴或 HBsAg 滴度明显下降）26 例，无效（治疗前后症状无明显变化）12 例。总有效率 91.7%。

【病案举例】 杨某，男，33 岁。3 年前患急性黄疸型肝炎，经治疗好转。近半月来，自觉肝区隐隐作痛。诊见：神疲乏力，纳少恶心，胸闷不适，舌胖有齿痕，舌淡、苔白，脉弦滑；肝肋下 2.5 cm、质软、压痛，脾肋下 1.5 cm。肝功能检查：谷丙转氨酶 4 667.6 nmol/（s·L），麝香草酚浊度试验 18 U；HBsAg（＋），HBsAb（－），HBeAg（＋），HBeAb（＋），HBcAb（＋）。西医诊断为慢性活动性乙型肝炎，中医辨证为脾虚肝郁。予服肝复康胶囊，每次 15 粒，每天 3 次。连服 35 天，诸症状均减，检验肝功能基本恢复正常。连服 2 个月后，复检肝功能正常，两对半除 HBsAg（＋）外，其他均为阴性，肝脾回缩正常。再续服 3 个月，肝功能检查各项指标正常，HBsAg 转为阴性，B 超复查肝脾不大。1 年后随访未复发。

【验方来源】 常培华，王云龙，梁开华，等. 肝复康胶囊治疗慢性乙型肝炎 144 例［J］. 江苏中医，1996，17（10）：23.

按：肝复康胶囊具有益气养血、柔肝健脾、解毒化瘀的功效。方中黄芪、党参、炒白芍益气养血柔肝；茯苓、山楂健脾和胃；柴胡、丹参、炙鳖甲舒肝解郁软坚；板蓝根、虎杖、甘草清热解毒；五味子增强降酶之功。诸药合而成方，能改善肝血液循环，恢复肝细胞功能，清除病毒复制，阻断乙肝病毒的持续感染。

黄贯虎金汤

【药物组成】　黄芪、山楂、蒲公英各 30 g，丹参、党参各 20 g，当归、白术各 15 g，贯众、柴胡各 10 g，虎杖 25 g，大黄（后下）6～10 g，郁金 12 g，三七末（分冲）3 g，露蜂房、炙甘草各 6 g。

加减：恶心、呕吐、纳差者，加旋覆花（布包）12 g，砂仁（后下）6 g，鸡内金 20 g；胁肋疼痛明显者，加延胡索 15 g，醋香附 10 g；小便黄、口苦、苔黄腻者，减黄芪、党参用量，加金钱草、茵陈各 30 g；大便秘结者，增大黄量，便次增多者，减大黄量，另加茯苓 20 g；肝脾肿大者，加醋鳖甲 30 g，土鳖虫 6～10 g；若阴损及阳，伴阳虚者，酌加菟丝子、淫羊藿各 10 g。

【适用病症】　慢性乙型肝炎。

【用药方法】　每天 1 剂，水煎服。3 个月为 1 个疗程。服药期间停用其他药物，每月复查 1 次肝功能及乙肝标志物。

【临床疗效】　此方治疗慢性乙型肝炎 113 例，痊愈（临床症状、体征消失，肝功能恢复正常，两对半转阴，上述各项经 2 次复查 1 年以上无波动者）57 例，显效（症状体征消失，肝功能正常，HBsAg、HBeAg 转阴，HBeAb、HBcAb、HBsAb 仍为阳性）45 例，无效（症状体征无明显改善，肝功能反复轻度不正常，HBsAg 或 HBeAg、HBcAb 阳性）11 例。总有效率为 90.3%。

【病案举例】　赵某，男，38 岁。2 年前因劳累后出现神疲乏力，食欲不振，肝区隐痛，休息半月病情不见好转，经化验肝功能（异常）及两对半（HBsAg、HBcAb 均为阳性），诊为乙型肝炎，住院治疗 20 天症状好转（但 HBsAg、HBcAb 仍阳性）而出院。近 1 个月来因感冒后病情较前加重而就诊。诊见：神疲乏力，食少纳呆，脘腹痞满，肝区隐痛，口干略苦，小便短黄，大便不爽，头昏多梦，舌淡边有齿痕、尖有瘀点、苔厚腻微黄，脉弦滑；肝区压痛，肝于肋下 2.5 cm 处、质软、边缘尚锐利，脾未触及。肝功能检查：谷丙转氨酶 1 621 nmol/（s·L），总胆红素 27 μmol/L，麝香草酚浊度试验 13 U，硫酸锌浊度试验 18 U；HBsAg、HBeAg、HBcAb 均为阳性。B 超示肝大 3 cm，内部光点粗密均匀。西医诊断为慢性活动性乙型肝炎，中医辨证为肝郁脾虚，湿热夹瘀。处方：黄芪、蒲公英、山楂各 30 g，党参、丹参各 20 g，当归、白术各 15 g，虎杖 25 g，大黄（后下）9 g，郁金 12 g，贯众、柴胡各 10 g，三七末（分冲）3 g，露蜂房、炙甘草各 6 g。水煎服，每天 1 剂。服 5 个月后，大黄减至 5 g 同煎。服上方 2 个月后，自觉症状消失，肝回缩到肋下 1.4 cm，肝功能恢复正常；HBsAg（－）、HBeAg（＋）、HBcAb（＋）。上方去露蜂房加茯苓 30 g，陈皮 6 g。继服 1 个月，肝脏回缩至正常，乙肝标志物均为阴性。随访 2 年无复发。

【验方来源】 晋中恒. 黄贯虎金汤治疗慢性乙型肝炎 113 例［J］. 新中医，1999，31（9）：41.

按：慢性乙型肝炎多由湿热疫毒外侵，久居肝络，蕴结不解，日久导致正虚脾（胃）损，气血失调。其主要病因是湿热夹毒，发病关键是正气虚弱、脾胃功能受损，基本病理变化是肝气郁结、气滞血瘀。治疗上应注重湿热、气虚、血瘀三证，勿忘解毒、健脾、活血三法。用药上选用黄芪、党参、白术益气健脾，脾气健运，则湿邪得化，又可杜绝生湿之源；虎杖、蒲公英清热解毒利湿；露蜂房味甘性平，以毒攻毒，以除体内湿热疫毒之邪；

大黄苦寒泄降，解毒攻积，引湿热积滞从大便而解；郁金、柴胡疏肝解郁，与活血化瘀之山楂、丹参、三七相伍，对慢性乙肝兼郁兼瘀之证切中病机，郁瘀除，肝脏血液循环改善，则有利于肝功能之恢复及 HBV 的清除；炙甘草益气健脾，调和诸药。全方熔扶正祛邪药于一炉，共奏益气健脾，化湿解毒，理气活血之功。正气虚弱，免疫功能低下，不能清除 HBV 和免疫复合物，HBV 在肝细胞内反复复制，使肝细胞不断遭到破坏，是导致肝炎慢性化的重要原因。因此，补气是治疗慢性肝炎的重要环节。现代药理研究表明，黄芪、党参等补气药能提高机体淋巴细胞数，增强网状内皮系统吞噬功能，改善和恢复肝脏功能，降低谷丙转氨酶及使 HBsAg 转阴；贯众能提高机体免疫功能，使 HBsAg 转阴；虎杖、露蜂房等清热解毒药能抗肝炎病毒、保护肝细胞，促进肝细胞修复；活血化瘀药的当归、三七、郁金能祛除瘀滞、调整 A/G 比值，都为本病的组方提供了有力的依据。

解毒健脾活血汤

【药物组成】 蒲公英、土茯苓各 30 g，茯苓、板蓝根各 15 g，虎杖 25 g，党参、山楂、黄芪各 20 g，甘草 6 g，白术、郁金、厚朴各 12 g。

加减：大便秘结者，加大黄（后下）10 g；脾气虚者，去板蓝根，加陈皮 6 g；肝阴不足者，去板蓝根，加白芍、女贞子各 15 g；瘀血甚者，加丹参 15 g；肝脾肿大者，加丹参、鳖甲等。

【适用病症】 慢性乙型肝炎。

【用药方法】 每天 1 剂，水煎服。3 个月为 1 个疗程。

【临床疗效】 此方治疗慢性乙型肝炎 72 例，临床治愈（自觉症状消失，肝脾肿大恢复正常或缩小，无压痛及叩击痛，肝功能检查正常，参加一般体力劳动后病情无变化，观察 2 年以上，病情持续稳定并能胜任正常工作）36 例。好转（主要症状消失，肝脾肿大稳定不变，且无明显压痛及叩击痛，肝功能检查正常或轻微异常）31 例，无效（症状、体征同治疗前，肝功能无明显改善）5 例。

【病案举例】 陈某，男，34 岁。3 年前因造船任务忙，肝区隐痛，神疲乏力，胃纳减退等未能及时诊治，后因体力不支晕倒在船上，由工友送医院急诊。化验肝功能异常，HBsAg 阳性。经治疗病情好转，但 HBsAg 未能转阴。近来全身疲倦，食欲不振，脘腹胀满，睡眠多恶梦，肝区痛，大便不爽，小便黄短，尿后尿中起泡沫，舌质淡、边有少许瘀点、苔厚白、脉弦滑；肝肋下 2.5 cm，质软压痛，脾未触及。肝功能检查：麝香草酚絮状试验（＋＋＋），麝香草酚浊度试验 12 U，谷丙转氨酶 2 667.2 nmol/（s·L）；HBsAg（＋）、HBeAg（＋）、HBcAb（＋）、HBsAb（－）、HBeAb（－）。诊断：慢性活动性乙型肝炎。处方：解毒健脾活血汤加大黄（后下）10 g，每天上午服首煎，晚服第 2 煎。1 个月后大黄量减半同煎。服上药 2 个月后，自觉症状消失，肝脏回缩 1.5 cm。复查肝功能：麝香草酚絮状试验（＋），麝香草酚浊度试验 8U，谷丙转氨酶 333.4nmol/（s·L）；HBsAg（－），HBeAg（＋），HBcAb（＋）。遂按上方去板蓝根、厚朴，加陈皮 6 g，继服 1 个月，肝脏回缩至正常。复查肝功能正常；HBsAg（－），HBsAb（＋），HBeAg（－），HBeAb（＋），HBcAb（－）。随访 3 年，未见复发。

【验方来源】 杨杏池.解毒健脾活血汤治疗慢性乙型肝炎 72 例［J］.新中医，1995（2）：47.

按：解毒健脾活血汤集解毒化湿、健脾活血药于一炉。方中虎杖、蒲公英、土茯苓、板蓝根清热解毒，且虎杖兼通下，土茯苓兼化湿，以清除体内湿热疫毒之邪，阻断乙肝病毒的持续感染。党参、白术、茯苓、黄芪、甘草性味甘平，补脾益气，脾气健运，既可使湿邪得化，又能杜绝生湿之源。郁金疏肝解郁，与活血化瘀的山楂为伍，对慢性乙肝之兼郁、兼瘀证，可谓切中病机，郁瘀除，肝脏的血液循环改善，又有利于 HBV 的清除。本方取厚朴辛能行气以消胀，香能化湿以散满，苦能下气以导滞，实为治湿困脾胃之良品。诸药为方，清热不嫌其寒，化湿不嫌其燥，健脾而不壅，疏肝活血又无太过之弊，对阻断乙肝病毒的持续感染，促进乙肝表面抗原阳性的阴转，有显著的疗效。

益气活血解毒汤

【药物组成】　黄芪、丹参、虎杖各 18 g，党参、半枝莲、板蓝根各 15 g，白术、柴胡、郁金各 12 g，茯苓 20 g，甘草 6 g。

加减：肝脾肿大者，郁金、丹参加量；腹水者，加泽泻。

【适用病症】　慢性乙型肝炎。

【用药方法】　每天 1 剂，水煎 2 次，早、晚各服 1 次，30 天为 1 个疗程。连续用药 3 个疗程。

【临床疗效】　此方治疗慢性乙型肝炎 68 例，基本治愈（自觉症状消失，肝脾肿大恢复正常或缩小，肝区无压痛，肝功能正常，病毒复制指标全面好转，随访半年无反复）34 例，好转（主要症状消失，肝脾肿大稳定不变或缩小，肝功能正常或接近正常，HBsAg、HBeAg 转阴或下降 2 ~ 3 个滴度，或出现 HBeAb、HBsAb）26 例，无效（主要症状、体征及各项检查均无明显变化）8 例。总有效率 88.24%。

【验方来源】　杨亚平，侯华生. 益气活血解毒汤治疗慢性乙型肝炎 68 例［J］. 新中医，1995（3）：50.

按：慢性乙型肝炎的发病机制甚为复杂，但在整个病变过程中，湿热疫毒的持续感染是其病理因素，正气不足是其病理基础，瘀血阻滞是其病理产物，三者互为因果，故病情持续迁延难愈。益气活血解毒汤具有扶正祛邪的作用，通过临床观察表明，确能很快而稳定地消除或改善患者的症状和体征，使肝功能和乙肝病毒血清学标志物全面改善。

疏肝健脾汤

【药物组成】 黄芪、茯苓各 20 g，薏苡仁 30 g，白术 12 g，柴胡 9 g，木香 6 g，当归、五味子、党参、白芍、虎杖各 15 g，白花蛇舌草 18 g，甘草 10 g。

加减：有黄疸者，加茵陈 20 g，栀子 10 g；肝脾肿大者，加炙穿山甲（代）9 g，泽兰 10 g；肝区疼痛者，重用白芍，加延胡索 10 g；食欲不振者，加鸡内金 9 g，麦芽 10 g；腹胀者，加枳壳 9 g；腰膝酸软者，加怀牛膝 20 g，女贞子 15 g；恶心厌油腻者，加法半夏 9 g。

【适用病症】 慢性乙型肝炎。

【用药方法】 每天 1 剂，水煎 2 次，早、晚各服 1 次。1 个月为 1 个疗程，每个疗程复查 1 次肝功能及乙肝 5 项。

【临床疗效】 此方治疗慢性乙型肝炎 69 例，临床治愈（服药均在 3 个疗程以上，自觉症状消失，肝功能检查正常，HBsAg、HBeAg、HBcAb 转阴，经 6 个月随访无反复）28 例，显效（服药均在 3 个疗程以上，主要症状消失，肝功能检查正常，HBeAg 转阴，或 HBcAb 转阴，或出现 HBeAb）23 例，有效（主要症状与体征明显改善，肝功能有所改善，HBsAg 滴度下降）13 例（其中服药 3 个疗程以上者 4 例，3 个疗程以下者 9 例），无效（未达到有效标准者）5 例（其中服药 3 个疗程以上者 2 例，3 个疗程以下者 3 例）。总有效率92.8%。

【病案举例】 侯某，男，28 岁。1 年来，常感乏力，纳差，右胁疼痛，HBsAg（+）、HBeAg（+）、HBcAb（+），曾服益肝灵、肌苷片、维生素C片等药物治疗，无明显效果。诊见：自觉右胁隐痛，乏力，腹胀，恶心，厌油腻，巩膜黄染，小便黄，舌红、苔微黄腻，脉沉弦。肝功能检查：谷丙转氨酶4 600.92 nmol/（s·L），总胆红素171 μmol/L，麝香草酚浊度试验12 U；HBsAg滴度1∶128，HBsAg（+），HBcAb（+）。证属肝郁脾虚，湿热交蒸，治宜疏肝健脾，佐以清热利湿。处方：黄芪、白芍、山药、茵陈各20 g，党参、五味子、虎杖、茯苓各15 g，白术12 g，薏苡仁、白花蛇舌草各30 g，柴胡、郁金、枳壳、鸡内金各9 g，甘草10 g。每天1剂。服1个疗程后，黄疸消失，恶心、腹胀、右胁疼痛均消失，小便正常，仍感乏力，纳差，口干，舌红、苔薄白，脉沉弦无力。复查肝功能正常，HBsAg（+）、HBeAg（+）、HBcAb（+）。证为肝郁脾虚，毒邪未尽，治宜疏肝健脾，益气养阴。处方：黄芪、薏苡仁各30 g，茯苓20 g，山药25 g，柴胡、鸡内金、郁金各9 g，木香6 g，白花蛇舌草18 g，五味子、党参、白术、当归、虎杖、白芍各15 g，甘草10 g。上方略为出入，续服2个疗程，诸症状消失。实验室检查：肝功能正常，HBsAg（-），HBeAg（-），HBcAb（-）。随访半年，症状无反复，健康如常，乙肝5项指标复查皆为阴性。

【验方来源】 秦春红. 疏肝健脾法治疗慢性乙型肝炎69例疗效观察［J］. 新中医，1995（4）：47.

按：乙型肝炎病毒侵入机体，其主要原因在于正气不足，抵抗力低下。发病后，耗气伤阴，损肝伐脾，肝郁脾虚为其基本病机。治宜疏肝健脾，益气扶正。方中黄芪、党参、茯苓、白术、山药、薏苡仁、甘草等健脾益气扶正，柴胡、木香疏肝理气，五味子、白芍、当归滋阴养血，虎杖、白花蛇舌草清热解毒。全方立足于疏肝健脾，扶正祛邪。发病之初，其病情往往虚实并见，多夹湿热，治宜疏肝健脾，佐以清热利湿。病久多气血两亏，重在补益气血，疏肝健脾。治疗应始终顾护脾胃，用药宜平和，慎用苦寒之品，以防损伤脾胃。若用苦寒之品，当中病即止，不宜久用。治疗要随机应变，在恪守疏肝健脾这一基本大法的前提下灵活化裁，随证加减，求疗效于辨证论治之中，不可固守成方偏执一端。

扶正解毒活血方

【药物组成】 黄芪、丹参、土茯苓、太子参各30 g，柴胡8 g，苍术、白芍各15 g，法半夏、黄芩各10 g，虎杖、白花蛇舌草各20 g，七叶一枝花9 g，炙甘草6 g，大枣6枚。

加减：兼见脾虚者，加白术、鸡内金；肝气郁结者，加郁金、佛手；肝阴不足者，加女贞子、生地黄、沙参；平素阳虚之体者，加淫羊藿、制附子；谷丙转氨酶增高明显者，加蒲公英、紫草、葛根、山楂等。

【适用病症】 慢性乙型肝炎。

【用药方法】 每天1剂，水煎2次，分早、晚服。60天为1个疗程，一般连续治疗2~3个疗程。

【临床疗效】 此方治疗慢性乙型肝炎22例，治愈（HBsAg、HBeAg及肝功能检查均正常，临床症状及体征全部消失，随访半年未见复发者）1例，显效（除HBsAg仍阳性外，乙肝五项中其他主要指标均转阴，临床症状及体征消失者）9例，有效（除HBsAg阳性外，乙肝五项检测指标中有2项转为临界值，临床症状及体征有明显改善者）10例，无效（各项指标无变化，症状及体征无改善或恶化者）2例。总有效率91%。

【病案举例】 病案1：顾某，男，48岁。患乙型肝炎6年，曾服用云芝肝泰冲剂、益肝灵及多种中药汤剂，病情反复未愈。此次因病情复发人院。入院时诊见：腹胀痛，厌油腻，恶心纳差，四肢无力，腰膝酸软，面色暗滞，舌质淡、边紫暗、有瘀点，脉弦。肝脾 B 超提示：回声不均，脾高限。肝功能检查：谷丙转氨酶 8 001.6 nmol/（s·L），麝香草酚浊度试验 20U；HBsAg、HBeAg、HBeAb 三项均为阳性。中医辨证为肝气郁结，气虚血瘀，治宜疏肝解郁，益气活血解毒。处方：太子参、蒲公英、水牛角粉、土茯苓、黄芪各 30 g，柴胡 18 g，虎杖、白芍各 15 g，丹参 25 g，法半夏、郁金、黄芩各 10 g，白花蛇舌草 20 g。每天 1 剂。治疗 1 个月后，复查谷丙转氨酶降为正常 616.8 nmol/（s·L），麝香草酚浊度试验转为正常，症状明显减轻：继服上方，加用肌内注射猪苓多糖注射液，每次 4 mL，每天 1 次，20 天为 1 个疗程。3 个月后复查 HBeAg 阴性，HBeAb 阳性，HBsAg 阳性；腹部 B 超提示：肝脾正常，临床症状消失 6 出院后上方配为丸剂，继服巩固疗效。随访 1 年未见复发。

病案 2：陈某，女，40 岁。因感恶心、乏力，伴肝区隐痛就诊。有慢性乙型肝炎病史 2 年余，病情反复不愈。近 1 周来周身乏力明显，食纳欠佳，腰酸，便溏，舌暗红，脉弦滑。肝功能检查：谷丙转氨酶降为正常 800.16nmol/（s·L）；HBsAg、HBeAg、HBcAb 均阳性，HBsAb、HBeAb 阴性。治以疏肝活血解毒，佐以健脾益肾。处方：太子参、丹参、土茯苓、黄芪各 30 g，柴胡 18 g，虎杖、白花蛇舌草各 20 g，苍术、白芍各 15 g，白术 10 g，鸡内金 12 g，冬虫夏草 2 g，甘草 6 g，大枣 6 枚。服药 2 月后复查谷丙转氨酶正常，症状明显改善，大便正常，饮食大增，嘱患者忌食辛辣，注意休息，保持心情舒畅。上方继服 3 个月后，复查 HBsAg、HBeAg 转为阴性，HBsAb、HBeAb 为阳性，症状消失。汤剂改为丸剂继服巩固疗效。临床治愈。1 年后复查未见异常。

【验方来源】 符思，王微. 扶正解毒活血法治疗慢性乙型肝炎 22 例〔J〕. 新中医, 1995 (11): 44.

按: 慢性乙型肝炎病程缠绵, 病情复杂, 但究其主因可概括为毒侵、正虚、肝郁、血瘀, 且相互影响。中医学认为, 由于人体正气不足, 机体抗病力低下, 湿热毒邪稽留为其重要原因之一, 正虚邪留是疾病长期不愈的必然结果。扶正气, 祛瘀血, 清余毒, 是治疗本病的根本治则, 故采用扶正保肝解毒化瘀法。方中以小柴胡汤为主调理肝脾, 用黄芪、太子参、丹参既能益气扶正, 又能活血生血, 以助扶正之力。据国内文献报道, 小柴胡汤具有使巨噬细胞、T 细胞机能活化, 白细胞间素产生增加, 诱导产生干扰素、LAK 细胞活性上升等增强免疫功能的作用; 黄芪、人参有提高细胞免疫和体液免疫的作用; 虎杖、蒲公英、七叶一枝花清热解毒; 柴胡、丹参、郁金配伍可疏肝行气, 活血化瘀, 促进肝脏循环及肝脏合成蛋白, 增强网状内皮系统吞噬功能; 苍术、土茯苓、白花蛇舌草清热利湿, 使湿热从小便而出, 以助肝脏的解毒之功。全方共奏扶正解毒, 保肝活血之效。对慢性乙型肝炎肝功能有明显的改善作用, 且具有抗病毒功能。

化瘀解毒汤

【药物组成】 柴胡、茵陈、泽泻、茯苓、丹参、虎杖各 15 g, 桃仁 12 g, 土鳖虫 6 g, 板蓝根 20 g, 白背叶根 30 g。

加减: 湿热型者, 于基本方中加田基黄 30 g, 鸡骨草 20 g; 肝气郁结者, 加枳壳、郁金各 15 g; 胁痛明显者, 加延胡索、川楝子各 15 g; 脾虚倦怠纳差者, 加太子参 15 g, 白术 10 g; 肝脾肿大者, 加炮穿山甲 (代) 10 g, 阴虚者, 加龟板、炙鳖甲各 15 g; 大便秘结者, 加大黄 (后下) 10 g; 肝病日久, 病毒滞留者, 加枸杞子 15 g, 山药、土茯苓各 20 g, 乌龟 1 只, 加水炖服, 每周 1～2 次。

【适用病症】 慢性乙型肝炎。

【用药方法】 每天1剂，水煎2次，早、晚各服1次，疗程3个月。服药期间禁饮酒，少吃煎炸辛辣之品，注意休息。

【临床疗效】 此方治疗慢性乙型肝炎39例，基本治愈（自觉症状消失，肝脾肿大缩小，肝功能检查正常，病毒复制指标全面好转，HBsAg转阴HBsAb转为阳性，或HBsAg滴度下降至1:32以下，且随访1年无复发）17例，显效（主要症状消失，肝脾肿大稳定不变，肝功能检查正常或稍高，HBsAg滴度下降接近正常）9例，有效（主要症状与体征明显改善，肝功能下降50%以上，HBsAg滴度下降）5例，无效（治疗前后无明显变化，甚或加重）8例。总有效率为79.5%。

【病案举例】 李某，男，28岁。患乙型肝炎3年，反复发作，时好时坏，经用中西药治疗未见效。经常胸闷，烦躁，右胁隐痛不适，疲倦，腹胀，纳差。诊见：面色晦暗，肝脾肿大，肝肋下2.5 cm，并有叩击痛，舌质暗淡、苔白腻微黄，脉弦涩。肝功能检查：HBsAg阳性，谷丙转氨酶3 634 nmol/（s·L）诊断为慢性活动性乙型肝炎，证属肝郁脾虚血瘀型，治宜疏肝解毒，活血扶脾，用化瘀解毒汤加味：柴胡、茵陈、泽泻、茯苓、虎杖、延胡索、佛手、丹参各15 g，桃仁12 g，土鳖虫6 g，板蓝根20 g，白背叶根30 g。每天1剂。另用枸杞子、山药各20 g，土茯苓30 g，乌龟1只，加水炖服，每周2次。服药2月余，临床症状消失，肝功各项指标均已恢复正常，HBsAg转阴。至此病已基本痊愈，为巩固疗效，建议按上方续调服1个月以善其后。5年后随访复查，未见复发。

【验方来源】 刘焕兰. 化瘀解毒汤治疗慢性乙型肝炎39例 [J]. 新中医，1995（9）：48.

按：慢性乙型肝炎，根据其临床表现，病理机转主要是疫毒留恋，气滞血瘀，本虚标实。化瘀解毒汤中，虎杖、茵陈、板蓝根、白背叶根清解邪毒，丹参、桃仁、土鳖虫活血化瘀，柴胡、泽泻、茯苓疏肝健脾。总的原则立足于祛邪。化瘀解毒是慢性乙型肝炎的主要治则，因而抗病毒、解毒、排毒应贯穿本病治疗的始终，纵使临床症状消失，肝功能检查正常，HBsAg 转阴后，仍应坚持服药一段时间，以巩固疗效，据资料报道，有些清热解毒药，如虎杖、板蓝根有抑制 HBsAg 的作用，茵陈能减轻肝细胞变性及坏死的病理过程。有些活血化瘀药如丹参，有祛瘀生新、改善肝内微循环、防止纤维化、促进肝细胞再生的作用。实践证明，在不违背辨证用药的基础上，适当选用或加入某些化瘀解毒药，对提高疗效是肯定的。当然，临床则应在基本方的基础上，根据辨证，随证加减，灵活治疗。

加味三才封髓丹

【药物组成】　熟地黄 10～30 g，西洋参、薏苡仁、白花蛇舌草、天冬各 10～20 g，黄柏、砂仁各 6～12 g，炙甘草 6～10 g，肉苁蓉 10～15 g，白芍 15～30 g。

加减：胁痛明显者，加川楝子、延胡索；肝脾大者，加炙鳖甲；有肝掌及蜘蛛痣者，加虎杖、丹参；合并腹水者，加大腹皮、泽泻。

【适用病症】　老年慢性乙型肝炎。

【用药方法】　每天 1 剂，水煎 2 次，分早、晚服。3 个月为 1 个疗程。1 个疗程结束后复查肝功能及乙肝抗原抗体 5 项，不愈者继续第 2 个疗程。基本痊愈后，原方配成散剂口服，每次服 6 g，每天 2 次。停止治疗后每 3 个月复查肝功能 1 次，随访 1 年。

【临床疗效】　此方治疗老年慢性乙型肝炎 58 例，治愈（主要症状消失，肝脾恢复正常大小或明显回缩，肝功能检查恢复正常，HBsAg 转阴，随访 1 年无异常改变）10 例，基本治愈（HBsAg 未能转阴，余同以上各项，随访半年无异常改变）18 例，好转（主要症状消失或明显减轻，但肝脾无明显回缩，肝功能检查正常或轻微异常）23 例，无效（主要症状未能好转，肝功能无改善，或病情加重甚至死亡）7 例，其中死亡 3 例。总有效率为 87.9%。

【病案举例】 袁某，男，65 岁。有乙型肝炎病史 4 年，曾先后 3 次住院，用干扰素、聚肌胞等西药迭治乏效。诊见：肝区隐痛，饥不欲食，倦怠乏力，形瘦神疲，头晕目涩，面色晦暗，腰膝酸软，便干尿黄，舌红、根部有少许白腻苔，脉弦细尺弱；肝脏剑突下 3 cm、质中等、光滑，脾能扪及，肝掌。肝功能检查：总胆红素 22.9 μmol/L，结合胆红素 10.1 μmol/L，麝香草酚浊度试验 16 U，谷丙转氨酶 948.52 nmol/（s·L），白蛋白 32 g/L，球蛋白 34 g/L；HBsAg 滴度 1∶128，HBsAg（+）、HBeAg（+）、HBcAb（+）。西医诊断：慢性活动性乙型肝炎。中医辨证：肝肾亏损，脾虚湿困，邪毒稽留。治宜滋水涵木，益气健脾，化湿解毒。方拟加味三才封髓丹。处方：西洋参、肉苁蓉、丹参、天冬各 10 g，黄柏 9 g，砂仁、炙甘草各 6 g，炙鳖甲 20 g，白芍、薏苡仁、白花蛇舌草、虎杖各 15 g。1 个疗程共服 70 余剂，胁痛腹胀消失，食欲增加，肝脾未能扪及。复查肝功能除麝香草酚浊度试验 9.1 U 外余项正常，白蛋白 36 g/L，球蛋白 34 g/L；HBsAg 滴度 1∶32。原方再续 1 个疗程，自觉症状消失，面有光泽，精神振作，肝功能恢复正常，白蛋白 42 g/L，球蛋白 30 g/L，HBsAg、HBeAg、HBcAb 均转阴，HBeAb 阳性。B 超检查肝脾不大，回声均匀。后予原方配成散剂再服 3 个月。停药后随访 1 年未复发。

【验方来源】 陈世钧. 加味三才封髓丹治疗老年慢性乙型肝炎 58 例 [J]. 新中医，1995（3）：48.

按：老年慢性乙型肝炎由于邪毒稽留，年老肾亏，病情缠绵，加之屡用温燥或苦寒之剂，最终导致肝肾阴亏，脾虚失运。加味三才封髓丹具有滋阴补肾、益气健脾之功。原方不是为治疗乙肝而设，但根据老年慢性乙型肝炎多以肝肾亏虚，气阴两伤为病理基础，对该方进行加味，用之于临床确能收到满意疗效。方中熟地黄、天冬滋阴补肾，养血柔肝；西洋参、炙甘草益气健脾；砂仁醒脾化湿；黄柏入肾坚阴；肉苁蓉补肾助阳，阳中求阴。加白芍敛阴柔肝，薏苡仁健脾渗湿，白花蛇舌草利湿解毒。诸药合用，共奏补肾柔肝、益气健脾、化湿解毒之功，使养阴不助湿，益气不留邪，祛邪不伤正。老年慢性乙型肝炎多病情迁延，久难向愈，治疗应从长计议，缓缓调理，切忌孟浪从事，慎用大寒大热、破气逐瘀之品，欲速则不达，反使病情加重。

黄芪芍药丹参汤

【药物组成】 黄芪、芍药、丹参各 30 g，当归、党参、茯苓、山药、黄精、泽泻、薏苡仁各 15 g，白术、红花、桃仁、柴胡各 10 g。

加减：黄疸深、湿热明显者，加茵陈、栀子、金钱草；瘀血重者，加大红花、桃仁、丹参、当归量；腹胀浮肿者，加大腹皮、白茅根、车前子；肝肾阴虚者，加生地黄、麦冬。

【适用病症】 慢性活动性乙型肝炎。

【用药方法】 每天 1 剂，水煎服。西药用维生素 C、肌苷、维生素 E 等保肝药物，对较重者加强支持疗法，输注血浆、白蛋白等。均以 3 个月为 1 个疗程。

【临床疗效】 参照 1990 年上海会议治愈标准，治疗 86 例，近期治愈 50 例，好转 28 例，无效 8 例。总有效率90.7%。

【病案举例】 王某，男，43 岁。因反复乏力，纳差，腹胀

5 年。病情加重半月入院。半月来全身乏力，食纳少，腹胀，便溏，尿略黄；颈、手臂部有数个蜘蛛痣，巩膜微黄，舌质淡有瘀斑、苔白；肝右肋下 1 cm，质中，脾肋下 2 cm。肝功能检查：血清胆红素 25 μmol/L，麝香草酚浊度 18 U，谷丙转氨酶 2 500.5 nmol/（s·L），谷草转氨酶 333.4 nmol/（s·L），血浆白蛋白 30 g/L，球蛋白 34 g/L；HBsAg、HBeAg、HBcAb、PHSAR、DNA-P 均为阳性。入院诊断为慢性活动性乙型肝炎。静脉滴注维生素 C、肌苷等，服用中药上方。10 天后症状减轻，1 个月后肝功能复查：血清胆红素、谷丙转氨酶及谷草转氨酶正常，白蛋白 32 g/L，球蛋白 31 g/L。2 个月后肝功能基本正常，脾脏回缩。3 个月后 HBeAg、PHSAR、DNA-P 转阴，HBsAg 仍为阳性。随访 1 年病情稳定，肝功能正常。

【验方来源】 马羽萍. 中药为主治疗慢性活动性肝炎 86 例 [J]. 陕西中医，1996，17（7）：293.

按： 慢性活动性乙型肝炎病程较长，病机复杂，脾虚血瘀为其主要病机。上方立足于健脾益气活血的原则。西医治疗目前强调要改善机体的免疫调节机能，促进肝脏损伤恢复。方中健脾益气的黄芪、党参、茯苓、白术能增强免疫功能，增快病灶的修复和肝细胞的再生，促进白蛋白的合成。黄芪中含有硒，黄精中含有锌，党参中含有锗，是肝细胞再生的必需微量元素。活血化瘀的丹参、红花、桃仁、赤芍等可抑制免疫和清除免疫复合物积聚及其损害，既能抑制淋巴 - 吞噬细胞系统的慢性炎症反应而降低球蛋白，又能扩张血管，降低血液黏度，减少血流阻力，增加肝血流灌注，改善肝细胞缺氧状态，从而逐渐使肝脏变软回缩。

愈 肝 方

【药物组成】 黄芪、田基黄、鸡骨草各 30 g，丹参、白术、党参、柴胡各 15 g，三七、甘草各 10 g，薏苡仁 20 g。

【适用病症】 慢性活动性乙型肝炎。

【用药方法】 每天 1 剂，水煎服。同时加服维生素 B，不使用免疫制剂及其他药物。疗程为 3 个月。

【临床疗效】 此方治疗慢性活动性乙型肝炎 48 例，参照《病毒性肝炎防治方案（试行）》（北京出版社，1993．640）的疗效标准，基本治愈 32 例，有效 12 例，无效 4 例。表明愈肝方对临床症状具有明显改善作用。

【验方来源】 叶小汉．愈肝方治疗慢性活动性乙型肝炎 48 例临床观察 ［J］．新中医，1999，31（3）：40.

按：慢性活动性乙型肝炎属本虚标实证。本虚为脾虚，标实为肝胆脾胃湿热。往往两者相互并存，因此在治疗上应健脾益气，兼清利湿热。由于久患者络，反复发作多有气滞血瘀，故需加疏肝活血通络之品。选用黄芪、白术、党参、薏苡仁健脾益气，和胃祛湿；田基黄、鸡骨草清利湿热；丹参、三七活血化瘀；柴胡清肝疏肝兼引经；甘草调和诸药。综观全方扶正不留邪，清利不伤正，共奏补脾益气，清热利湿，活血疏肝之效。

柴芩夏枯草汤

【药物组成】 柴胡、黄芩、夏枯草各 10 g，黄芪、薏苡仁、虎杖、赤芍、白芍、生山楂各 30 g。

加减：气虚型者，加茯苓 15 g，炒扁豆、炒白术各 10 g；湿热型者，加茵陈 30 g，栀子 10 g，郁金、炒鸡内金各 15 g，金钱草 20 g；阴虚型者，加枸杞子、黄精各 12 g，石斛、麦冬、南沙参各 15 g；血瘀型者，加牡丹皮 12 g，丹参、炙鳖甲各 30 g；肝区痛明显者，加香附、延胡索各 10 g；齿鼻衄血者，加白茅根 30 g，旱莲草 15 g；抗原持续阳性者，加土茯苓、贯众各 15 g，木贼草 10 g；伴腹水者，加益母草、泽兰叶各 15 g。

【适用病症】　慢性活动性乙型肝炎。

【用药方法】　每天 1 剂，水煎服。

【临床疗效】　此方治疗慢性活动性乙型肝炎 110 例，显效（主症消失，肝功能正常，HBsAg 或 HBeAg 转阴者）37 例，好转（主症消失或明显改善，肝功能基本正常，抗原滴度比原来下降者）48 例，无效（症状、体征及实验室检查均无好转或加重者）25 例。总有效率 77.3%。

【病案举例】　王某，男，59 岁。患慢性肝炎 15 年。近 5 年来，肝功能反复异常，A/G 始终倒置，近期因纳差，。腹胀，身目尿黄加重，西医诊断为"慢活肝，肝硬化腹水"，经用保肝利尿西药效不著，由传染科转入中医肝炎门诊治疗。肝功能检查：麝香草酚浊度试验 10 U，硫酸锌浊度试验 18 U，谷丙转氨酶 1 066.88 nmol/（s·L），总胆红素 46.16 μmol/L，A/G 为 2.9/3.9，蛋白电泳 33.4%，甲胎蛋白 <20 μg/L，淋巴细胞转化试验（简称淋转）0.43；HBsAg（+）1∶64，HBeAg（+），HBcAb（+），HBc-IgM（+），HBV-DNA（+）。B 超肝区光点粗密不均，血管纹理欠清。腹部探及少量腹水声象，脾稍大。诊见：形体消瘦，面色晦暗，面部血缕密布，舌尖红无苔、舌体碎裂，肝掌，蜘蛛痣，纳少，腹胀撑心，肝区隐痛，五心烦热，头晕耳鸣，面部烘热，烦躁易怒，齿鼻衄血，腰酸乏力，巩膜皮肤黄染，下肢浮肿，尿黄少，脉细弦数。证属肝肾阴虚，气阴两伤，湿热夹瘀。方用柴芩夏枯草汤加茵陈、栀子、郁金、延胡索、泽兰叶、益母草等，共服 38 剂，诸症状减轻，腹水消失。复查肝功能：谷丙转氨酶及总胆红素均正常，麝香草酚浊度试验 12 U，硫酸锌浊度试验 18 U，A/G 为 3.0/3.2。继在原方基础上加益气养阴、化瘀解毒之品，药选南沙参、石斛、生地黄、牡丹皮、枸杞子、山药、炙鳖甲、炒鸡内金等，服药 90 余剂，肝功

能恢复正常，HBsAg（＋），HBeAg（－），HBeAb（＋），HBc-IgMAb（＋），B超观察肝区光点粗密，血管纹理欠清，未见腹水。属显效病例，以丸剂巩固疗效。

【验方来源】 庄克莹. 辨证治疗慢性活动性乙型肝炎110例［J］. 新中医，1995（8）：44.

按： 慢性活动性乙型肝炎病位虽在肝，但久病伤及脾肾、血络，导致脏腑虚损，气血阴阳失调，以致湿、热、瘀、毒等病理产物潴留体腔。慢性活动性乙型肝炎早期属于肝脾失调居多，而脾虚及湿热是关键。若治疗不当或病情迁延，则肝郁化火伤津；或湿郁化热，湿热留恋伤津；或湿热入络，血脉瘀阻。后期多出现肝肾阴虚及气滞血瘀证候，而且在病理上往往相互影响，故用柴芩夏枯草汤为主，并结合中医辨证及临床化验结果适当增损药物，收到了一定的疗效。浊度异常者，多选用益气健脾、养血柔肝等扶正药物，如黄芪、当归、白芍、太子参、枸杞子、山药、黄精、石斛等；对谷丙转氨酶及总胆红素增高者，多选用清热利湿解毒药，如垂盆草、夏枯草、茵陈、栀子等；若总胆红素及γ-GT持续不降者，再加郁金、炒鸡内金、金钱草、赤芍，而且剂量要大；有腹水者选用泽兰叶、益母草化瘀利水而不伤阴。对HBsAg持续阳性者不宜用大队清热解毒药，以免苦寒过量伤脾。在用药原则上，要做到养阴柔肝而不滋腻，行气化瘀而不伤血，清热利湿而不伤阴，处处照顾脾胃之气机，使湿去不留，注意养血活血而血不瘀滞。强调饮食、营养、药物、情绪、休息等综合调理，以促进气血的运行和正气的恢复。

扶正托毒清肝丸

【药物组成】 黄芪、党参、淫羊藿、巴戟天、灵芝、肉桂、升麻、葛根、柴胡、白花蛇舌草、露蜂房、紫草、赤芍、丹

参、薏苡仁、土茯苓、冬虫夏草。（原方无剂量）

【适用病症】　慢性乙型迁延性肝炎。

【用药方法】　上药研末，加蜂蜜炼制成丸，每次服 10 g，每天 3 次。3 个月为 1 个疗程。

【临床疗效】　上方治疗慢性乙型迁延性肝炎 49 例，治愈（自觉症状消除，肝功能正常，HBsAg、HBeAg、HBcAb 均转阴；或 HBsAb、HBeAb 转阳。随访 1 年无复发）17 例，显效（自觉症状消失，肝功能正常。HBeAg 转阴，或 HBeAb 转阳）13 例，有效（自觉症状基本消失，肝功能正常，但乙肝病毒标志物无明显变化）12 例，无效（自觉症状及各项指标均无明显变化）7 例。总有效率 85.7%。

【病案举例】　汪某，男，47 岁，因肝区隐痛、乏力就诊。4 年前患者体检时，两对半：HBsAg（+），HBeAg（+），HBcAb（+）。当时无任何症状，到县级医院中医药治疗半年仍为"大三阳"。后经常反复轻度转氨酶升高，因无明显自觉症状所以未引起足够重视而放松治疗。近月出现肝区隐痛，乏力，纳差，尿黄，舌质暗红、苔微黄、脉弦细。肝功能检查：HBsAg、HBeAg、HBcAb 为阳性；谷丙转氨酶 1 000.2 nmol/（s·L）证属肾气虚，清阳不升，湿热疫毒久稽不除，正虚邪恋。给扶正托毒清肝丸，每次服 10 g，每天 3 次。忌酒，低脂饮食，注意休息，调畅情志。每半月复查肝功能和两对半各 1 次。服药至一半月时谷丙转氨酶上升至 2 500.5 nmol/（s·L）。但患者自觉症状并未加重，细分析认为此刻正是"正胜抗邪"的时机，遂决定除丸药口服 1 次 10 g，每天 3 次不变外，同时加服甘寒解毒、甘淡利湿之汤药半月，复查肝功能恢复正常。停服汤剂仍以丸剂续服。3 个月后症状、体征消失，肝功能正常，两对半复查均为阴性。为巩固疗效续服 2 个月丸药，随访 1 年未见复发。

【验方来源】　陈长春. 扶正托毒清肝丸治疗慢性乙型迁延

型肝炎49例［J］.吉林中医药，2000，20（5）：21.

按：中医认为慢性乙型迁延型肝炎之病机可概括为"正虚邪恋"。正虚主要指脾肾气虚，清阳不升，邪恋主要指湿热疫毒久稽不除；由于正邪相争趋于缓和，呈相持状态，故谷丙转氨酶长期轻中度升高。此时，若不助正气使之与邪激烈交争，则正邪相持局面难以终止，应以健脾益肾为主，佐以助阳升阳通阳和甘寒解毒，托内蕴之毒邪外达。扶正托毒清肝丸即据此而设。方以黄芪、淫羊藿、巴戟天、冬虫夏草、灵芝补益脾肾，小剂量肉桂助肾阳，升麻、葛根升脾阳，柴胡升发少阳清阳，白花蛇舌草、露蜂房、升麻甘寒解毒，土茯苓、薏苡仁化湿毒。根据"久患者络""久病必瘀"的理论，再以赤芍、丹参、紫草人血分，活血行血以荡除血中之伏邪。

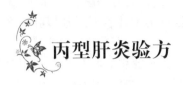

丙型肝炎验方

加味三参汤

【药物组成】　丹参、茵陈、板蓝根、白花蛇舌草各 30 g，黄芪、赤芍、茜草各 20 g，玄参、马鞭草、苦参、半枝莲、溪黄草、白术各 15 g，三七粉 10 g（吞服），柴胡 12 g，田基黄 18 g，甘草 9 g。

【适用病症】　丙型肝炎。

【用药方法】　每天 1 剂，水煎服。30 天为 1 个疗程，治疗 4 个疗程。治疗期间停用其他治疗肝炎的药物。

【临床疗效】　此方治疗丙型肝炎 360 例，近期临床治愈（肝功能正常，HCV 转阴，伴随症状和体征消失）245 例，显效（肝功能正常，HCV 转弱阳性，伴随症状体征消失）78 例，有效（主要症状与体征明显改善，各项肝功能指标恢复正常或接近正常，HCV 阳性）30 例，无效（检测指标及症状体征无改善或恶化者）7 例。总有效率 98%。

【验方来源】　李付春，朱翠玲，胡云霞. 加味三参汤治疗丙型病毒性肝炎临床报道 [J]. 河南中医，1997，17（2）：104.

按：中医学认为，丙型肝炎的病理基础是气阴两虚，病理关键是湿热疫毒、瘀血阻滞，故以黄芪、白术、玄参等健脾益气养阴固其本，增强调节免疫功能；以苦参、茵陈、板蓝根、田基黄、溪黄草、马鞭草、半枝莲、柴胡、白花蛇舌草清热利湿解毒，抑制、消除 HCV，抗炎，抑制体液免疫；以丹参、赤芍、茜草、郁金、三七等理气活血化瘀，促进组织修复，软化纤维组织，改善微循环。诸药共奏健脾扶正，益气养阴，解表祛湿，疏肝化瘀之功。不仅具有抗病毒作用，而且能够调节机体的免疫状态，修复肝组织病理损伤，具有整体治疗意义。

益 尔 肝 汤

【药物组成】　丹参、茯苓、女贞子、茵陈各 15 g，虎杖、败酱草各 30 g，柴胡、郁金、白术各 10 g，甘草 5 g。

【适用病症】　丙型肝炎。

【用药方法】　每天 1 剂，水煎 2 次，共取液 300 mL，早、晚各服 150 mL。部分病例辨证加减。15 天为 1 个疗程，每 2 周复查肝功能 1 次。

【临床疗效】　此方治疗丙型肝炎 40 例，显效（自觉症状消失，肝脾恢复正常或回缩，肝区无压痛或叩痛，肝功能正常，随访 6～12 个月稳定不变者）33 例，有效（自觉症状好转，肝脾恢复正常或回缩，肝功能明显好转但未至正常，随访 6～12 个月稳定不变者）7 例。

【验方来源】　俞文军. 益尔肝汤治疗丙型肝炎 40 例［J］. 新中医，1995（8）：46.

按：丙型肝炎临床症状、体征常较轻或不典型，而以单项谷丙转氨酶持续或反复升高为特点，且易于向慢性转化。如何迅速促使谷丙转氨酶恢复正常并保持稳定，阻断其慢性化进程是治疗丙型肝炎的关键。因此，在辨证结合辨病的基础上，借鉴治疗乙肝的经验，认为湿、毒、瘀、虚是丙型肝炎的主要病理因素，并据此自拟益尔肝汤治疗。方中茵陈味苦微寒，清热利湿，解毒降酶，能促进肝细胞再生，防止肝细胞坏死；虎杖、败酱草解毒化瘀，能显著降低血清谷丙转氨酶活性和减轻肝细胞脂肪变性，并抑制病毒繁殖；柴胡、丹参、郁金疏肝解郁，理气活血，改善肝脏微循环，抑制肝组织纤维增生；女贞子补肝肾阴，能减轻线粒体和内质网变性，并加强肝脏解毒，为平稳降酶要药；茯苓、白术健脾益胃，能提高体液免疫功能，减轻肝细胞肿胀和气球样变；甘草清热解毒，调和诸药，能使血谷丙转氨酶活力明显下降。总之，全方祛邪与扶正并施，祛邪而不伤正，补虚而不滞邪，开郁而不热，化瘀而不猛，刚柔相济，相得益彰。故湿除毒解，瘀血可消，脾气健运，邪去正安，则病自愈。

健 肝 宁

【药物组成】 葛根、北沙参、田基黄各 30 g，茯苓、板蓝根各 15 g，柴胡、藿香、露蜂房各 10 g，青皮 9 g。

【适用病症】 慢性丙型肝炎。

【用药方法】 每天 1 剂，加水 600 mL，煎至 200 mL，取液口服，每天 2 次。1 个月为 1 个疗程。

【临床疗效】 此方治疗慢性丙型肝炎 23 例，按照 1990 年 5 月全国病毒性肝炎会议制定的疗效标准，临床治愈 5 例，显效 7 例，好转 5 例，无效 6 例。

【病案举例】 高某，男，48 岁。患者于 6 月患消化道出血，输血后 2 个月出现恶心呕吐，HBsAg、HBeAg、HBcAb、HCV 均阳性，先后 2 次住院。求诊前肝功能：谷丙转氨酶 >3 334 nmol/（s·L），肝区隐痛，胸腹痞胀，矢气则舒，神疲乏力，小便黄，大便干结。诊见：舌质淡红、苔薄白，脉弦缓。服健肝宁 20 天后复查，谷丙转氨酶正常，肝病除，腹胀消，睡眠多梦。连续服药 1 年余追访，复查 2 次，HCV 均属阴性。

【验方来源】 虢孟瑜. 健肝宁治疗慢性丙型肝炎 23 例疗

效观察 [J]. 湖北中医杂志，1996，12（4）：19.

按：慢性丙型肝炎多以脾虚为主，肝郁次之。故治疗用健脾益气的北沙参、茯苓等药；配葛根升提脾气；藿香醒脾和胃；柴胡、青皮疏肝理气；田基黄、露蜂房清热解毒。诸药共奏益气扶正，健脾疏肝，化浊降酶之效。用健肝宁治疗丙型、乙型复合型肝炎 2 例，HCV 转阴，而 HBsAg、HBeAg 阳性未转阴，疗效之异可认为健肝宁对改善丙型肝炎的病理变化有作用，其机制有待研究。

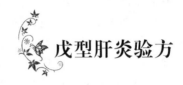

戊型肝炎验方

清肝活血汤

【药物组成】 茵陈、金钱草、赤芍各 30 g，板蓝根、丹参、苦参各 20 g，虎杖、茯苓各 15 g，白术 10 g，鸡内金 8 g，车前子（包）12 g。

加减：兼有腹胀者，加枳实；胁肋疼痛者，加川楝子、郁金；大便干结者，加大黄（后下）；恶心呕吐者，加制半夏；皮肤瘙痒、大便呈灰白色者，加参三七粉（分冲）、当归、防风。

【适用病症】 戊型肝炎。

【用药方法】 每天 1 剂，水煎 2 次，每次取液 200 ~ 250 mL，早、晚温服。辅助治疗：复方益肝灵 4 片，每天 3 次；施尔康 1 片，每天 1 次；恶心、呕吐等消化道症状明显者，临时予静脉补液（葡萄糖注射液、维生素和电解质）。

【临床疗效】 此方治疗戊型肝炎 48 例，治愈（自觉症状及体征消失，肝功能恢复正常）42 例，好转（自觉症状消失或明显好转，体征改善，肝功能接近正常）4 例，无效（症状、体征及肝功能均无好转或加重，改用它法治疗者）2 例。总有效率为 95.8%。

【病案举例】 刘某，男，43 岁，农民。乏力、纳差、恶心厌油伴尿黄 5 天，发热 3 天。诊见：巩膜及皮肤中等度黄染、色鲜明，舌红绛、苔黄腻，脉弦数；肝肋下 2 cm，剑突下 3 cm，质Ⅰ度，肝区叩击痛（+）；脾肋下 1.5 cm，质Ⅰ度，墨菲氏征

（＋）。肝功能检查：总胆红素 83.1 μpmol/L，直接胆红素 38.6 μmol/L；谷丙转氨酶 7 434.82nmol/（s·L）；谷草转氨酶 2 750.55 nmol/（s·L）；HEV 阳性，HCV 阳性。B 超报告：肝内光点增粗，胆囊炎性改变。西医诊断：急性病毒性黄疸型肝炎（戊丙混合型）。中医诊断：黄疸（阳黄，肝胆湿热型）。予以清肝活血汤治疗。2 周后复诊：乏力纳差明显好转，食欲正常，尿黄转淡，皮肤巩膜黄染消退，肝区叩击痛（－），墨菲氏征（±），舌偏红、苔黄稍腻，脉弦。肝功能报告：总胆红素 23.8 μpmol/L，谷丙转氨酶 1 000.2 nmol/（s·L），余均正常。效不更方，原方继服。至 1 周后，自觉症状消失，肝功能正常。B 超报告：肝内光点稍增粗。病愈出院。随访 6 个月，无明显不适，肝功能持续正常，已从事体力劳动 4 月余。

【验方来源】 韩金水. 清肝活血汤治疗戊型肝炎 48 例［J］. 江苏中医，1998，19（3）：24.

按：戊型肝炎是经粪-口传播的急性消化道传染病，属中医学黄疸、胁痛范畴。病理因素为湿、热、瘀，临床以上腹饱胀、恶心呕吐、尿黄、发热、四肢乏力、皮肤巩膜黄染和肝功能异常为主要表现。部分患者见胁肋疼痛、全身瘙痒和灰色大便。治疗应取清热利湿，活血运脾。清肝活血汤中茵陈、苦参、金钱草、板蓝根、虎杖清利肝胆湿热；茯苓、白术、鸡内金健脾助运；车前子淡渗利湿，使湿热能从小便排出；赤芍、丹参活血柔肝。全方共奏清热利湿、活血健脾之功效。从现代药理角度分析本方，具有抗病毒、消炎利胆、改善肝脏血液循环和促进消化之功效，故在消除临床症状、体征及肝功能复常方面效果显著。戊型肝炎虽多属自限性疾病，但易与 HBsAg 阳性和其他肝炎发生重叠感染。一旦发生，临床症状显著加重，肝功能损害明显。重者可发生急性或亚急性肝衰竭。临床观察显示，清肝活血汤能缩短戊型肝炎病程，对防止重叠感染后肝衰竭的发生效果显著。

茵陈四苓汤

【药物组成】　茵陈、大黄、茯苓、泽泻、鸡内金、郁金、金钱草、车前子、苦参、薏苡仁、白花蛇舌草、黄连。（原方无剂量）

【适用病症】　戊型肝炎。

【用药方法】　上方随症加减，每天1剂，水煎服。

【临床疗效】　此方治疗戊型肝炎38例，临床治愈（自觉症状消失，肝功能各项指标恢复正常，B超检查肝脾回缩至正常）23例，好转（自觉症状基本消失，肝功能改善或稳定）14例，无效（症状略好转，肝功能无明显改善，B超示肝脾无回缩）1例。总有效率为97.4%。

【验方来源】　旦开蓉. 茵陈四苓汤治疗戊型病毒性肝炎38例 [J]. 上海中医药杂志，1996（10）：15.

按：戊型肝炎呈急性起病，包括急性黄疸型和急性无黄疸型，其临床表现及肝功能变化与甲肝相似。多由感受外邪，湿热之邪交蒸于肝胆，不能泄越，肝失疏泄而致。本病病变主要在肝，茵陈四苓汤重用茵陈为君药，其性苦微寒，善清利肝胆湿热而退黄；大黄既清化湿热，又泄热逐瘀，使湿热从大便而去；四苓汤渗湿利水，使湿邪有所出路，故能收到满意效果。

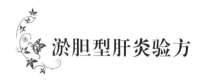

淤胆型肝炎验方

赤芍茵蓟汤

【药物组成】　赤芍 30~50 g，茵陈 30 g，小蓟 10 g，大黄（后下）5~10 g，山楂 15 g。

【适用病症】　淤胆型肝炎。

【用药方法】　每天 1 剂，水煎 2 次，共取液约 300 mL，分早、中、晚 3 次口服。20 天为 1 个疗程。

【临床疗效】　此方治疗淤胆型肝炎 48 例，痊愈（临床症状消失，黄疸完全消退，黄疸指数恢复正常）33 例，好转（临床症状消失、黄疸明显减退，胆红素在 25 μmol/L 以内）12 例，无效（3 个疗程以内临床症状及胆红素居高不下或主症减轻但易反复者）3 例。

【病案举例】　某男，25 岁。患者因持续黄疸 15 天在某医院诊断为淤胆型肝炎，经治疗 20 余天无好转。诊见：患者周身黄染，伴瘙痒，小便黄赤，大便稀黏色浅，舌红、舌下静脉紫暗，脉弦；腹软，肋下可触及肿大的肝脾。肝功能检查：总胆红素 276 μmol/L，谷丙转氨酶 1 250.25 nmol/（s·L）。诊断同前，证属瘀热阻滞胆络，治需大剂凉血活血，予上方赤芍改为 50 g，每天 1 剂。治疗 20 天，黄疸消失，总胆红素及谷丙转氨酶均恢复正常，B 超示肝脾无异常。随访半年无复发。

【验方来源】　宋克诚. 赤芍茵蓟汤治疗淤胆型肝炎 48 例 [J]. 山东中医杂志，2000，19（11）：663.

按：《伤寒论》中指出："瘀热在里，身必发黄。"淤胆型肝炎表现为长期黄疸，肝脾大，舌下静脉紫暗。该病属血分瘀热阻于肝胆之候，所以治疗重用赤芍凉血活血，辅以茵陈清热利湿退黄，大黄、小蓟凉血活血，通利二便，从而加速黄疸消退。

凉血化瘀解毒汤

【药物组成】 赤芍 40 g，郁金、虎杖、平地木各 20 g，姜黄 10 g，茵陈、金钱草、板蓝根、白花蛇舌草、麦芽各 30 g，陈皮 15 g。

加减：湿重者，加苍术、佩兰、藿梗；兼有表证或皮肤瘙痒者，加浮萍、防风；纳少加谷芽、鸡内金、神曲；腹胀便秘者，加厚朴、大黄；谷丙转氨酶持续不降者，加垂盆草、鸡骨草、败酱草；气虚乏力者，加白术、茯苓、扁豆、山药。

【适用病症】 淤胆型肝炎。

【用药方法】 每天 1 剂，水煎 2 次，共取液 300 mL，早、晚分服。半个月为 1 个疗程。

【临床疗效】 此方治疗淤胆型肝炎 40 例，除 4 例总胆红素降至 85.5 μmol/L 时未能坚持服药改用他法治疗外，其余 36 例经治疗后总胆红素、谷丙转氨酶等降至正常。恢复正常天数最短 15 天，最长 3 个月，平均 30 天。

【病案举例】 宋某，男，46 岁，农民。患者 30 天前畏寒发热，继则纳减脘痞，恶心欲吐，全身乏力，巩膜皮肤黄染。肝功能检查：谷丙转氨酶大于 6 668 nmol/（s·L），总胆红素 54.6 μmol/L。诊断为急性黄疸型肝炎，经西药护肝治疗 20 多天，症状未见好转，黄疸反加深乃求助于中医。诊见：目黄身黄，其色晦暗，面色灰滞，皮肤瘙痒，右胁隐痛，食少纳呆，厌恶油腻，小便深黄，舌质暗红、边有瘀点、苔黄中腻，脉濡微数；肝右肋下 2 cm，剑突下 3.5 cm，质中有触痛，脾左肋下 1 cm。肝功能检查：谷丙转氨酶 3 334 nmol/（s·L），总胆红素 296 μmol/L，总蛋白 80 g/L，白蛋白 38 g/L。B 超示：淤胆型肝炎，脾肿大。辨证为肝络瘀阻，湿热蕴结肝胆。治拟凉血化瘀清利湿热，用基本方加浮萍 6 g，防风 10 g。服完 15 剂后精神转佳，黄疸有所减退，身痒已除。触诊：肝右肋下 0.5 cm、质软，脾左肋下未触及。拟原方去浮萍、防风，加白术 20 g，茯苓 15 g，垂盆草 30 g，续服 15 剂。尽剂后，黄疸肉眼已不显，诸症状消失。复查肝功能：谷丙转氨酶 933.52 nmol/（s·L），总胆红素 19 μmol/L，总蛋白 73 g/L，白蛋白 41 g/L。用二诊方续服 10 剂。此后多次随访，复查肝功能各项指标均正常。

【验方来源】 胡俊贤. 凉血化瘀解毒汤治疗瘀胆型肝炎 40 例 [J]. 陕西中医，1998，19（7）：297.

按：本病由于瘀热互结于肝胆，胆汁不循常道而流入血液，外溢体表而发黄。可发生于急性肝炎之初，也可发生于急性肝炎数周之后。现代医学认为高胆红素不尽快消除，胆汁滞留过长会导致肝细胞水肿、坏死和肝小叶内反应性炎症，引起纤维组织增生，进而引起肝硬化，故退黄是当务之急。临床实践证明，瘀热互结是本病的基本病因病机，据此凉血化瘀解毒，清利湿热为其治法，故用凉血化瘀解毒汤治疗本病。方中赤芍、郁金、平地木、虎杖凉血化瘀通达肝络，疏泄肝之余气，胆汁得以下泄，尤以重用赤芍、郁金退黄有奇效，能改善血液循环，增加肝脏血流量，有利于黄疸的消退及肝脏病变的修复；姜黄为血中气药，善治胸胁疼痛；板蓝根、白花蛇舌草、垂盆草清热解毒降酶；茵陈、金钱草利湿退黄，能促进胆汁分泌，松弛胆道平滑肌，增加胆红素的排出，有较好的利胆退黄之功；重用陈皮理气消胀，除痞和中；生麦芽助运降酶，顾护脾胃。诸药相合，重在活血化瘀凉血解毒。有些患者肝脾肿大，白球蛋白比例失调，服用本方后随黄疸消退，肝脾随之缩小，白球蛋白比例恢复正常。

本方活血化瘀之力较强，对于年老体弱者慎用，妇女月经期、妊娠期忌用。

活血化痰汤

【药物组成】　赤芍 60 g，郁金、茵陈、丹参各 30 g，桃仁、法半夏各 10 g。

加减：兼脾虚湿阻者，加黄芪、白术、陈皮；大便秘结者，加大黄；胸闷呕恶者，加藿香、佩兰、瓜蒌壳；湿热偏盛者，加金钱草、黄柏；瘀象明显者，加三棱、莪术、炮穿山甲（代）。

【适用病症】　淤胆型肝炎。

【用药方法】　每天 1 剂，水煎 3 次，分早、午、晚服。另冲服黛矾散 3 g，每天 3 次。2 个月为 1 个疗程。

【临床疗效】　此方治疗淤胆型肝炎 32 例，痊愈（黄疸消退，症状消失，血清总胆红素恢复正常）22 例，有效（症状好转，总胆红素下降或接近正常）4 例，无效（未达到有效标准）6 例。

【验方来源】　李平，刘昌顺，韦怡. 活血化痰法治疗瘀胆型肝炎 32 例 [J]. 湖北中医杂志，1997，19（4）：30.

按：淤胆型肝炎所发黄疸持续时间长，其病因病理与肝脏炎症、坏死、微循环障碍、胆红素代谢异常、肝内胆汁瘀积、胆管通道不畅等因素有关，属中医黄疸范畴。是湿热久郁化痰，胶着不解，入宿血分，痰瘀交结阻于脉络所致。此黄既非湿热蕴阻于肝胆之阳黄，亦非脾肾阳虚寒湿浸淫之阴黄，因而采取常用的清热利湿或温化寒湿的退黄法难以奏效。中药活血化痰的关键是疏解痰瘀交结状态，以通为用。正如关幼波所说："治黄先治血，血行黄自却；治黄须化痰，痰化黄易散。"方中重用赤芍，入肝胆经，走血分，清肝利胆，缓解胆道平滑肌痉挛，疏通胆汁淤积；郁金药性轻扬，利胆散瘀以加强赤芍功效；丹参、桃仁活血化瘀，可改善肝脏微循环；法半夏、白矾化解顽痰，除湿散结，痰化而瘀无所附；青黛入肝经，茵陈退余邪。诸药合用，使痰消瘀去黄退。临床验证表明，使用活血化痰治疗的淤胆型肝炎的总胆红素逐步下降，退黄最短 21 天，最长半年，表明活血化痰药具有减轻肝胆炎症反应，改善微循环障碍和疏通胆汁淤积的作用。

凉血活血汤

【药物组成】　赤芍 30 ~ 60 g，茵陈 30 g，紫草、牡丹皮、金钱草、苦参、丹参各 15 g，生地黄、地肤子各 10 g。

加减：大便干结者，加大黄（后下）10 g；皮肤瘙痒甚者，加白鲜皮、浮萍各 10 g，薄荷 6 g；恶心呕吐者，加旋覆花、姜半夏各 10 g；湿邪偏重者，加苍术 15 g，藿香、佩兰各 10 g。

【适用病症】　淤胆型肝炎。

【用药方法】　每天 1 剂，水煎服。结合肌苷、门冬氨酸钾镁、维生素 C 护肝治疗。

【临床疗效】　此方治疗淤胆型肝炎 56 例，经过 4 ~ 12 周治疗，治愈（自觉症状消失，肝功能恢复正常，但乙肝患者 HB-sAg 仍阳性）30 例，显效（自觉症状消失 2/3 以上，肝功能检查轻微异常，总胆红素小于 34.2 μmol/L）12 例，好转（自觉症状好转在 1/2 以上，肝功能检查较原值下降 1/2 以上）8 例，无效（自觉症状、肝功能检查改善不明显）6 例。

【验方来源】　汪建明. 凉血活血法治疗淤胆型肝炎 56 例[J]. 浙江中医杂志，1997（2）：59.

按：淤胆型肝炎预后良好，但若胆汁长期淤滞，可导致肝细胞水肿、坏死，肝功能衰竭。中医认为乃因湿热之邪不解，入于血分，阻滞百脉，瘀热互结，逼迫胆液外溢而发黄，治疗上宜凉血活血。方中赤芍善清血分之热，凉血活血，需重用；丹参、牡丹皮、生地黄、紫草加强凉血活血作用；茵陈、金钱草、苦参清热化湿、利胆退黄。诸药共奏凉血活血，兼清湿热之功，收效甚佳。

虎 杖 饮

【药物组成】　虎杖 30～50 g，马鞭草 30～60 g，丹参 20～30 g，香橼皮、炮穿山甲（代）、香附各 10～15 g，茯苓 15～20 g。

加减：热偏甚者，加龙胆草、茵陈；湿偏甚者，加薏苡仁、草豆蔻；脾气虚者，加党参、白术；阴血虚者，加白芍、黄精。

【适用病症】　淤胆型肝炎。

【用药方法】　每天 1 剂，水煎 2 次，分早、晚服。

【临床疗效】　此方治疗淤胆型肝炎 30 例，痊愈（黄疸消退，自觉症状消失，肝功能正常）18 例，好转（黄疸消退，自觉症状基本消失或消失，肝功能谷丙转氨酶正常，但其他慢性指标偏高）10 例，无效 2 例（合并酒精性肝硬化）。

【病案举例】　黄某，男，18 岁，大学生。发病 1 个月，开始发病时有发热，全身皮肤黄染，胁肋隐痛，精神疲乏，泛恶纳呆，口服激素后上消化道大出血，经抢救化险为夷。尔后黄疸益深，极度疲乏，胁肋胀痛，头昏心悸，纳呆腹胀，小便短赤。诊见：中度贫血貌，全身皮肤深度黄染，形体消瘦，肝肋下 2 指，压痛，舌质淡、苔薄黄，脉细弦。肝功能检查：总胆红素 198 μmol/L，结合胆红素 80 μmol/L，谷丙转氨酶 1 130 nmol/（s·L），B 超示毛细胆管炎。证属湿郁热伏，络阻脾困。治拟清热利湿，化瘀通络运脾。处方：虎杖 30 g，马鞭草 25 g，丹参 20 g，茯苓 15 g，香橼皮 12 g，草豆蔻、白术各 10 g，甘草 6 g。每天 1 剂。另取陆英 60 g，茵陈 80 g，瘦肉 100 g，煎水代茶，每天 1 剂。3 剂后有食欲，小便长。守方加炮穿山甲（代）、香附各 10 g，谷芽 20 g。服 10 剂后诸症状渐缓；服 20 剂后黄疸、自觉症状基本消失，精神转佳，食欲大增。次月复查肝功能各项指标恢复正常，B 超显示肝血管网络清晰，拟益气养血健脾善后。

【验方来源】　梁建萍. 虎杖饮治淤胆型肝炎 30 例［J］. 江西中医药，1996，27（5）：26.

按：淤胆型肝炎，多因急性过程大剂苦寒或清热太过损伤脾阳，以致湿热交结缠绵羁留，瘀热入于血分，阻滞血脉，逼迫胆汁外溢侵渍肌肤。或蕴湿郁热，煎熬凝炼为痰，胶固黏滞，痰阻血络，脉道不通，黄疸难以消退。痰瘀交笃是淤胆型肝炎的主要病机。虎杖饮中虎杖、马鞭草、丹参、炮穿山甲（代）化瘀通络退黄；茯苓、香橼皮、香附气清味苦，理气宽中，健脾化痰。全方用量较重，力大功专，使瘀去而黄退，气顺则痰消，痰瘀同治，诸症告愈。经临床证实，确有良效。

赤芍郁金丹参汤

【药物组成】　赤芍 40 g，郁金、丹参各 20 g，茵陈、金钱草、蒲公英、麦芽各 30 g，秦艽 12 g，柴胡、大黄（后下）各 10 g。

加减：湿热重者，加栀子、黄芩各 10 g；有呕吐者，加姜半夏、竹茹各 10 g；胃脘胀满者，加莱菔子 12 g，陈皮 10 g；皮肤瘙痒者，加地肤子、浮萍各 12 g；大便稀、每天 3 次以上者，易大黄为熟大黄 6 g；气虚乏力明显者，去大黄，加白术、茯苓各 12 g；谷丙转氨酶持续不降者，加垂盆草、鸡骨草各 20 g。

【适用病症】 淤胆型肝炎。

【用药方法】 每天 1 剂，水煎 2 次，分早、晚服。配合西药门冬氨酸钾镁注射液 30 mL，加入 10% 葡萄糖 500 mL 静脉滴注，每天 1 次；苯巴比妥每次 30 mg，每天 3 次口服。以 4 周为 1 个疗程，部分患者治疗 2～3 个疗程。治疗期间，每 2 周复查肝功能 1 次。

【临床疗效】 此方治疗淤胆型肝炎 38 例，显效（临床症状消失，谷丙转氨酶正常，总胆红素 <17.1 μmol/L）20 例，有效（症状好转，谷丙转氨酶正常或接近正常，总胆红素较原值下降 >50%）15 例，无效（治疗前后症状及谷丙转氨酶、总胆红素无明显变化）3 例。总有效率 92.1%。

【验方来源】 刘常世. 中西医结合治疗淤胆型肝炎 38 例 [J]. 新中医，1999，31（12）：37.

按：湿热壅盛、瘀热互结是淤胆型肝炎病机的关键。治疗采用凉血活血化瘀，清热利湿解毒，健脾疏肝利胆之法。药用赤芍、丹参凉血活血化瘀；柴胡、郁金疏肝理气，通达肝络，尤以重用赤芍、郁金退黄奇效；大黄活血通经，荡涤瘀热或湿热，利胆退黄；蒲公英、茵陈、金钱草清热解毒，利湿退黄；秦艽除湿通络，为退黄佳品；重用麦芽助运降酶，顾护脾胃。诸药合用，使肝气疏泄，脾气健运，湿热得清，瘀热得除，黄疸消退。现代药理研究表明，清热解毒、凉血活血中药具有调节免疫、抑制病毒、消除内毒素血症、扩张毛细胆管、改善微循环、促进肝功能恢复等作用，用于治疗淤胆型肝炎高胆红素血症能取得良好的疗效。同时配合疗效肯定的西药门冬氨酸钾镁和苯巴比妥，两者相辅相成，加强退黄降酶效果。

虎杖麦芽汤

【药物组成】 虎杖、麦芽、茵陈各 30 g，赤芍、丹参各 24 g，黄芩、姜半夏各 9 g。

加减：湿重者，加车前子；热重者，加焦栀子、生大黄；皮肤瘙痒者，加苦参、地肤子。

【适用病症】 慢性淤胆型肝炎。

【用药方法】 每天 1 剂，水煎服。30 天为 1 个疗程。有效者可继续服本方治疗。

【临床疗效】 此方治疗慢性淤胆型肝炎 30 例，1 个疗程后，有效（黄疸消退，肝功能恢复正常）27 例，无效（黄疸无变化或病情加重）3 例。总有效率为 90%。有效者血清总胆红素降至正常（<17.1 μmol/L），所需时间为 9.1±1.4 天。

【验方来源】 赵锦锦，应豪.虎杖麦芽汤治疗慢性淤胆型肝炎 30 例 [J].浙江中医杂志，1997（9）：423.

按：慢性淤胆型肝炎是由慢性肝病发展而成的黄疸肝炎，治疗不当易引起出血、感染或导致重型肝炎。多为湿热血瘀夹杂之证，故治疗应以清热利湿、活血化瘀为主，兼顾调和肝胃。本方用虎杖清热利湿兼能通腑，茵陈清利肝胆又善利小便，黄芩清热利胆，三药配合使湿热从二便速去，均为退黄要药；重用麦芽，是近代名医张锡纯治黄独特经验，意在升发肝气，通利肝胆，一与姜半夏同用，一升一降，则能安中护胃；更用赤芍、丹参活血化瘀、软缩肝脾、消癥散结。诸药配合，共奏良效。

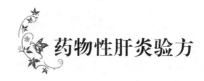

药物性肝炎验方

加味脱敏煎

【药物组成】　银柴胡、五味子、乌梅各 15 g，防风、赤芍、生地黄、牡丹皮、蝉蜕、白鲜皮各 10 g，丹参、垂盆草各30 g。

加减：便秘者，加大黄；发热者，加生石膏；黄疸明显者，加茵陈、金钱草。

【适用病症】　药物过敏性肝炎。

【用药方法】　每天 1 剂，水煎 2 次，分早、晚服。30 天为1 个疗程。不愈续治，最多服 2 个疗程。

【临床疗效】　此方治疗药物过敏性肝炎 32 例，治愈（自觉症状、体征消失，肝功能恢复正常，随访半年未发）28 例，其中 1 个疗程治愈 22 例，2 个疗程治愈 6 例；好转（自觉症状、体征好转，谷丙转氨酶较原值下降 70% 以上）3 例，无效（自觉症状、体征、肝功能均无好转）1 例。总有效率为 96.9%。

【病案举例】　李某某，女，35 岁，农民。20 多天前曾因感冒而自服阿莫西林胶囊 3 天，7 天后出现皮疹。诊见：发热、乏力、纳呆，上腹胀闷，小便黄，舌质红、苔黄腻，脉弦数；巩膜轻度黄染，躯干四肢泛发性、充血性斑丘疹，瘙痒剧烈。血白细胞 7.4×10^9/L。肝功能检查：嗜酸粒细胞 0.15；谷丙转氨酶3 000.6 nmol/（s·L），血清总胆红素 31 μmol/L。HBsAg 阴性。既往无肝炎史。诊断为药物过敏性肝炎。治予基本方加生石膏、

164

茵陈、金钱草各 30 g。服药 10 剂，发热、皮疹消退，前方去生石膏。续服 10 剂后，黄疸消退，胃纳正常，原方去金钱草。再服 10 剂后，诸症状悉除，复查肝功能正常，随访半年未发。

【验方来源】 茅国荣. 加味脱敏煎治疗药物过敏性肝炎 32 例 [J]. 浙江中医杂志，2000 (12)：518.

按：药物过敏性肝炎属于药物性肝炎的一种，临床表现以皮疹、肝功能异常为主，西药仅能对症治疗。从中医角度分析，本病属于禀赋不耐，药毒内侵，导致风热邪毒外郁肌表，湿热邪毒蕴结肝胆。治法除常规辨证施治外，考虑重点使用具有抗过敏作用的中药。脱敏煎为全国名老中医祝湛予教授经验方，对多种过敏性疾病有独特疗效。方中银柴胡性味甘寒，凉血清热；乌梅、五味子酸甘育阴；防风疏风透表，使邪从表出。四药合用，敛中有疏，凉血不滞，入肝经而达肌表。再加赤芍、丹参、牡丹皮、生地黄凉血活血，祛瘀生新，使血行风自灭；蝉蜕、白鲜皮祛风止痒；垂盆草清热解毒。诸药合用，突出抗过敏作用，而兼顾补肝养肝，活血生新。临床验证，疗效确切，复发率低。相对于西药治疗，其远期疗效更为理想。

贯蚤解毒汤

【药物组成】 贯众、蚤休（七叶一枝花）各 30 g，白花蛇舌草 20 g，连翘、黄芪、五味子各 15 g，龙胆草 6 g，柴胡、苍术、木香各 10 g。

加减：谷丙转氨酶持续不降者，加升麻 20 g；黄疸不退者，加赤芍 18 g；肝或脾肿大者，加炮穿山甲（代）9 g；厌油、纳差者，加砂仁、法半夏各 9 g。

【适用病症】 药物性肝炎。

【用药方法】 每天 1 剂，水煎 2 次，分早、晚服。7~14

天为 1 个疗程。开始治疗的几天，可适当辅用维生素 C、维生素 B$_1$。

【临床疗效】 此方治疗药物性肝炎 42 例，痊愈（症状、体征消失，肝功能正常）22 例，显效（症状、体征消失，肝功能基本正常）14 例，好转（症状、体征改善，肝功能酶学指标下降）5 例，无效（抗肿瘤药损害机体，难以耐受中药）1 例。总有效率 97.2%。疗程多在 7~10 天，最短 3 天。

【病案举例】 翟某，男，26 岁。1991 年 1 月 28 日被某省级医院确诊为急性淋巴细胞白血病。住院行 VAP 方案（长春新碱、门冬酰胺酶、泼尼松）及鞘内注射甲氨蝶呤加地塞米松共 2 个月，达到临床完全缓解。同年 4 月 30 日，再入院常规强化治疗，方案同上，用药 1 周，出现纳呆，恶心，呕吐，目睛黄染，极度疲惫。肝功能检查：谷丙转氨酶 4 167.5 nmol/（s·L），总胆红素 342 μmol/L，麝香草酚浊度试验（++），A/G 平值。停用化疗药，以 10% 葡萄糖注射液 500 mL 加强力宁 80 mL 静脉滴注共 5 天，未见好转，请中医会诊。取基本方加升麻 20 g，法半夏 9 g，垂盆草 15 g。服 7 剂后，症状消失，复查肝功能正常。以后该患者每因化疗损害肝功能出现上述症状及肝功能异常，上方稍事加减即见效。

【验方来源】 哈锦有，曹会波，宇世刚. 贯蚤解毒汤为主治疗药物性肝炎 42 例 [J]. 陕西中医，1996，17（7）：296.

按：药物性肝炎是因使用有损肝脏药物造成的一种类似甲型肝炎的疾病，属中医"药物毒"范畴。肝属风木，内奇相火，主藏血、疏泄，性善条达，禀赋不耐（特异体质）；外中药毒，气火失调，相火妄动，横逆脾土，湿浊内生，火湿相济，湿热熏蒸肝胆，胆汁外溢发为黄疸。其病机特点是风、火、湿毒，内窜外扰。治当疏肝利胆，泻火解毒，选用贯蚤解毒汤清解毒邪，使其排出体外。方中贯众、蚤休、白花蛇舌草清热解毒；龙胆草清肝火、泄湿热；黄芪、五味子、苍术、木香益气健脾、利湿和胃，"见肝之病，知肝传脾，当先实脾"之意；连翘、柴胡疏肝祛风、通络散结。诸药合用可使毒邪去，肝胆疏泄有权，胆汁归循常道，脾胃运化正常，收效虽捷，理在其中。肝功能异常，维生素代谢障碍，故可适当补充维生素 C、维生素 B_1。据现代药理研究，贯蚤解毒汤中多数药物具有保护肝细胞促其再生、降低转氨酶、使肝功能恢复正常或调节机体免疫功能的作用。

肝硬化与肝硬化腹水验方

绞 银 汤

【药物组成】 绞股蓝、丹参各 30 g，银杏叶 6 g，鸡内金、白芍、白术、桑寄生各 15 g，土茯苓 20 g，郁金 12 g，枳壳 10 g。

加减：湿热明显者，加泽泻、猪苓、虎杖；脾虚较甚者，加参须、砂仁；腹胀明显者，加马鞭草、大腹皮、蜣螂虫；胁痛较剧者，加炮穿山甲（代）、八月札；阴虚明显者，加生地黄、沙参；阳虚、下肢肿甚者，加淫羊藿、巴戟天；腹水较著者，加楮实子、益母草（60~120 g）；消化道出血者，加三七、熟大黄、白及、仙鹤草。

【适用病症】 肝炎后肝硬化。

【用药方法】 每天 1 剂，水煎 2 次，分早、晚服。3 个月为 1 个疗程，一般 2 个疗程。出血量多、危及生命者，中西医结合综合处理；有昏迷倾向者，加清开灵、牛黄解毒丸、安脑丸；大量腹水者，配西药利尿剂。病情稳定后，以基本方加紫河车、炮穿山甲（代）、三七等，研末制丸，每次服 3~4 g，每天服 3 次，连服 3 个月。或单以绞股蓝煎汤频饮，每天 50~80 g，连用 3 个月。或以绞股蓝煎汤送服丸药。

【临床疗效】 此方治疗肝炎后肝硬化 45 例，显效（临床症状消失，腹水消除，肝功能正常）23 例，有效（临床症状明显改善，腹水减少，各种检查有不同程度好转）19 例，无效

（主要症状改善不显著，病情无好转甚至恶化，体检与理化检查无改善）3例。总有效率93.3%。

【病案举例】 杨某，男，26岁。1993年1月29日初诊。患者1985年因急性乙型肝炎住院，其后不时反复，肝功能常见异常。延至1992年8月，四肢渐瘦而肚腹胀大，并3次大量呕血便血，经某传染病医院极力抢救出血止，但腹水日增，不时咳嗽。经检查，西医诊断为慢性乙型肝炎肝硬化、巨脾、门脉高压、腹水、消化道出血，并左上肺浸润型结核（活动期）。诊见：精神萎疲，四肢消瘦，腹部膨隆，舌淡红，苔白，脉细。肝肋下及边，质中硬，脾肋下平脐，质硬；上腹静脉明显显露，下肢轻度凹陷性水肿。血常规检查：血红蛋白70 g/L，红细胞 2.6×10^{12}/L，白细胞 3.5×10^{9}/L，中性粒细胞0.73，淋巴细胞0.26。B超提示：肝硬化、胆囊壁水肿、巨脾、腹水、门脉高压。患者有慢性活动性肝炎10余年，正气日衰，瘀浊内生，发为癥积，渐为臌胀，脾不统血，呕血便血，又加瘀虫侵袭，合并肺结核。斯时正气极度虚弱，而病邪殊盛，随时有出血、肝肾衰竭、昏迷、阴阳离决之险。投以基本方加紫河车、三七、制守宫、西洋参等，另输白蛋白、鲜血，纠正水电解质失衡，抗结核。4月下旬，腹水已退，谷丙转氨酶、白球蛋白正常，肺部病灶吸收好转。4月29日，外科及时做脾切除加断流手术，切除脾脏，结扎胃底静脉。术后情况平稳。后以基本方加西洋参、炮穿山甲（代）、紫河车、制守宫诸药研细末，制丸，每次服4 g，每天服3次。未及1个月，食欲旺盛，精神大振，面色见好。3个月后，体重较出院时增加6 kg以上。治疗时一直用抗结核药，未见毒性反应。在脾切除之后，仅以此方配制丸剂服，精神、食欲很快恢复正常，HBc-IgMAb转阴性，肺部病灶硬结钙化。至第2年年底时停药。从1994年下半年开始上班，次年初结婚，年底爱人生一男婴。患者全身情况较好，其子发育情况未见异常。

【验方来源】　吴汉民．绞银汤治疗肝炎后肝硬化45例[J]．江苏中医，1998，19（3）：22．

按：肝炎后肝硬化发病常因急性肝炎未能彻底治愈，以致湿热毒邪久蕴肝络，肝之疏泄失常，渐至肝脾肾俱损，气滞血瘀，病邪深伏，湿热与瘀血胶固，瘀阻肝络使肝变硬，留于胁下而脾脏肿大发为癥积。随着病情进展，气血水搏结，而致臌胀。正如肝病大师关幼波所云："肝硬化本于气虚血滞，宜调补气血参以祛邪。"绞银汤正是根据这个理论而组方的。绞银汤中绞股蓝、银杏叶为主药。绞股蓝含有70余种皂苷，皂苷含量超过西洋参，故有"南方人参"之称。该药既有像人参一样的补益强壮作用，又能清热解毒，增强机体免疫功能，能清除体内自由基，清除肝炎病毒，有利于肝病的恢复。实验证实绞股蓝皂苷具有抗组织衰老、抗疲劳、降低过氧化脂质等作用，还能抑制肿瘤细胞，降血压，降低血脂，防治实验性溃疡及肾上腺皮质激素副作用。银杏叶所含黄酮能促进动脉血管灌流，改善血管通透性，并增进静脉环流，亦有明显清除自由基、抗肝炎病毒、抗肿瘤、抗衰老、延年益寿的作用。绞银同用，彼此配合，相得益彰。增桑寄生补肾通络；郁金、枳壳、丹参理气活血、养血凉血；白芍、白术疏肝健脾；土茯苓化湿解毒。全方能大补气血，扶正化毒，化瘀通络，故收效满意。

软肝缩脾汤

【药物组成】　黄芪、白术各30~60g，赤芍、丹参各30g，三棱、莪术、土鳖虫、川芎各15g，当归、郁金、益母草、虎杖各20g，炮穿山甲（代）、水蛭、甘草各10g。

加减：腹水者，加猪苓、泽泻、茯苓、麻黄；黄疸者，加茵陈、栀子；谷丙转氨酶升高者，加蒲公英、垂盆草、板蓝根；麝香草酚浊度试验升高者，加怀牛膝、枸杞子；出血者，去水蛭、土鳖虫，加茜草、仙鹤草、三七粉。

【适用病症】　肝炎后肝硬化。

【用药方法】　每天 1 剂，水煎 2 次，分早、晚服。1 个月为 1 个疗程，一般服用 2~3 个疗程。病情稳定后改为隔天 1 剂，巩固治疗 5~10 个月。1 个疗程后疗效差者改用其他疗法。腹水重者可配合服用螺内酯等利尿药。

【临床疗效】　此方治疗肝炎后肝硬化 60 例，临床治愈（自觉症状消失，肝脾回缩正常或明显回缩变软，黄疸、腹水完全消失，肝功能检查正常，身体好转，可以从事轻体力劳动，病情稳定达半年以上）34 例，好转（自觉症状明显改善，肝脾稍有回缩或稳定不变，肝功能检查基本正常，腹水消退，病情稳定在 3 个月以上）22 例，无效（自觉症状、体征及肝功能检查均无改善）4 例。总有效率 93.3%。

【病案举例】　晏某，男，42 岁。患者 1 个月前突然出现腹胀，在本地诊为肝硬化腹水，经治疗 1 个月无效。诊见：面色萎黄，倦怠乏力，胁肋胀痛，纳呆便溏，腹部膨隆，腹水征阳性，叩诊为移动性浊音，双下肢浮肿，舌质淡、苔薄白，脉细弱。肝功能检查：谷丙转氨酶 1 133.56 nmol/（s·L），总蛋白 62 g/L，白蛋白 26 g/L，球蛋白 36 g/L，麝香草酚浊度试验 24 U；HBsAg（+），HBeAg（+），HBcAb（+）。B 超示：肝硬化并大量腹水，脾大。给软肝缩脾汤加猪苓、茯苓、泽泻、麻黄各 15 g，水煎服，每天 1 剂。同时取螺内酯 60 mg，双氢克尿噻 50 mg，每天 2 次。10 天后腹水消失，停西药利尿剂，继用中药基本方加枸杞子、怀牛膝各 15 g。服 50 剂后复查肝功能：谷丙转氨酶、麝香草酚浊度试验正常，B 超示脾脏回缩。继用原方治疗 6 个月，复查谷丙转氨酶、麝香草酚浊度试验、总蛋白、白蛋白、球蛋白均正常，HBsAg（+），HBeAg 转阴，HBcAb

（＋），HBeAb（＋），自觉症状消失。2 年来多次随访正常。

【验方来源】 段连友，刘丽玲．软肝缩脾汤治疗乙型肝炎后肝硬化 60 例 [J]．黑龙江中医药，2000（2）：38.

按：气滞血瘀，正气虚损，本虚标实是肝炎后肝硬化的病机特点。本方重用黄芪、白术补气健脾扶正，当归、赤芍、丹参、土鳖虫、水蛭、炮穿山甲（代）活血化瘀，软坚散结。以川芎、三棱、莪术、郁金活血行气，虎杖、益母草清热活血利湿。全方共奏扶正补虚、活血化瘀、软坚散结之功。现代药理研究证明，上述补气健脾药能增强和调整机体免疫功能；活血化瘀药能扩张肝、脾血管，改善肝脏血循环，增加肝血流量，抗炎、抗凝、抗纤维组织再生，从而改善肝脏营养，防止肝细胞坏死，加速病灶的吸收和修复，表现为肝脾回缩、变软和临床症状的改善。本病为沉疴痼疾，多难速愈，需长期服药才能巩固疗效。一般需坚持服药半年以上，且要注意饮食调护，劳逸适度，方可达到治愈之目的。

益气消腹软肝汤

【药物组成】 黄芪、白花蛇舌草各 20 g，太子参 30 g，白术、炙鳖甲、炮穿山甲（代）、郁金、赤芍各 10 g，三七 3 g（捣烂），丹参、茯苓 15 g。

加减：伴腹水者，加大腹皮；腹胀甚者，加枳壳、莱菔子；大便结者，加大黄；伴吐衄、便血者，酌加地榆炭、藕节、柏叶炭等；谷丙转氨酶升高者，加茵陈、五味子；A/G 减少或倒置者，原方减太子参，加人参、阿胶。

【适用病症】 肝炎后肝硬化。

【用药方法】 每天 1 剂，水煎 2 次，分早、午、晚 3 次服。30 天为 1 个疗程。

【临床疗效】 此方治疗肝炎后肝硬化35例，治愈（早期：腹胀等主要症状消失，舌脉恢复正常，肝脾体征正常，肝功能正常，停药后不再复发者。中期：腹胀尿少、形体消瘦等主要症状消失，饮食、二便如常，肝脾体征及肝功能正常，舌脉转为正常，停药后不再复发者。晚期：腹大筋露、气血双亏等主要症状消失，舌脉转为正常，停药后不再复发者）16例，其中早期12例，中期4例；好转（早期：腹胀等主要症状基本控制，其他症状消失或明显改善，或主要症状消失，但停药后有轻度复发者。中期：腹胀尿少、形体消瘦等主要症状基本消失，或腹胀消瘦等主要症状消失，肝功能好转，而停药后有轻度复发者。晚期：腹大筋露、气血双亏等主要症状基本消失，其他症状明显好转；或主要症状消失，脏腑功能恢复，而停药后主要症状有轻度复发者）14例，其中早期8例，中期6例；无效（症状、体征无明显变化，甚至恶化者）5例，其中中期2例，晚期3例。总有效率85.7%。

【验方来源】 彭慧聪.自拟益气消臌软肝汤治疗肝炎后肝硬变35例［J］.湖南中医药导报，2000，6（6）：24.

按：肝硬变的病机演变过程与正气的盛衰有着密切的关系，病初实多虚少，中期本虚标实，久病则正虚邪实，虚实夹杂贯穿本病的整个过程。故本病的治疗，无论在早、中、晚期，均须注意培本扶正，补不滞邪，切不可一味蛮攻，且攻伐之药不宜过度，当"衰其大半而止"。本组35例中属早期疗效最好，说明对本病治疗越早，疗效越佳。益气消臌软肝汤集健脾益气、活血化瘀、软坚散结、清热利湿等功效于一身。经现代研究证实，黄芪、太子参、白术健脾益气生血，能提高淋巴母细胞转化率，增强巨噬细胞的吞噬能力，并有诱导干扰素作用；炙鳖甲、炮穿山甲（代）、丹参、三七、赤芍等活血化瘀、软坚散结，能增加组织灌流量，使肝脏回缩变软；白花蛇舌草、茯苓、茵陈、郁金、五味子解毒利水祛湿,能增加胆汁分泌,降低转氨酶。诸药合用,可起到增强机体免疫力、控制病毒复制、改善肝脏血液循环、防止肝纤维化等综合效应。故治疗肝炎后肝硬化,能取得良好的疗效。

归芪软肝汤

【药物组成】 当归、赤芍、白术、车前子、醋鳖甲、茵陈各15 g,黄芪、丹参、白花蛇舌草各30 g,桃仁8 g,茯苓、大腹皮各20 g,枸杞子12 g,炮穿山甲(代)、淫羊藿各10 g,柴胡、大黄各6 g,枳壳9 g。

加减:右胁痛明显者,加延胡索、郁金各12 g;病久虚损严重者,加红参6 g,阿胶12 g;衄血者,加三七3 g,紫珠草15 g,仙鹤草12 g;形寒肢冷者,加制附子10 g,肉桂3 g。

【适用病症】 肝炎后肝硬化。

【用药方法】 每天1剂,水煎2次,分早、晚温服。若腹水严重者,加服螺内酯40 mg、呋塞米20 mg,每天3次口服;血浆白蛋白明显减少者,适当补充人血白蛋白;伴有感染者,加用抗生素。疗程为1个月,治疗2个疗程。

【临床疗效】 此方治疗肝炎后肝硬化68例,显效(症状完全消失,一般情况良好,肝脾肿大缩小或稳定不变,无叩击痛及压痛,腹水消失,肝功能恢复正常)35例,好转(主要症状消失或明显好转,肝脾肿大稳定不变,无明显叩击痛及压痛,腹水减轻50%以上,肝功能指标下降幅度在50%以上而未完全达到正常)26例,无效(未达到好转标准或恶化者)7例。总有效率为89.7%。

【验方来源】 赵明恩. 归芪软肝汤治疗肝炎后肝硬化68例临床观察 [J]. 国医论坛,2000,15(5):24.

按：肝炎后肝硬化的发病机制与肝脾肾功能失调、血瘀气滞、气阴亏虚、水湿邪毒内蕴、浊水停聚相关。其实质为病实体虚，虚实互间。病情进一步发展，瘀血和脾虚的征象明显易见，故有肝硬化以瘀血阻肝为病原、气虚脾弱为病体之说。因此，在临床治疗中以活血化瘀、益气健脾、软坚柔肝、利水化浊为主，标本兼治。方中当归、丹参、桃仁、赤芍、炮穿山甲（代）、醋鳖甲活血化瘀，软坚柔肝消癥，能保护肝细胞，改善肝内微循环，增加肝脏供血，降低门静脉压力，促进肝内胶原分解代谢，抑制肝内纤维组织增生，从而阻止肝硬化的进一步发展；黄芪、白术、茯苓益气健脾，脾健则瘀血自行，乃为肝病实脾法，具有调整机体免疫、升高白蛋白、纠正白球蛋白倒置、改善肝功能、抗肝纤维化的作用；白术、茯苓、车前子、大腹皮健脾利水消胀，现代研究证明有明显利尿作用，可不同程度地促进钠离子排泄，并且避免了西药利尿剂易引起电解质紊乱之弊；茵陈、大黄、白花蛇舌草清热利湿解毒，有促肝利胆、降低谷丙转氨酶、血清胆红素的作用；枸杞子、醋鳖甲、淫羊藿滋阴养肝益肾，有改善肝细胞功能，增强机体免疫，促进蛋白质合成的作用；柴胡、枳壳疏肝理气解肝郁，为肝经要药，可引诸药直达病所。归芪软肝汤具有活血化瘀、柔肝健脾、益气养阴、利湿消胀之功。对改善肝脏微循环，降低门脉高压，促进肝细胞再生及白蛋白合成有良好的效果，对改善自觉症状疗效更为明显。同时对改善酶谱、降低血清总胆红素有显著疗效。临床应用过程中未发现毒副作用，充分体现了中医治疗肝炎后肝硬化的优越性。

二甲牛角软肝汤

【药物组成】　炙鳖甲（先煎）15 g，炮穿山甲（代）（先煎）12 g，水牛角（先煎）、黄芪、仙鹤草、丹参各 30 g，三七粉（冲服）3 g，紫河车（研末冲服）6 g。

加减：血清胆红素增高者，去黄芪、紫河车，加赤芍、茵陈、制大黄；腹水者，加防己、大腹皮、地骷髅；胁痛甚者，加柴胡、延胡索、郁金。

【适用病症】　肝炎后肝硬化。

【用药方法】　每天 1 剂，水煎服。6 个月为 1 个疗程。

【临床疗效】　此方治疗肝炎后肝硬化 56 例，疗效满意。

【验方来源】　俞兵和. 二甲牛角软肝汤治疗 56 例肝炎后肝硬化患者血清肝纤维化指标的观察［J］. 浙江中医杂志，2000（3）：108.

按：肝炎后肝硬化主要病机是肝病日久，缠绵不愈，邪气未尽，正气内损，肝血郁滞，瘀凝肝络。二甲牛角软肝汤中炙鳖甲滋阴软坚、散结消癥，炮穿山甲（代）片破宿血积瘀、软坚散结，水牛角清肝凉血、养阴止血，三药合用使破瘀软坚之力倍增；三七活血止血、散瘀止痛；仙鹤草祛瘀散结止血、善于攻坚；丹参祛瘀生新补血；紫河车大补精血；黄芪益气养血，以防止攻伐太过。全方合用活血与益气并举，祛邪与扶正兼顾，久服补不壅中，攻不伤正，因而疗效显著。

益气化瘀汤

【药物组成】　黄芪、丹参各 30 g，当归 20 g，炮穿山甲（代）（先煎）、赤芍、川芎各 10 g。

加减：若胁痛明显者，加川楝子 15 g，青皮 10 g；若腹胀者，加神曲 15 g，麦芽 20 g，炒莱菔子 30 g；恶心、呕吐者，加法半夏 10 g，高良姜 9 g；肝脾大者，加制鳖甲（先煎）10 g，牡蛎（先煎）20 g。

【适用病症】　早期肝硬化。

【用药方法】 每天 1 剂，水煎 2 次，分早、晚服。3 个月为 1 个疗程。

【临床疗效】 此方治疗早期肝硬化 27 例，经治疗 1 个疗程后，显效（肝纤维化血清学指标 3 项以上明显降低或恢复正常，A/G > 1.5，肝功能正常，B 超示肝脾明显回缩，肝内回声分布均匀，疏密一致，其他主要生化指标改善）9 例，有效（肝纤维化血清学指标 1～2 项显著降低或恢复正常，A/G 升高，B 超示肝脾大小可无改变）13 例，无效（肝纤维化血清学指标无改善，A/G 下降，B 超、肝功能及主要生化指标无改善）5 例。总有效率 81.5%。

【验方来源】 王延宾. 益气化瘀法治疗早期肝硬化 27 例 [J]. 吉林中医药，2001，21（1）：19.

按： 现代医学认为，早期肝硬化是病毒性肝炎造成的肝组织损害，引起弥漫性的结缔组织增生和结节形成，导致正常肝小叶结构破坏和肝内循环障碍。而肝脏血液循环障碍，又加重肝细胞的营养障碍，加重肝损伤，激活结缔组织扩大、扩展，而导致肝纤维化，最终导致早期肝硬化。中医认为，益气化瘀，改善肝脏血液循环是阻止肝纤维化，防治早期肝硬化的中心环节。方中黄芪补气，使气旺以促血行，助血运；当归和血补血，又为血中之气药，血行则肝脉通畅；丹参破宿血，生新血，调经脉；赤芍、川芎直接参与活化有形之瘀。现代药理研究表明，黄芪能明显改善肝脏微循环，增加肝血流量，减轻肝脏炎症，增强肝脏酶的活性，有利于胶原纤维降解，在预防和治疗肝纤维化方面有显著作用；当归对许多慢性肝损伤的肝脏超微结构有明显保护作用，能够改善肝脏微循环；丹参可改善肝脏微循环，促进肝细胞炎症消退、坏死组织迅速吸收，促进肝细胞再生，可促进已形成的胶原纤维降解、肝纤维重吸收；川芎、赤芍具有提高机体抗病能力，增强护肝降酶和抗肝纤维化的作用。

疏肝消癥汤

【药物组成】 党参或太子参、茯苓、当归、川芎、夏枯草、鸡内金、薏苡仁、柴胡、香附、川牛膝各 15 g，甘草 6 g。

加减：腹胀甚者，加木香、厚朴；小便不利者，加猪苓、泽泻；脘腹胀痛者，加延胡索、郁金；肢冷或下肢浮肿者，加制附子；面色晦滞、口燥心烦者，用一贯煎或六味地黄丸加减；时有发热者，加金银花、连翘、黄芩。

【适用病症】 早期肝硬化。

【用药方法】 每天 1 剂，水煎浓液 100 mL，早、晚各服 1 次。30 天为 1 个疗程。

【临床疗效】 此方治疗早期肝硬化 24 例，近期治愈（临床症状消失，谷丙转氨酶和谷草转氨酶正常。B 超示肝脏光点均匀）13 例，显效 [临床症状基本消失，谷丙转氨酶 583.45～666.8 nmol/（s·L），谷草转氨酶 500.1～666.8 nmol/（s·L）。B 超示肝内光点略有增粗，脾不大] 5 例，好转 [临床症状减轻，谷丙转氨酶 666.8～750.15 nmol/（s·L），谷草转氨酶 666.8～833.5 nmol/（s·L）。B 超示肝内光点增粗，略呈网络状，脾不大] 4 例，无效（临床症状未见明显好转，谷丙转氨酶、谷草转氨酶未改善。B 超示肝内光点增粗呈网络状，脾稍大）2 例。

【验方来源】 张广武. 疏肝消癥汤治疗早期肝硬化 [J]. 湖北中医杂志，2000，22（12）：31.

按：肝硬化病因主要是饮酒过度，饮食不节，疲劳过度或情志所伤，虫毒感染等。在病理上，主要是由于肝、脾、肾三脏受损。情志郁结，肝失畅达，横逆而乘脾土，脾胃受克，以致运化失职，水湿停留，与血瘀结。清阳不升，水谷之精微不能奉养全身；浊阴不降，以致清浊相混，水湿痰浊潴留体内，导致气血凝滞，经隧络道壅塞不通。肝脾受病，渐浸于肾，肾气不足，水不得泄，以致腹部日渐胀大，而成臌胀。肝硬化以肝郁脾虚型多见。故治以疏肝解郁，健脾祛湿化瘀为法。疏肝消癥汤方中，柴胡、香附疏肝解郁，使肝气畅达，研究证明柴胡能使转氨酶值降低，肝细胞内肝糖原接近正常；党参、白术、茯苓益气健脾，利水祛湿；当归、川芎、川牛膝活血理气化瘀；鸡内金健运脾胃，消食化积；夏枯草清散肝经郁火，近代研究证明，夏枯草有清热散结的功能；黄芩等清热燥湿，为本方的要药。全方具有保肝固本、疏导化瘀、消癥散结之功效。肝硬化病机复杂，故在临床实践中，常在药方中加入金银花、连翘、黄芩，以加强清热解毒、泻火的作用，疗效明显。同时，应嘱患者戒烟酒，避房劳，忌生冷及油腻和辛辣食物，注意休息。

疏肝理气软坚散瘀汤

【药物组成】 柴胡 15 g，白花蛇舌草、黄芪、山楂、炙鳖甲各 30 g，丹参、神曲、芍药、水蛭、茯苓、莪术各 20 g，甘草 5 g。

加减：若肝区疼痛者，加延胡索；热甚者，加栀子；胸闷胀、苔厚腻者，加苍术；津亏阴伤者，去柴胡、茯苓，加生地黄、石斛；黄疸者，加茵陈、金钱草；便秘者，加大黄；谷丙转氨酶高者，加败酱草、五味子。

【适用病症】 早期肝硬化。

【用药方法】 每天 1 剂，水煎服。30 天为 1 个疗程。

【临床疗效】 此方治疗早期肝硬化 24 例，治愈（症状消失，肝脾明显回缩变软，肝功能恢复正常，体力增加，B 超探查肝脾在正常范围，停药半年未复发者）18 例，有效（主要体征消失，体力恢复，肝功能明显好转，主要指标达到基本正常）4

例，无效（经 1～3 个月治疗，症状、体征、肝功能无明显变化，病情逐渐加重者）2 例。总有效率91.7%。

【验方来源】 李国旗. 疏肝理气软坚散瘀治疗早期肝硬化24 例 [J]. 四川中医，1999，17（9）：20.

按： 早期肝硬化一病，原发在肝，继发在脾，肝气郁遏，乘袭脾土，脾失健运，气血渐衰，无力行血而导致气滞血瘀，形成痞块。临床表现多为肝郁脾虚及气滞血瘀，本虚标实，虚实夹杂之证。方中柴胡、芍药疏肝理气解郁，茯苓、神曲健脾和中，丹参、山楂、水蛭、鳖甲等活血化瘀、软肝缩脾。综合诸药，肝瘀得除，气郁得舒，脾气得健。现代药理研究：柴胡具有抗肝损伤，防止纤维增生，降低谷丙转氨酶及利胆作用；炙鳖甲、莪术有软坚散瘀的作用；山楂有扩张血管的作用；丹参、芍药有改善循环的作用；黄芪能增强特异性免疫反应，提高 T 细胞功能，促进周围白细胞诱生干扰素；白花蛇舌草等能增强巨噬细胞的吞噬能力。诸药配伍，前后分消，瘀毒解除，免疫增强，用于临床，效果较佳。

加味下瘀血汤

【药物组成】 黄芪、丹参各 30 g，茵陈、白芍、白术各20 g，茯苓、当归、鸡内金、炙鳖甲（先煎）各 15 g，大黄、桃仁各 12 g，土鳖虫、柴胡各 10 g，甘草 6 g。

加减：右胁下疼痛或刺痛者，加延胡索、三七；鼻衄、齿衄者，加仙鹤草、益母草；黄疸者，加金钱草、田基黄；腹胀者，加枳壳、厚朴；湿热重者，加黄芩、牡丹皮、虎杖；阳虚者，加熟附子、肉桂、干姜；阴虚者，加生地黄、枸杞子。

【适用病症】 肝硬化蛋白异常。

【用药方法】 每天 1 剂，水煎 2 次，共煎液450～500 mL

分早、晚分 2 次温服。3 个月为 1 个疗程。危重患者适当给予 20% 人血白蛋白或利尿、止血类西药对症治疗。

【临床疗效】 此方治疗肝硬化蛋白异常 60 例，经 3～6 个月治疗后，全部患者腹胀、乏力、纳差等症状消失，肝功能恢复正常或明显好转，血清白蛋白升高，球蛋白降低。

【病案举例】 某男，56 岁。患者有乙肝病史 20 年，近 3 周来出现腹部胀大，右胁刺痛、夜间为甚，纳差、乏力，伴头晕，便溏每天 3～4 次，小便黄，舌质淡暗，苔薄白，脉细弦；形体消瘦，全身皮肤巩膜微黄，肝掌明显，无蜘蛛痣，腹部膨隆，肝未触及，脾大左肋缘下三横指，腹水征（+++），移动性浊音明显。白细胞、红细胞、血小板等均降低，间接胆红素 22.4 μmol/L，总胆红素 49.8 μmol/L，总蛋白 81 g/L，白蛋白 37.8 g/L，球蛋白 43.2 g/L，谷丙转氨酶 14 336.2 nmol/（s·L），HBsAg（+），HBeAb（+），HBcAb（+），甲胎蛋白（AFP）209.6U/L。蛋白电泳示：白蛋白 51.2%，γ 球蛋白 32.8%。B 超提示：肝硬化并中量腹水，脾大 4.6 cm。中医诊断：臌胀，属肝郁脾虚并气滞血瘀型。西医诊断：肝硬化腹水。给予加味下瘀血汤：黄芪、丹参各 30 g，茯苓、鸡内金、泽泻、炙鳖甲（先煎）、当归各 15 g，金钱草、茵陈、大腹皮、白术、白芍各 20 g，大黄、桃仁各 12 g，柴胡、土鳖虫、厚朴各 10 g，甘草 6 g。水煎服，每天 1 剂。并适当给予人血白蛋白静滴，共用药 3 个月，诸症状减轻；腹水消失。总蛋白 79 g/L，白蛋白 43.8 g/L，球蛋白 35.2 g/L，谷丙转氨酶 883.51 nmol/（s·L），甲胎蛋白 36.6 U/L；蛋白电泳示：白蛋白 62.8%，γ 球蛋白 19.6%。临床近期治愈。

【验方来源】 刘云先，付连超，吕治国. 下瘀血汤加味治疗肝硬化蛋白异常 60 例 [J]. 山东中医杂志，2000，19（12）：728.

按：肝硬化多见于乙肝、丙肝及酒精性肝炎，由于病毒性肝炎或乙醇慢性中毒等导致肝细胞损害，肝内蛋白合成功能障碍是白蛋白与球蛋白异常或倒置的直接原因之一。另外，肝炎后肝硬化患者消化道瘀血水肿，同时伴有胃肠黏膜功能和形态异常，这些改变还可能引起蛋白自消化道丢失，引起低蛋白血症。加味下瘀血汤中当归、白芍养血柔肝；炙鳖甲软坚散结；丹参、土鳖虫、桃仁活血祛瘀，与大黄合用更增强其活血通络之功，扩张肝脏血管，增强肝脏血液循环和肝脏血流量的作用，从而减少病变部位的缺血，改善营养及氧气的供应，以防止肝细胞的坏死，加速肝纤维组织吸收和肝细胞的修复与再生，促进肝内蛋白的合成，使白蛋白升高，球蛋白下降，肝功能恢复正常；黄芪益气固本，并有诱生干扰素的作用，促进机体产生抗体，提高免疫功能，与茯苓、白术、鸡内金、甘草合用能增强健脾益气助运之功，改善消化吸收功能，增加蛋白质的吸收，促进白蛋白的升高；茵陈、大黄清热解毒，清除滞留在体内的湿热疫毒之邪；柴胡疏肝解郁，从而收到满意的疗效。

健脾柔肝汤

【药物组成】　白术、黄芪、猫人参各 30 g，党参、茯苓、丹参、枸杞子各 15 g，土鳖虫、水蛭、大黄各 9 g，甘草 5 g。

加减：若高中度腹水者，配合选用苍牛防己汤（苍术、牛膝、防己、黑白丑）；谷丙转氨酶、胆红素增高者，配合选用茵金蒲虎汤（茵陈、郁金、蒲公英、虎杖、垂盆草、茯苓）；蛋白电泳倒置配合选用《千金方》鲤鱼汤加赤小豆以多餐佐食。

【适用病症】　肝硬化。

【用药方法】　每天 1 剂，水煎服。

【临床疗效】　此方治疗肝硬化 80 例，参照 1992 年中国中医学会内科肝病专业委员会规定的疗效标准，显效34例。有效42例，无效4例，总有效率为95%。其中，70例脾脏肿大者，显效38例，好转23例，无效9例；32例胆红素增高者，显效25例，好转6例，无效1例；50例谷丙转氨酶增高者，显效35例，好转12例，无效3例；68例蛋白电泳接近平值或倒置者，显效36例，好转26例，无效6例。

【病案举例】 倪某，男，52岁。患者1992年确诊为早期肝硬化，1994年出现腹水，诊断为肝硬化腹水代偿期。住院3次，收效不著。1995年3月诊见：神疲乏力，纳少腹胀，蜘蛛痣，下肢浮肿，尿黄便溏，舌红，苔黄，脉弦滑。肝功能检查：谷丙转氨酶1 450.29 nmol/（s·L），HBsAg滴度1∶64。蛋白电泳：白蛋白/球蛋白=32/42。B超示：中等量腹水，脾大，肋下3.5 cm。证属脾气虚馁，肝郁血瘀。予基本方加防己、垂盆草、苍术、鸡内金、大腹皮等，共服4周，诸症状减轻，腹水消退（B超证实）。原方去大腹皮、防己，加枸杞子、山药、白芍、炙鳖甲养阴柔肝，鲤鱼汤佐食。随证加减治疗4月余，复检：HBsAg滴度1∶16，白蛋白/球蛋白=43/32，谷丙转氨酶833.5 nmol/（s·L）以下，脾大回缩至肋下1 cm。宗上法续服3个月，再复查2次上述指标均正常，并能参加日常劳动。

【验方来源】 郑桂明，魏九清．健脾柔肝汤治疗肝硬化80例［J］．浙江中医杂志，1997（10）：444.

按：综观临床肝硬化病例，体质状态是脾虚气弱，病理状态是瘀血阻肝。所以用益气健脾、活血化瘀为治疗重点，方中大剂白术、黄芪、党参、茯苓益气健脾利水，使气壮血行水去。现代药理研究还证实，党参、白术、茯苓、黄芪、枸杞子等均能增加和促进人体内白蛋白的合成，纠正白球蛋白的倒置比例；猫人参专清肝火之毒，利水消肿，是肝腹水患者必用之品；大黄、土鳖虫、水蛭、丹参直入至阴，通络化瘀，具有改变肝脏质地，回缩肿大之肝脾功效。肝硬化辨证分型固然重要，但脾虚肝瘀实为贯穿肝硬化整个病程始终的关键病机。

疏肝理脾汤

【药物组成】　柴胡、白芍、三棱、炒扁豆、厚朴、青皮各10 g，越墙藤15 g，茯苓皮70 g，白茅根20 g。

加减：小便短少者，加商陆、木通各10 g；便稀纳差者，加神曲、山楂各10 g；黄疸者，加茵陈、田基黄各15 g；消化道出血者，加侧柏炭、炒地榆各15 g；肝掌及蜘蛛痣者，加生地黄10 g，红花、三七末各5 g；肝脾肿大者，加炙鳖甲、莪术各10 g；水肿甚者，加猪苓、泽泻各10 g；口苦脉弦者，加黄连6 g。

【适用病症】　肝硬化。

【用药方法】　每天1剂，水煎服。

【临床疗效】　此方治疗肝硬化32例，痊愈（腹胀、腹水及其他主要症状消失，体征及化验检查基本正常）14例，有效（主要症状减轻，腹水减少，化验指标接近正常，肝脾缩小亦接近正常）14例，无效（主要症状及肝功能化验都无明显变化）4例。

【病案举例】　李某，男，48岁。腹胀胁痛伴便溏9个月。在县医院检查见肝在肋缘下6 cm，腹水征明显，背部蜘蛛痣6颗。肝功能检查：HBeAg（＋），尿胆原（＋），黄疸指数100 U。诊断为乙型肝炎，肝硬化腹水。属脾虚气滞，用健脾益气药月余，腹胀未减，胁痛加剧。细思患者便虽溏，但黄而臭，且经常口渴尿黄，舌苔黄干，脉弦数，实为木旺犯土，湿热蕴结下焦。治拟疏肝解郁，理脾利湿法。药用疏肝理脾汤：柴胡、姜厚朴、白芍、青皮、越墙藤、茯苓皮、炒扁豆、茵陈、三棱各

10 g，黄连 6 g，白茅根 20 g，三七末 5 g，水煎 2 次，分早、午、晚服。服 10 剂后，腹胀略减，口已不渴，唯胁肋仍痛，乃以原方加延胡索、香附各 10 g，依法续治 2 个月，胁肋痛止，去延胡索、香附，加桃仁 10 g，再服 30 剂，诸症状消失，病告痊愈。

【验方来源】 曾立昆. 疏肝理脾汤治疗肝硬化 32 例 [J]. 湖南中医杂志，1996，12（5）：29.

按：因肝硬化病程长，病因复杂，治疗颇感棘手。有因饮食不节，或饮酒损伤脾胃者，有因情志所伤者，有因劳欲过度而伤肾者。治疗上采用疏肝法，方中柴胡、白芍、青皮、越墙藤疏肝抑肝为君；臣以茯苓皮、炒扁豆、姜厚朴理脾以胜湿；肝郁者血必瘀，故佐以三棱、三七活血破瘀；使以木通、白茅根、茵陈导引湿热之邪而从小便排出，肝脾肾同治，理气行水化瘀同施，故诸症状自除矣。

愈 肝 汤

【药物组成】 金钱草 30 g，丹参、蒲公英各 15 g，玉竹、郁金、白芍、白术各 10 g，柴胡、枳壳各 6 g，青皮、陈皮各 5 g，甘草 3 g。

加减：出现腹水者，加冬瓜皮，大腹皮，茯苓皮；蛋白倒置者，加黄芪、太子参；肝区疼痛者，加姜黄、川楝子（醋炒）、延胡索；肝脾大者，加牡蛎、炙鳖甲、三棱；伴胆囊炎者，加败酱草；伴结石者，加鸡内金、海金沙、炒赤芍、炒白芍、大黄（后下）、皂角刺、虎杖；伴脂肪肝者，加山楂、何首乌、草决明；血总胆红素和谷丙转氨酶增高者，加田基黄。

【适用病症】 肝硬化。

【用药方法】 每天 1 剂，水煎 2 次，分早、晚服。同时服鳖甲煎丸，每天 3 次，每次 6 g。1 个月为 1 个疗程。

饮食宜忌：多食高蛋白、低脂肪饮食，忌辛辣，出现腹水者忌盐。

【临床疗效】 此方治疗肝硬化49例，显效（临床症状基本消失，B超示肝脾有不同程度的回缩变软，腹水消失，肝功能恢复接近正常）25例，有效（症状和B超示肝脾肿大有所改善，血总胆红素和谷丙转氨酶的治疗后值小于正常值的1.5倍）21例，无效（症状和B超示肝脾肿大及腹水无改善，血总胆红素和谷丙转氨酶稍有下降或升高）3例。总有效率93.88%。治疗时间均在1~3个疗程。

【病案举例】 俞某，男，55岁。纳少、腹胀大、下肢水肿1月余。半年前即有上述症状，曾在某市医院诊治，用氢氯噻嗪、螺内酯、呋塞米、水飞蓟宾等药治疗。服药有效，停药又发作。诊见：腹胀大如鼓，尿少且黄，肢肿，舌黯红、苔黄干有裂纹，脉弦滑；神萎，周身轻度黄染，心肺无特殊，腹壁静脉隐现，腹部绷紧，腹围105 cm，脐眼高凸，腹部叩诊呈移动性浊音，双下肢凹陷性水肿，肝脏未扪及，脾肋下3 cm。B超示：血吸虫病肝硬化、腹水、脾肿大。肝功能检查异常，蛋白倒置。治以愈肝汤加大腹皮、冬瓜皮、太子参各10 g，茯苓皮、田基黄各20 g，黄芪30 g。同时服用鳖甲煎丸。服药3剂有效，续服15剂，腹水大减，腹围缩至90 cm。肝功能检查：血总胆红素17.1 μmol/L，谷丙转氨酶10 352.07 nmol/（s·L），A:G为1.1:1。B超示少量腹水。前方去大腹皮、冬瓜皮、田基黄，加炙鳖甲（先煎）10 g，牡蛎（先煎）30 g。后于此方出入，前后共服药78剂，诸症状悉除，B超及各项检查基本正常。半年后从事适当工作，随访至今未复发。

【验方来源】 仇壁庭. 愈肝汤合鳖甲煎丸治疗肝硬化49例[J]. 江苏中医，1998，19（5）：21.

按：肝硬化病情复杂，治疗棘手。临床出现腹水、肝脾肿大、肝功能异常、蛋白倒置，则表示病邪进入晚期的危重阶段。治疗既要抓主要矛盾，又要兼顾其他，知常达变。本病的病机是正虚（气虚阴耗），邪实（湿热留恋，脉络瘀阻）。治疗应扶正祛邪，以益气养阴、清热解毒、疏肝理气、消癥破积为法。愈肝汤中金钱草、蒲公英清热解毒，柴胡、郁金、枳壳、青皮、陈皮疏肝理气，白芍、玉竹养阴柔肝，白术、甘草健脾补气，更配丹参活血化瘀。全方共奏清热解毒、活血化瘀、滋阴补气之功。鳖甲煎丸是消癥破积的良药，配合服用，效果更好。腹水的治疗，攻逐通利虽能排除腹水一时，但应用不当易致出血，损伤正气，后果不堪设想，故应慎用。

益气活血利水汤

【药物组成】　黄芪、丹参、益母草、泽泻、茯苓各 30 g，白术 18 g，地龙 10 g，沉香 6 g，车前子 30 ~ 60 g。

加减：肝郁气滞型者，加柴胡、郁金；脾虚湿困型者，加草果、砂仁；肝肾阴虚型者，加枸杞子、女贞子；瘀血型者，加茜草、红花、当归；总蛋白降低，白球蛋白倒置者，加阿胶，同时取乌鸡白凤丸 9 g，每天 2 次。腹水消退后用鳖甲煎丸 9 g，每天 2 次，连服 3 个月。

【适用病症】　肝炎后肝硬化腹水。

【用药方法】　每天 1 剂，水煎服。有合并症发生，作相应处理。2 周为 1 个疗程，一般治疗 2 ~ 3 个疗程。同时配合西医常规治疗。

【临床疗效】　此方治疗肝炎后肝硬化腹水 78 例，显效（30 天内肝功能基本恢复正常，症状消失，B 超检查腹水消失，脾大近正常或正常）24 例，有效（45 天内肝功能有改善或接近正常，症状明显好转或基本消失，B 超示腹水可疑或少量，脾大有不同程度回缩）49 例，无效（45 天以上症状改善不明显；肝功能无好转或恶化）5 例。总有效率93.6%。

【验方来源】 郑敬文，时德廷．中西医结合治疗肝炎后肝硬化腹水78 例［J］．新中医，1998，30（10）：34.

按： 肝硬化腹水治疗目标有二：一为消腹水以治其标，二为改善肝功能及肝脏病理损害，纠正蛋白异常以治其本。依据气滞、血瘀、水结为肝硬化腹水的主要病理变化及"久病必虚、必瘀"的认识，拟益气活血利水汤治疗该病。临床观察表明，该方有显著的利尿作用，与西药利尿剂合用，能明显提高疗效。现代研究证实，黄芪、白术、茯苓、泽泻、车前子等均有明显而持久的利尿作用，其作用主要是通过促进钠、氯、尿素的排泄等多个环节实现的。其中泽泻的利尿作用与其含有大量钾有关，可以避免因应用大量利尿剂丢钾而引起电解质紊乱；黄芪还可促进机体产生抗体，提高免疫功能，使总蛋白及白蛋白增加；丹参、地龙、益母草等可扩张血管，疏通肝脏微循环，增加血流量，降低门脉压力及增加肝脏的营养物质供应。实践证明，益气活血利水汤治疗肝硬化腹水效果肯定，复发率低，且无任何副作用。肝功能障碍，血清白蛋白降低，是影响肝硬化腹水远期疗效的主要因素，其病理涉及免疫功能失调，肝细胞功能损害，肝纤维化形成，微循环障碍等多种因素，单纯依靠氨基酸、能量合剂及人血白蛋白等西药治疗，不能从根本改善肝脏的基本病态，难以持久地维持血白蛋白水平和纠正肝功能的异常，易造成肝硬化腹水复发。有关文献报道，益气活血方药对改善肝功能和纠正蛋白异常有明显功效。乌鸡白凤丸、鳖甲煎丸，以益气养血、活血化瘀、软坚散结为主要功能。现代医学研究表明，其主要成分人参能促进蛋白质合成，纠正白球蛋白倒置；当归、柴胡有保护肝细胞，防止肝糖原降解，改善肝功能的作用，所以长期服用乌鸡白凤丸、鳖甲煎丸可显示出较满意的远期疗效。

扶正固本汤

【药物组成】 党参、黄芪、白术、茯苓、猪苓、车前子（包煎）、谷芽、麦芽、生地黄各 30 g，枸杞子 12 g，怀牛膝、大腹皮各 15 g，葫芦瓢 50 g，枳壳 10 g。

加减：若舌质红、舌边尖起红刺，或有齿龈出血，脉象弦细等阴虚偏甚者，加麦冬、石斛、鲜白茅根各 30 g；若面色㿠白或萎黄，纳呆便溏，神疲懒言，形寒怯冷，下肿浮肿按之如泥，小便清白而短少不利，舌质淡、苔薄白，脉细或沉细者，加熟附子 10 g，肉桂 3 g；若巩膜及皮肤黄染者，去生地黄，加茵陈、金钱草各 30 g，田基黄 15 g。

【适用病症】 肝炎后肝硬化腹水。

【用药方法】 每天 1 剂，水煎取液 200 mL。予低盐、高蛋白、低脂肪饮食。部分病例同时口服小剂量西药利尿剂。

【临床疗效】 此方治疗肝炎后肝硬化腹水 86 例，显效（腹水消退，主要症状消失，肝功能恢复正常）44 例，好转（主要症状消失，肝功能恢复正常，腹水未退尽，但治疗前后腹围减少在 10 cm 以上）34 例，无效（主要症状未好转，在治疗过程中出现肝昏迷或合并食道静脉破裂出血死亡者）8 例。总有效率 90.7%。

【病案举例】 邱某，男，54 岁。7 年前患乙型肝炎，以后肝功能反复异常。出现腹水 6 个月，腹胀纳少，大便时溏时实，神疲乏力，两下肢浮肿。在门诊经保肝药及利尿剂治疗无效。诊见：体温 37 ℃，心率 88 次/分、律齐，血压 16/8 kPa；精神萎顿，面色晦暗，颈部及颌下有蜘蛛痣，腹壁静脉曲张，腹部叩诊移动性浊音阳性，腹围 98 cm，肝肋下未触及，脾肋下 4 cm，两下肢凹陷性浮肿；舌质淡、边有齿痕，苔薄腻，脉弦细。肝功能检查：谷丙转氨酶正常，谷草转氨酶 1 333.6 nmol/（s·L），总蛋白 51 g/L，白蛋白 22 g/L，球蛋白 29 g/L；HBsAg 阳性。B 超提示：肝硬化，脾肿大伴大量腹水。予上述方药治疗，同时口服氨苯喋啶 40 mg，每天 3 次。2 周后两下肢浮肿消退，测腹围 92 cm。效不更法，继服原方 50 余剂，腹水全部退尽，腹74 cm，腹胀、神疲等症状消失，胃纳转佳。复查肝功能各项指标正常。B 超示：未见腹水平段。随访 1 年，一切良好。

【验方来源】 蔡金伟. 扶正固本法治疗肝炎后肝硬化腹水 86 例 [J]. 江苏中医，1994，15（8）：6.

按：肝炎后肝硬化腹水机制复杂，证因多端，探本求源，虚为其本，水乃其标。病机乃肝、脾、肾三脏俱病，肝病则疏泄失职，脾病则健运失司，肾病则开阖不利，以致三焦决渎无权，水液聚积于腹而成臌胀。治疗本病，当以扶正固本为法，扶正以逐邪。方以党参、白术、黄芪为君，佐以茯苓、猪苓、枳壳以健脾益气运中，扶其正而制其水。肝为刚脏，赖肾阴以涵育，肝病久延，阴耗失柔致硬，穷必极竭肾精，关门不利，聚水而从其类，故以生地黄、枸杞子、怀牛膝滋肾育阴，以固其本，伍以大腹皮、葫芦瓢、车前子利水逐邪。肝病时多有细胞免疫异常，而中药补益药物通过扶正固本以调节机体的免疫功能。实验研究证明，脾虚时有潜在的肝功能下降，补气健脾药有护肝作用。党参能调节细胞免疫系统，并使血清 IgG 含量增加；黄芪有增强细胞免疫和体液免疫功能，并有保肝及防止肝糖原减少作用；白术有利尿作用，促进钠的排出，及增加白蛋白的作用；生地黄不仅可以拮抗外源性激素对体内激素分泌抑制，而且还能延缓肝脏对激素的灭活，使血中激素水平维持较高状态，使机体保持较好的抗毒抗炎等功能。一般认为，细胞免疫对肝病的发展和修复占重要地位，而中药扶正固本，在影响细胞免疫方面起了关键性作用。从而促进肝细胞的修复、再生，使肝脏功能恢复正常，进而起到消退腹水的作用。

芪芍郁归汤

【药物组成】　黄芪、郁金、白芍、丹参、炙鳖甲各 30 g，当归、泽泻、黄精各 15 g，生地黄、枸杞子、水蛭、茯苓、炒白术各 10 g。

加减：肝胆湿热者，加茵陈、白花蛇舌草、萹蓄；胸闷纳差者，加香附、木香、谷芽、麦芽；心悸、寐差者，加桂枝、龙骨、牡蛎；手足心热者，加地骨皮、栀子；腰酸腿软者，加桑寄生、杜仲；便秘者，加郁李仁、麦冬；下肢浮肿者，加大腹皮、茯苓、薏苡仁；腹水者，加泽漆、蝼蛄；肝区痛者，加延胡索、川楝子；牙龈出血者，加三七参、旱莲草；肝脾肿大者，加瓦楞子、桃仁、红花、土鳖虫。

【适用病症】　肝硬化腹水。

【用药方法】　每天 1 剂，水煎 2 次分早、晚服。4 周为 1 个疗程，可连续使用 2~3 个疗程。

【临床疗效】　此方治疗肝硬化腹水 68 例，基本治愈（自觉症状消失，肝功能检查正常，肝脾肿大不同程度缩小，参加日常工作和轻微劳动，病情稳定 1 年以上）53 例，好转（主要症状消失，肝脾肿大稳定不变，肝功能检查轻微异常，无明显叩痛及压痛）11 例，无效（症状体征及肝功能检查无好转）4 例。总有效率 94.1%

【病案举例】　马某，男，47 岁。腹胀乏力，肝功能异常 2 年，诊断为肝硬化而住院。入院时麝香草酚浊度试验 19 U，麝香草酚絮状试验（+++），谷丙转氨酶 11 669 nmol/（s·L）以上，黄疸指数 15 U，A/G 为 3.4/3.8。诊见：面色晦滞，胸部有蜘蛛痣 6 枚，巩膜轻度黄染，纳呆乏力，胸闷腹胀，舌质淡、苔薄白，脉弦涩；肝右锁骨中线肋缘下2.5 cm，质硬，有压痛及叩击痛，脾左肋缘1.5 cm，质韧。用芪芍郁归汤加白花蛇舌草30 g，炒栀子10 g。服药5周后，腹水消失；肝功能复查：麝香草酚浊度试验13 U，麝香草酚絮状试验（＋＋），谷丙转氨酶583.45 nmol/（s·L），A/G 为3.9/3.6，症状明显好转。去茵陈、白花蛇舌草、炒栀子，加菟丝子30 g。再服5周后，自觉症状消失，纳谷正常，精神转佳，肝回缩到肋下缘约0.5 cm、质地变软，脾未及；肝功能正常，A/G 为4.5/3.1。出院后，随访1年未复发。

【验方来源】　吴兆勇. 养肝补肾法治疗肝硬化68例［J］. 中医临床与保健，1993，5（2）：14.

按：肝硬化病机为"肝、脾、肾三脏俱损"。病延日久，肝脾日虚，进而累及肾脏亦虚，肾阳虚无以温养脾土，使脾阳愈虚，进而导致脾肾亏虚，肝脾肾三脏功能相互失调，终至气滞血瘀，水停腹中。芪芍郁归汤主要是对"肝脾肾俱损，血瘀瘀积，湿热内蕴；气血水搏结，三焦失司、水泛络伤"病机拟定的。方中黄芪顾护正气，能保护肝细胞，促进肝细胞再生，提高机体免疫功能；郁金、炙鳖甲、水蛭、白芍、当归、丹参行气解郁，强肝柔肝，养血活血，祛瘀软坚，纠正白球蛋白倒置；泽泻、黄精、生地黄、枸杞子、茯苓、白术补肾健脾利湿。全方强肝补肾以固本，养血益气以扶正，活血祛瘀以软坚，故获效较著。

芪 遂 汤

【药物组成】　黄芪、大腹皮、丹参、水红花子各30 g，甘遂1.5 g（冲服），白术20 g，人参10 g，泽泻、炙鳖甲各12 g，茯苓20 g，制附子、焦山楂、焦神曲、焦麦芽各15 g。

加减：肝郁气滞者，加柴胡、沉香；湿热明显者，加茵陈；

脾虚湿困者，加砂仁；瘀血者，加当归、赤芍；肝肾阴虚者，加枸杞子；总蛋白降低，白、球蛋白倒置者，加鹿角胶。

【适用病症】　肝硬化腹水。

【用药方法】　每天 1 剂，水煎服。同时配合常规西药治疗。

【临床疗效】　此方治疗肝硬化腹水 72 例，显效（30 天内肝功能基本恢复正常，症状消失，B 超检查腹水消失，脾大接近正常）58 例，有效（45 天内肝功能有改善或接近正常，症状明显好转或基本消失，B 超示腹水可疑或少量，脾大有不同程度回缩）10 例，无效（45 天以上症状改善不明显，肝功能无好转或恶化）4 例。总有效率 94.44%。

【验方来源】　张志发. 芪遂汤配合西药治疗肝硬化腹水 72 例 [J]. 山东中医药大学学报，2000，24（4）：283.

按：肝硬化腹水乃肝病迁延日久发展而成，属本虚标实，治疗上应正邪兼顾，攻补兼施，在扶正补虚的同时化瘀温阳利水。芪遂汤方中黄芪、人参、白术、茯苓扶正健脾益气；炙鳖甲滋补软坚消癥；丹参、水红花子活血化瘀利水，防"血不利为水"之弊；制附子温阳化气，使水液得以运行，周流全身；甘遂攻逐水饮，使腹水从二便而走；大腹皮、泽泻理气宽中，利水消肿祛湿；焦山楂、焦神曲、焦麦芽和胃消食。诸药合用攻补兼施，标本同治，补而不留寇，邪祛不伤正。临床观察证明，此方具有显著的利尿作用，与西药利尿剂合用，能明显提高疗效，并能改善肝功能且无任何不良反应。

健脾散结汤

【药物组成】　泽泻 20 g，黄芪、木瓜、茯苓各 15 g，大腹皮、王不留行、丹参、白术各 12 g，厚朴 10 g。

加减：胁下痛甚者，加川楝子；嗳气、胸闷者，加代赭石；大便不畅者，加大黄；阳虚湿盛者，加肉桂、猪苓；气虚者，加山药、党参；胁腹胀痛者，加郁金、青皮；HBsAg 阳性者，加虎杖、七叶一枝花、贯众；胆汁性肝硬化者，加金钱草、路路通；腹水甚正不虚者，吞服醋甘遂粉，同时配合西药如肝安、白蛋白，酌情加用西药利尿剂和钾剂。

【适用病症】　肝硬化腹水。

【用药方法】　每天 1 剂，水煎 2 次，分早、晚服。连服 12 天为 1 个疗程。

【临床疗效】　此方治疗肝硬化腹水 30 例，显效（腹水基本消失，肝功能明显好转）8 例，有效（腹水减少，体征改善）16 例，无效（症状、体征无改善或病情恶化）6 例。总有效率 80%。

【病案举例】　覃某，男，62 岁。患者有慢性肝炎病史 10 年。此次因劳累后又出现腹胀满，双下肢浮肿，不能平卧，尿少而黄，肝区隐痛，夜间为甚。诊见：前胸及颈部有数颗蜘蛛痣，腹围 94 cm，腹壁静脉曲张，双下肢膝以下凹陷性浮肿，肝掌，舌质黯红、边有瘀斑、苔少，脉弦。西医诊断为肝硬化腹水；中医诊断为臌胀（脾虚湿阻型）。治宜健脾益气，活血散结，辅以攻逐利水。予健脾散结汤：白术、木瓜各 12 g，大腹皮 10 g，泽泻、猪苓各 20 g，黄芪 25 g，丹参、茯苓、炙龟板（先煎）、炙鳖甲（先煎）各 15 g。每天 1 剂。同时口服醋甘遂粉 0.5 g，每天 1 次，早晨吞服，连服 7 天；口服 10% 氯化钾溶液，每次 10 mL，每天 3 次；适当静脉滴注白蛋白。经治疗后腹围减至 84 cm，双下肢浮肿消失，症状、体征明显改善，经调理后好转出院。

【验方来源】　刘学冠. 健脾散结汤治疗肝硬化腹水 30 例 [J]. 河北中医，2000，22（1）：35.

按：健脾散结汤中，大腹皮、泽泻、茯苓、木瓜利水除湿，黄芪、白术健脾益气，丹参、王不留行活血行水，厚朴行气，全方共奏健脾利水、活血行气之功。药理研究证明，黄芪有保肝、防止肝糖原减少作用，丹参能扩张血管、改善微循环、促进肝细胞修复，白术有增加白蛋白、纠正白蛋白与球蛋白比例倒置作用，所以取得满意疗效。肝硬化腹水若不攻其腹水，则正气很难恢复，且补而不受，但攻逐太过又往往伤及正气。因此，正确处理攻邪与扶正的矛盾是治疗的关键所在。依据病情及患者体质（正气），酌情运用攻逐水饮之法，使腹水消除，同时注意保护正气，勿伤正气太过，适当静脉滴注白蛋白，注意防止电解质紊乱。但使用逐水剂攻逐太过，对正虚邪实、有出血倾向者，较易引起脉络破损，导致吐血、便血，故在治疗上应注意，同时还要注意保护胃气和肾气。

三　合　汤

【药物组成】　黄芪 30 g，白术、茯苓、车前子、泽泻、赤芍、白芍各 15 ~ 20 g，柴胡、当归各 12 g，甘草 6 g，大枣 7 枚。

加减：气虚者，加党参；腹胀者，加大腹皮、枳壳；瘀滞者，加丹参、炙鳖甲；小便欠利者，加猪苓、腹水草；有黄疸者，去黄芪、大枣，加茵陈、过路黄、田基黄；谷丙转氨酶升高者，加垂盆草、蒲公英；舌红无苔、口干者，合一贯煎加减。药物剂量通常视病情及体质而定，如瘀滞重者赤芍亦可增用至30 ~ 60 g。个别白蛋白甚低者，短期配合白蛋白静脉滴注。

【适用病症】　肝硬化腹水。

【用药方法】　每天 1 剂，水煎服。

【临床疗效】　此方治疗肝硬化腹水 16 例，痊愈（腹水及其他主要症状消失，肝功能正常，1年内无复发）6例，有效（腹水消失或基本消失，但1年内有反复，经原法治疗能趋于改善或稳定，其他症状和肝功能均有不同程度改善）8例，无效（腹水、其他症状及肝功能无明显改善）2例。总有效率87.5%。

【病案举例】　谢某，男，42岁。腹胀、少尿、乏力10天，纳食无味，尿色偏黄；巩膜及皮肤黄染，面色晦暗，形体消瘦，面部有蜘蛛痣数颗，舌质淡红、苔薄黄腻，脉弦。腹部膨隆如鼓，腹壁脉络显现，按之坚满，叩诊有移动性浊音，双下肢凹陷性浮肿。肝功能检查：HBsAg、HBeAg、HBcAb均为阳性，谷丙转氨酶2 667.2 nmol/（s·L），谷草转氨酶2 083.75 nmol/（s·L），直接胆红素76.95 μmol/L，间接胆红素59.85 μmol/L，白蛋白30 g/L，球蛋白37.5 g/L，A/G = 0.8∶1。B超检示：肝硬化腹水，脾大。辨证：湿热伤肝，气血瘀滞，水湿停滞。虽为本虚标实之证，但以湿热邪实为重。治宜疏肝行瘀，清热利湿。处方：三合汤去黄芪、大枣，加茵陈、过路黄、田基黄、垂盆草各30 g，枳壳、大腹皮各15 g。治疗1个月，腹水消退，肝功能基本正常。继用三合汤加党参、丹参、炙鳖甲等以扶正培本，巩固前效。服2个月，肝功能及其他症状均正常。间断服药调理年余，随访5年，肝功能正常，B超检查仅见肝内光点较密，并可参加轻体力工作。

【验方来源】　胡强民. 三合汤加减治疗肝硬化腹水16例[J]. 河北中医，2000，22（2）：112.

按：肝硬化腹水病机发展是从肝疏泄失常开始，日久则气血瘀滞，正气亏耗，终致水湿停滞不化，积聚于腹而成臌。肝硬化腹水病情变化复杂，多为肺、脾、肾三脏正气亏耗与气血瘀滞及水湿停滞相兼，互为因果。因此治疗上不但要审察虚与实的标本缓急，同时要注意三脏功能的调节。根据肝硬化腹水病机，三合汤用逍遥散疏肝活血，健脾制水，且肝气顺，则脾、肾功能得健；四逆散畅通三焦水道以利排泄；当归补血汤益气补血，祛瘀生新，有利于促进肝细胞再生，并有助增强利水之功。3方合用起到疏肝、健脾、利湿、扶正祛邪作用，故治疗肝硬化腹水有一定疗效。使用本方加减还需灵活自如，若邪实为重，可暂去黄芪、大枣之滞，增入清热利湿行气等类药助之；若本虚为重，则可加入党参、丹参、炙鳖甲、灵芝等药以扶正培本；若需标本同治，可执两取中，亦互不违悖。如所举案例，先去湿热之壅滞，后扶正固本，均为三合汤进退运用。临证用量择药不必拘泥，关键在于灵活得法，方取佳效。

下瘀术牛汤

【药物组成】 苍术、白术、川牛膝、怀牛膝、防己各30 g，制大黄、桃仁、土鳖虫各9 g。

加减：伴有黄疸者，加茵陈、栀子；肝肾阴亏者，加黄精、枸杞子；脾肾阳虚者，加附子、肉苁蓉。

【适用病症】 肝硬化腹水。

【用药方法】 每天1剂，水煎2次，分早、晚服。以半个月为1个疗程。

【临床疗效】 此方治疗肝硬化腹水47例，经2～5个疗程治疗后，临床治愈（临床症状消失，腹水消失，肝功能检查恢复正常）29例，显效（临床症状基本消失，腹水消失，肝功能检查明显好转）15例，有效（临床症状有改善，腹水明显减少，肝功能检查有改善）2例，无效（临床症状无变化，腹水未见减少，肝功能检查无好转）1例。总有效率为97.87%。

【病案举例】 刘某，男，38岁。患者半月来感腹胀、小便量明显减少，伴有胃纳呆滞、神疲乏力，1周前又发现小便色黄，两下肢浮肿。诊见：舌质红、苔薄黄，脉滑。肝功能检查：谷丙转氨酶 2 100.42 nmol/（s·L），谷草转氨酶 1 333.6 nmol/（s·L），总蛋白 58 g/L，白蛋白 26 g/L，球蛋白 32 g/L；HBsAg、HBeAg、HBcAb 均为阳性。B 超检查示：肝硬化腹水，脾增厚。治当健脾利水，柔肝养阴，活血化瘀。投下瘀术牛汤加味：苍术、白术、川牛膝、怀牛膝、防己各 30 g，制大黄、桃仁、土鳖虫各 9 g，黄精、枸杞子各 20 g。每天 1 剂。药进 6 剂后腹胀明显减轻，小便增多，B 超复查示腹水明显减少。药已中的，上方续进 6 剂，药后腹胀已除，下肢浮肿消失，胃纳渐振，B 超复查腹水消失。上方加黄芪 30 g，党参 15 g，当归、阿胶各 20 g。又服半月后，诸症状均除，复查肝功能：谷丙转氨酶 800.16 nmol/（s·L），总蛋白 66 g/L，白蛋白 38 g/L，球蛋白 28 g/L。嘱停药观察。随访 1 年，病情稳定，恢复正常工作。

【验方来源】 常春莉，郑淑英. 下瘀术牛汤治疗肝硬化腹水 47 例 [J]. 浙江中医杂志，2000（4）：147.

按：肝硬化腹水多是感染邪毒，致肝气不畅，郁遏日久，势必横逆犯脾，肝脾俱病，脾胃运化失职，清阳不升，水谷精微不能输布以奉养其他脏腑，浊阴不降，水湿不能转输以排泄于体外，清浊相混；且肝气郁滞，血气凝聚，隧道壅塞而成是病。故当以健脾利水、活血祛瘀为治则。下瘀术牛汤方中苍术、白术健脾益气，佐以燥湿；防己胜湿利水，有通利小便之功；川牛膝、怀牛膝、土鳖虫、桃仁、制大黄入肝经，破血逐瘀、软坚散结。诸药配伍，共奏扶脾土、散瘀血、化瘀积、通利水道之功，组方攻中有补，补而不腻，使邪去而正复，故应用于临床，取得了满意的疗效。

活血利水汤

【药物组成】 丹参、黄芪、白芍、茯苓皮、车前子（包）各 30 g，鸡内金、泽泻各 20 g，炙鳖甲、枸杞子各 15 g，炮穿山甲（代）12 g，青皮、三七（另包冲服）各 10 g。

加减：气滞者，加柴胡、香附；寒湿者，加苍术、藿香；脾肾阳虚者，加熟附子、干姜；肝肾阴虚者，加何首乌、山茱萸；呕血者，加十灰散；发热者，加金银花、连翘。

【适用病症】 肝硬化腹水。

【用药方法】 每天 1 剂，加水 500 mL 浸泡半小时，文火煎汁 150 mL，早晨口服；再加水 400 mL，文火煎汁 150 mL，晚上口服。以半个月为 1 个疗程，治疗 2~4 个疗程。

【临床疗效】 此方治疗肝硬化腹水 43 例，显效（症状消失，精神及体力良好，肝功能正常，B 超提示腹水消失，脾肿大缩小或正常，门静脉宽度降至 1.3 cm 以下，停药 10 个月以上不复发者）29 例，好转（主要症状消失，肝功能有明显改善，B 超提示腹水消失，肿大回缩或稳定不发展）11 例，无效（临床症状体征及实验检测结果均无明显好转）3 例。总有效率为 93%。

【验方来源】 周璟. 活血利水汤治疗肝硬化腹水 43 例 [J]. 四川中医，2000，18（5）：34.

按：肝硬化腹水，病位虽然在肝脏，但涉及五脏六腑，其病机特点为本虚标实，虚实夹杂。治疗应正邪兼顾，补消兼施。活血利水汤中，重用活血化瘀之丹参、活血止血之三七，药理研究表明，丹参能扩张血管、改善毛细血管舒缩功能、降低血液黏稠度、抑制血小板、红细胞聚集、阻断肾素—血管紧张素—醛固酮活性、减少腹水生成；三七具有消炎、抗凝、促纤溶、利尿止血等作用。用黄芪、山药、枸杞子既能补气健脾、滋养肝肾，又能增强机体免疫力以顾其虚；以炙鳖甲、炮穿山甲（代）、鸡内金滋阴软坚散结，使肿大的肝脾得以缩小；辅以茯苓皮、泽泻、车前子、白芍疏通三焦、淡渗利水，利水而不伤阴液。诸药合用能有效地改善肝脏的微循环、促进肝细胞修复和再生、阻断或减轻胶原纤维的生成、延缓肝硬化的发展、防止并发症发生，使脾脏缩小、腹水消失、全身症状得到改善。标本同治，攻补兼施，故取得了一定的疗效。

消肿利水汤

【药物组成】　白及、陈皮、蟋蟀、炙甘草、蝼蛄各 10 g，酸枣仁、炒白芍、大腹皮、茯苓皮各 30 g，陈葫芦壳 100 g，泽泻 12 g。

加减：脾虚肝旺型者，加党参、焦白术各 30 g，茯苓 20 g，郁金 10 g；气血两虚型者，加党参、当归各 30 g，焦白术、制何首乌各 15 g，阿胶 12 g，熟地黄 20 g；气阴两虚型者，加太子参、麦冬各 30 g，天冬、生地黄、地骨皮、天花粉各 20 g，五味子 10 g。

【适用病症】　肝硬化腹水。

【用药方法】　每天 1 剂，水煎服。同时配合西医对症支持疗法。

【临床疗效】　此方治疗肝硬化腹水 28 例，Ⅰ级疗效［腹水及浮肿完全消退，主要症状基本消除，舌脉正常，肝功能正常，谷丙转氨酶 666.8 nmol/（s·L）以下；血清总胆红素 17 μmol/L，白蛋白 >35 g/L，球蛋白 <30 g/L，肝脾有所软化或稳定不变；血白细胞 $>4×10^9$/L，血小板 $>100×10^9$/L，稳定在 3 个月以上者］16 例，Ⅱ级疗效［腹水及浮肿大部分消退，

200

主要症状及舌脉明显好转,肝功能检查接近正常,谷丙转氨酶
750.15 nmol/(s·L),白蛋白 >32 g/L,球蛋白 <32 g/L,肝
脾大小质地稳定不变;血白细胞 >3.5 × 10⁹/L,血小板 >80 ×
10⁹/L 者] 8 例,Ⅲ级疗效(腹水及浮肿有所消退,平脐腹围缩
小 4 cm 以上,症状减轻,舌脉有所好转,肝功能有所改善,白
蛋白较前提高,肝脾大小质地稳定不变,血白细胞及血小板有所
上升)3 例,无效(未达上述标准者)1 例。

【验方来源】 徐倩,于东冬,等. 中西医结合治疗肝硬化
腹水 28 例临床观察 [J]. 吉林中医药,2000,20(5):46.

按: 肝硬化腹水的形成,西医认为主要是门静脉压增高,血
浆胶体渗透压降低,肝淋巴细胞液失衡以及肾脏及内分泌因素引
发。而中医认为,肝硬化腹水的形成,首先责之肝失疏泄,日久
木郁克土,以致脾虚无力斡旋,运化功能失常,气滞血瘀,痰凝
或湿阻逐渐在腹腔内结成癥、积、痞。日久肝、脾、肾三脏长期
受损,形成腹水。本病腹水消退以后,应继续巩固治疗。因为本
病属疑难病,经常反复发作,一定要坚持服药,一般 1 个疗程为
3 个月,经治疗基本都能起效。

消臌除胀汤

【药物组成】 牡蛎、黄芪、珍珠母、丹参、车前子(包)、
炒白术各 30 g,丝瓜络 20 g,大腹皮、橘络、赤芍、白芍各
15 g,川牛膝、怀牛膝、炒枳壳、制鳖甲、郁金、鸡内金各
10 g,桃仁 8 g,肉桂 5 g,

加减:若偏气滞者,加柴胡、青皮、佛手;偏寒湿者,加苍
术、厚朴、茯苓;偏湿热者,加栀子、茵陈、龙胆草;偏血瘀
者,加三棱、莪术、土鳖虫;偏阳虚者,加黄芪、党参、制附
子;偏阴虚者,加山茱萸、何首乌、黄精;伴呕血者,加代赭

石、大黄、白及；伴神昏、属热闭者，加服安宫牛黄丸，属凉闭者，加服苏合香丸；伴尿闭者，加二丑、甘遂、大戟；伴胁痛者，加延胡索、川楝子、何首乌。

【适用病症】　肝硬化腹水。

【用药方法】　每天1剂，水煎2次，分早、午、晚3次服。同时配合西医常规治疗。

【临床疗效】　此方治疗肝硬化腹水100例，临床治愈（主要症状消失，腹水消退，且无须利尿药物维持，脾大有回缩，肝功能主要指标正常，上述状况维持半年以上）47例，好转（主要症状减轻，生活可以自理，腹水明显减少或消失，但仍需小剂量利尿剂维持，脾大不变，肝功能正常或接近正常，上述状况维持3个月以上）50例，无效（病情无改善或恶化）3例。总有效率为97%。

【验方来源】　伏新顺. 中西医结合治疗肝硬化腹水100例近期疗效观察［J］. 山西中医，2000，16（5）：26.

按：中医认为，肝硬化腹水属臌胀范畴，辨证多为本虚标实，其实有气滞、血瘀、湿热、寒湿，虚有阳虚、阴虚。治疗当攻补兼施，标本同治，并随证加减。方中牡蛎、制鳖甲、珍珠母软坚散结；丹参、赤芍、白芍、川牛膝、怀牛膝、桃仁活血化瘀；丝瓜络、橘络通络止痛；大腹皮、车前子消胀利水；白术、枳壳健脾通腑；黄芪、肉桂益气扶阳；郁金、鸡内金理气开胃。全方共奏利水消胀、软坚活血、疏肝健脾之功。现代药理研究证实，丹参、赤芍、白芍、怀牛膝、桃仁可改善肝血流及肝功能，抑制肝纤维化，调节人体免疫功能，有防治肝硬化的作用；还可降低门脉压、促使腹水消退等。鸡内金能使胃运动机能增强，排空加速；车前子有显著的利尿作用，这对肝硬化腹水的治疗无疑是大有裨益的。

白术茯苓防己汤

【药物组成】　生白术、茯苓、防己、大腹皮各 60 g，沙参、赤芍、牡蛎（先煎）、泽兰各 30 g，香附、木通、麦冬、炙鳖甲（先煎）各 15 g，土鳖虫 20 g，三七 12 g，麻黄 6 g。

加减：伴黄疸者，赤芍增至 60 g，加虎杖 60 g，金钱草 30 g，大黄 15 g；谷丙转氨酶升高者，加夏枯草 18 g，升麻 30 g；伴上消化道出血者，减生麻黄、泽兰、土鳖虫，加地榆 15 g，藕节炭 18 g，并口服血竭粉每次 3 g，每天 3 次，冰盐水送服；脾肿大明显者，加三棱、莪术各 9 g。

【适用病症】　肝硬化腹水。

【用药方法】　每天 1 剂，水煎 2 次，共取汁 600 mL，每次 200 mL，分 3 次口服。30 天为 1 个疗程。并配合常规西药治疗。

【临床疗效】　此方治疗肝硬化腹水 56 例，1 个疗程，腹水消退者 38 例，明显减少者 14 例，无效者 4 例，总有效率为 92.8%。影像学检查：肝脏密度减小，脾脏缩小至正常，门静脉增宽减少 50% 以上者 8 例；肝脏密度减小，脾脏明显缩小，门静脉增宽减少但不足 50% 者 22 例；以上指标无明显变化者 26 例。实验室检查白蛋白恢复正常者 19 例，低于正常值但大于 35 g 者 31 例，低于 35 g 者 6 例。43 例谷丙转氨酶异常者经治后 39 例复常。22 例伴黄疸者经治后均消退。8 例上消化道出血者中 6 例出血停止，其余 2 例经外科手术治疗出血亦止。

【验方来源】　冯静克，张珍先，罗宏伟. 中西医结合治疗肝硬化腹水 56 例［J］. 国医论坛，2000，15（4）：38.

按：肝硬化腹水属中医臌胀范畴，其病责之于肝、脾、肾三脏虚损，但同时并存水蓄、气滞、血瘀的实证。在治疗中，一味补虚则症状不减，甚或加重；一味攻伐则虚损更甚。因此，治疗该病应采用攻补兼施的方法，以攻不伤正，补不留邪。方中白术、茯苓健脾益气；沙参、麦冬养阴润肺，配合麻黄以开水之上源；赤芍、泽兰活血利水；土鳖虫、三七破瘀养血；炙鳖甲、牡蛎软坚散结；防己、大腹皮、木通利水消肿；香附疏肝理气。临床中观察到，肝硬化患者应用利尿剂后，不少患者会出现口渴、舌质红绛等阴虚证候，因此，在利水方剂中配合养阴药物是十分必要的。另外，治疗该病单纯利水往往不能达到预期目的，少佐麻黄，以开水之上源，则利尿作用明显增强。为了使患者能够更快地改善症状，短期应用利尿剂、导泻剂也是十分必要的。

健活利肝汤

【药物组成】　大青叶 30 g，丹参、赤小豆、茯苓、白术各 15 g，赤芍、泽兰、郁金、泽泻、鸡内金、木香、草豆蔻、厚朴各 10 g。

加减：有黄疸者，加茵陈 15 ~ 20 g，芦根 30 g；有热者，加黄芩、栀子各 10 g；腹水消后者，去泽泻，加三棱、莪术各 10 g，炙鳖甲 20 ~ 30 g。

【适用病症】　肝硬化腹水。

【用药方法】　每天 1 剂，水煎服，宜守方服用，药方及药量不宜轻动。若有并发症发生，作相应处理。

【临床疗效】　此方治疗肝硬化腹水 86 例，显效（30 天内肝功能基本恢复正常，症状消失，B 超检查腹水消失，脾大接近正常范围）58 例，有效（45 天内肝功能有改善或接近正常，症状明显减轻或基本消失，B 超检查腹水可疑或少量，脾大有不同程度回缩）24 例。无效（45 天以上症状改善不明显，肝功能无好转或恶化）4 例。总有效率为 95.3%。

【验方来源】　玄恩余，李书英，褚瑞海，等. 健活利肝汤治疗肝硬化腹水 86 例 [J]. 山东中医杂志，2000，19（9）：529.

按：肝硬化腹水其病在水，其源在血。因此，血瘀阻络水泛是肝硬化腹水发病过程中的重要病机。肝、脾、肾三脏受损，气滞、血瘀、水结三者相互牵连为患，其临床表现为一派血瘀之象。治疗以消水治其标，改善肝功能及肝脏病理损害，纠正蛋白异常以治其本。又宗《黄帝内经》"见肝之病，……首当实脾"之旨，拟健活利肝汤治疗本病。方中茯苓、白术、泽泻、赤小豆、草豆蔻、鸡内金健脾利水，丹参、赤芍、泽兰、郁金、木香、厚朴理气活血化瘀，大青叶清热解毒。诸药合用，共奏健脾利水、活血化瘀、清热解毒之功。现代药理研究证实，茯苓、白术、泽泻、赤小豆、草豆蔻均有明显持久的利尿作用，其作用主要是通过钠、氯、尿素的排泄等多个环节实现的。其中泽泻的利尿作用与其含有大量的钾有关，且能避免因钾的丢失而致电解质紊乱。丹参、赤芍、泽兰等可扩张血管，疏通肝脏微循环，增加血流量，降低门脉压力及增加对肝脏的营养供应。大青叶清热解毒，可防治腹腔感染。实践证明，健脾利水、理气活血化瘀法治疗肝硬化腹水，疗效肯定，复发率低，且无任何不良反应。肝功能障碍、血清白蛋白降低是影响肝硬化腹水远期疗效的主要因素，其机制涉及免疫功能失调、肝细胞功能损害、肝纤维化、肝脏微循环障碍等多种因素，仅通过静脉滴注能量合剂、人血白蛋白等西药治疗，不能从根本上改善肝脏的病理改变和肝功能异常，难以持久地维持血浆蛋白水平，因而易致肝硬化腹水复发。健脾利水、活血化瘀法对改善肝脏功能和纠正低蛋白血症有明显疗效，既杜绝了腹水再生条件以治本，同时活血可减轻肝脾肿大，又是腹水消除后的善后治疗。

养阴利水汤

【药物组成】 太子参、大腹皮、白茅根、楮实子、牡蛎、地骷髅、益母草各 30 g，生黄芪、炙鳖甲各 15～30 g，商陆 15 g。

加减：如瘀血阻滞明显，肝区疼痛、痛处不移，肝掌，蜘蛛痣，肌肤甲错，舌质紫暗或有瘀斑，脉细涩者，加赤芍、丹参、川楝子；湿热内蕴，烦热口苦，身目尿黄，大便干结者，加生大黄、茵陈、七叶一枝花；若鼻齿衄血者，加茜草、旱莲草、仙鹤草；若腹大如鼓，小便短少者，去黄芪，加陈葫芦、泽兰、车前草；若腹水消退者，去商陆，加薏苡仁、山药。

【适用病症】 肝硬化腹水。

【用药方法】 每天 1 剂，水煎 2 次，分 2 次温服。共治疗 2 个月。

【临床疗效】 此方治疗肝硬化腹水 42 例，显效（症状消失，B 超示腹水消失，肝功能及血浆白蛋白正常）24 例，有效（主要症状消失，B 超示腹水大部分消失，肝功能恢复正常或有所改善，血浆白蛋白有不同程度的提高）12 例，无效（症状、腹水、肝功能及血浆白蛋白均无明显变化）6 例。总有效率 85.7%。

【验方来源】 刘坚，陆定波，林静华. 养阴利水法治疗肝硬化腹水 42 例观察 [J]. 中国中医急症，2000，9（6）：255.

按： 本虚标实、虚实交错为肝硬化腹水病机之特点，在治疗上需标本兼治，急则治其标，缓则治其本，不能单以补虚或单以逐水。若单以补虚则易壅塞，单以逐水易伤阴耗气，动血生风。养阴利水汤能使养阴而制止利水伤阴之弊，利水可防止补阴壅塞之过。由于现代医家或病家在治疗上普遍运用西药利尿剂，若用之不当，只图其快，易伤阴液。而此方的运用，既可防止阴伤太过之弊，又具有利尿逐水之功，达到扶正祛邪之目的。方中太子参具有平补之性，久服而不壅滞，有补气养阴之功；黄芪兼补肝气，助肝之条达升发，具有提高细胞免疫功能，改善肝功能，促使免疫复合物的吸收和消除，加快病灶的修复和肝细胞的再生；炙鳖甲养阴软坚散结，提高血浆白蛋白，有利恢复肝功能代谢；地骷髅、牡蛎均有散结利水之效；商陆苦寒沉降，有"专于利水"之称；白茅根利尿而不伤阴；大腹皮具有宽中理气、善消腹水功能；佐以益母草活血利尿，以达到促进气血运行之效。

益气化瘀排毒汤

【药物组成】　黄芪、牵牛子各 15～30 g，白术 10～20 g，丹参、半边莲各 20 g，土鳖 8 g，赤小豆 20～30 g，茯苓、大腹皮、川牛膝、鸡内金各 15 g。

加减：湿热瘀毒型者，去黄芪，加茵陈 30 g，栀子 10 g；肝脾血瘀型者，加炮穿山甲（代）6 g，泽兰 10 g；脾肾阳虚型者，去半边莲、牵牛子，加肉桂 5 g（研末冲服），干姜 10 g；肝肾阴虚型者，去黄芪、白术，加山药、薏苡仁、扁豆、沙参、枸杞子、生地黄各 15 g，川楝子 10 g。

【适用病症】　肝硬化腹水。

【用药方法】　每天 1 剂，水煎服。20 天为 1 个疗程，最长不超过 3 个疗程。用药后，小便量增加不明显，每天少于 1 000 mL 者，适当配合螺内酯；白蛋白低于 27 g/L 者，酌情输注人血白蛋白。

【临床疗效】　此方治疗肝硬化腹水 68 例，一级疗效［腹水及浮肿完全消退，主要症状基本消除，舌脉正常，肝功能正常，血清总胆红素 ≤17.1 μmol/L，谷丙转氨酶 ≤616.79 nmol/

（s·L），白蛋白≥35 g/L，球蛋白≤30 g/L，肝脾有所软化或固定不变，白细胞计数 > 4×10^9/L，血小板 > 100×10^9/L，稳定在 3 个月以上者］32 例，二级疗效［腹水及浮肿大部分消退，主要症状及舌脉好转，肝功能接近正常，血清总胆红素 ≤25.0 μmol/L，谷丙转氨酶≤783.49 nmol/（s·L），白蛋白≥32 g/L，球蛋白≤32 g/L，肝脾大小质地稳定不变，白细胞的计数 > 3.5×10^9/L，血小板 > 80×10^9/L］18 例，三级疗效（腹水及浮肿有所消退，平脐腹围缩小 3 cm 以上，白蛋白较前提高 5 g/L 以上，肝脾大小稳定不变，白细胞上升 0.5×10^9/L，血小板上升 20×10^9/L）12 例，无效（未达到上述标准者）6 例。总有效率91.2%。

【病案举例】 张某，男，43 岁。4 年前患急性黄疸型乙型肝炎。经住院治疗，症状基本消除，肝功能恢复正常，但 HBsAg（ + ），HBeAg（ + ），HBcAb（ + ）。往往因劳累而感乏力，纳差，腹胀，肝功能轻度改变。半个月前又因劳累而加重并腹水，以肝炎后肝硬化腹水收入住院治疗。诊见：腹部胀满，腹大如鼓，身目发黄，小便黄短，伴心烦口苦，乏力，纳差，舌红、苔黄腻，脉弦滑；体温 37.2 ℃，呼吸 20 次/分，脉搏 80 次/分，血压 16/10 kPa；慢性肝病面容，神清，精神差，巩膜及皮肤中度黄染，肝脾扪之不满意，腹水征阳性，腹壁静脉曲张。血常规检查：血红蛋白 10 g/L，白细胞计数 4.1×10^9/L，中性粒细胞 0.64，淋巴细胞 0.36，血小板 85×10^9/L；肝功能检查：血清总胆红素 72.4 μmol/L，谷丙转氨酶 3 500.7 nmol/（s·L），白蛋白/球蛋白 = 28/30 < 1；HBsAg（ + ），HBcAg（ + ），HBcAb（ + ）。B 超检查：肝肋下 28 mm，脾肋下 54 mm，门静脉 15 mm，脾静脉 10 mm。入院诊断：肝炎后肝硬化腹水。证属湿热瘀结，脾虚水停。治宜清热利湿，化瘀逐水，佐以健脾益气。处方：茵陈、赤小豆各 30 g，白术、栀子各 10 g，丹参、半边

莲、牵牛子各 20 g，土鳖虫 8 g，大腹皮、川牛膝、茯苓各 15 g。服药 5 剂后，尿量明显增加，身目发黄有所消退，全身症状明显改善。再服 10 剂，腹水消失，主要症状基本消除。肝功能复查：血清总胆红素 16.8 μmol/L，谷丙转氨酶 583.45 nmol/（s·L），白蛋白/球蛋白 = 35/28 > 1；B 超检查：肝肋下 13 mm，脾肋下 20 mm，门静脉 5 mm，脾静脉 5 mm；未发现液暗区，白细胞 5.2×10⁹/L，血小板 112×10⁹/L，继以疏肝健脾为主，佐以解毒化瘀以善后。随访半年，病情稳定。

【验方来源】　何荣华. 益气化瘀排毒法治疗肝硬化腹水 68 例［J］. 湖南中医杂志，2000，16（4）：30.

按：在肝炎后肝硬化腹水的形成过程中，由于慢性肝炎迁延，正气未复，余毒未尽，久病入络，人体因脾肾亏虚而无力运化水湿，又因瘀血阻塞，毒、虚、瘀相互因果，形成恶性循环，致水毒内结，是本虚标实，虚实夹杂的顽症、重症。益气化瘀排毒汤针对病机，标本兼治。以黄芪、白术、茯苓健脾益气，升清降浊；以丹参、土鳖虫、鸡内金化瘀通络；以半边莲、牵牛子、赤小豆解毒排毒；大腹皮行气利水；用川牛膝取其补肾化瘀，引水下行。在应用本方时，应正确掌握病机的传变及证型的转化，如何精选补虚药、化瘀药和排毒药，并合理调整它们的比例及用量，以达到提高疗效的目的。

健脾温肾利尿汤

【药物组成】　太子参、白茅根、车前子各 30 g，大腹皮 20 g，白术、仙茅、生姜皮各 15 g，制附子、干姜、桂枝、茯苓、砂仁各 10 g，甘草 6 g。

【适用病症】　肝硬化腹水。

【用药方法】　每天 1 剂，水煎服，并用甘遂研细末，每次

6 g 敷于神阙穴，外贴麝香虎骨膏，并用热水袋外敷。呋塞米 20～100 g，加入 50% 葡萄糖注射液内静脉注射，每天 1 次，7 天为 1 个疗程。

【临床疗效】 此方治疗肝硬化腹水 34 例，临床治愈（主症状及腹水消失，肝脾不大，肝功能、B 超检查正常，蛋白倒置纠正）20 例，好转（腹水基本吸收，自觉症状好转，肝脾稳定性肿大，肝功能基本正常，白、球蛋白比例仍倒置）11 例，无效（症状及腹水无改善，甚至恶化）3 例。总有效率 91.2%。治疗最短 24 天，最长 75 天，平均 35 天。

【病案举例】 白某，男，51 岁。患肝硬化腹水 3 年余，反复发作，曾先后 3 次住院。近因家事劳累，病情复发，以腹部胀满，双下肢水肿，尿少，伴纳差乏力便溏 1 个月住院治疗。诊见：巩膜无黄染，颈胸部可见散在蜘蛛痣，肝大肋下 2 cm、质硬，脾大 3 cm，腹水征阳性，腹围 135 cm；苔白厚，脉濡滑。肝功能正常。总蛋白 53 g/L，白蛋白 23 g/L，球蛋白 30 g/L。诊断为肝硬化腹水。证属脾肾阳虚，水湿聚停。治宜健脾温肾利尿。经用本方并用甘遂末外敷及呋塞米连续应用 1 周后，患者腹胀减轻，尿量日平均在 3 000 mL 以上，腹围 98 cm，舌质淡红、苔已退，脉濡滑。停用呋塞米，于前方加重制附子用量 20 g（先煎 1 小时），去车前子、白茅根、生姜皮，加泽兰、鸡内金各 10 g，大黄 6 g，并续用前法外敷月余，症状体征基本消失，腹围 85 cm，B 超复查腹水吸收，痊愈出院。

【验方来源】 李志龙. 健脾温肾利尿法治疗肝硬变腹水 34 例 [J]. 陕西中医，1991，12（3）：105.

按：肝硬化腹水病位在肝脾肾，气血水是形成腹水的病理产物，腹水一旦形成，其病已在脾肾，健脾温肾利尿汤旨在振奋阳气，通阳化气利水消胀。方中太子参、砂仁、白术益气健脾渗湿；仙茅、制附子、桂枝、干姜温肾助阳化气行水；生姜皮、大腹皮辛温通阳利水；车前子、白茅根淡渗利湿；甘草调和诸药。外敷甘遂和加用呋塞米共达峻下逐水之功，使利尿而不伤正。全方熔健脾温肾利尿于一炉，温则湿化水行，阳盛则气行水消。

术瓜二草汤

【药物组成】　苍术、木瓜、益母草各 30 g，车前草 40 ~ 60 g。

加减：气虚者，加人参（或党参）、白术等；血虚者，加熟地黄、阿胶、当归、白芍等；阳虚者，加九香虫、熟附子、菟丝子、淫羊藿等；阴虚者，加炙龟板、炙鳖甲、旱莲草、女贞子等；腹胀者，加大腹皮、槟榔、莱菔子等；湿重者，加薏苡仁、防己、牛膝等；血瘀者，加泽兰、桃仁、红花等；出血者，加三七粉、仙鹤草、云南白药等。

【适用病症】　肝硬化腹水。

【用药方法】　每天 1 剂，加水 500 mL，煮沸至 150 mL 左右。每次服 100 ~ 150 mL，每天 2 次。

【临床疗效】　此方治疗肝硬化腹水 30 例，疗效满意。

【病案举例】　李某，男，51 岁。腹胀大 1 年，加重半个月。伴神疲乏力，倦怠，反应迟钝，动则喘促，不寐，食欲不振，食后胀满，胁痛，牙龈出血，大便干结难解，色暗黑，小便短少。诊见：皮色苍黄，精神萎靡，形体消瘦，肌肤干燥，腹大如鼓，青筋暴露，颈、胸可见血缕血痣、朱砂掌，舌质紫暗，脉弦细涩。血常规检查：血红蛋白 86 g/L，红细胞 3.2×10^{12}/L，白细胞 5.6×10^9/L，中性粒细胞 0.68，淋巴细胞 0.32，血小板 68×10^9/L。肝功能检查不正常。B 超提示：肝表面光点分布不均匀，肝大 3 cm，可见波平 4 cm，门静脉 1.2 cm，脾厚 3 cm。在上方基础上加牛膝、槟榔共服 70 余剂。B 超复查：腹水消失，其症基本消失，各种生化试验复查均恢复或接近正常标准，继而调理半年。随访2年未复发。

【验方来源】 曾庆平.术瓜二草汤治疗肝硬变腹水30例[J].陕西中医，1992，13（1）：16.

按：用术瓜二草汤治疗肝硬化腹水，临床有很好疗效。方中苍术健脾燥湿利水消肿为主药，配车前草清热利湿消水为辅药，佐木瓜、益母草通经活络、化瘀利水。诸药合用共奏健脾利水、活血化瘀消肿之功。虽用量偏大，但无副作用。

益气和血汤

【药物组成】 黄芪、赤芍各30~50 g，白术10~30 g，党参、益母草、猪苓各30 g，茯苓、三棱、莪术、柴胡各15 g，桃仁、郁金各10 g，牡丹皮12 g，女贞子10~15 g。

加减：肝肾阴虚者，加枸杞子、炙龟板、石斛、牡蛎；黄疸湿热较盛者，加茵陈、栀子、板蓝根、蒲公英、大黄；阳虚者加淫羊藿、补骨脂、桂枝、干姜；谷丙转氨酶高者，加五味子粉，每次5 g，每天3次冲服；纳差、脘腹胀满、苔白厚腻者加苍术、藿香、砂仁、鸡内金；胁痛者，加延胡索、川楝子；有出血倾向者，加旱莲草、茜草、三七、水牛角。

【适用病症】 肝硬化腹水。

【用药方法】 每天1剂，水煎服。3个月为1个疗程。大量腹水难以承受者，酌予西药利尿剂，或适当放腹水。

【临床疗效】 此方治疗肝硬化腹水95例，治疗1个疗程后，显效（症状、腹水消失，肝功能恢复正常，脾肿大恢复正常或明显软缩者）30例，好转（临床症状改善，腹水减少，肝功能好转者）49例，无效（治疗前后无变化或恶化者）16例，总有效率83.16%。

【病案举例】　王某，女，52岁。腹部胀满并下肢浮肿反复发作5年余，加重1周收住院。有慢性肝炎病史20年，5年前出现腹部胀满、纳谷不佳；经几家医院诊断为肝硬化腹水。经中西医治疗病情反复。近3周来腹胀呈进行性加重。诊见：精神萎靡，慢性肝病面容，颈胸部可见数个蜘蛛痣，腹软，肝肋下未触及，脾脏可及3~4 cm，腹水征阳性，腹围95 cm。肝功能检查：谷丙转氨酶1 333.6 nmol/（s·L），总蛋白72 g/L，白蛋白28 g/L，球蛋白44 g/L，B超提示肝硬化并大量腹水。治以益气热血为主，佐以清热利湿之品。基本方加减：黄芪、益母草、土茯苓、茵陈各30 g，白术、柴胡、甘草各15 g，郁金、赤芍、三棱、莪术、栀子、大黄、水蛭各10 g。水煎服，每天1剂。并排放腹水3 000 mL，补入白蛋白50 mL。1周后再放腹水2 000 mL，补入白蛋白50 mL。病情日趋好转，共治疗72天，肝功能复查在正常范围，B超查腹水消失，脾缩至1.5 cm。

【验方来源】　李富生，李敏，石昕昕.益气和血法治疗肝硬变腹水95例［J］.陕西中医，1995，16（1）：9.

按：肝硬化腹水大多有气虚血瘀之病机。且涉及肝、脾、肾诸脏，最后出现水停、血瘀、气阴两虚的复杂病理结局，此乃本病病程长、治疗难度大、疗效差的症结所在。益气和血汤中黄芪、党参、白术、茯苓、甘草益气培中，肝脾并补；赤芍、桃仁、三棱、莪术、郁金活血化瘀，软坚散结；柴胡理气疏肝；猪苓、益母草利水消肿；女贞子滋补肝肾之阴。药理学研究表明，黄芪、白术、党参调节免疫功能，促进肝细胞再生；赤芍、三棱、莪术、郁金改善肝脏血液循环，降低门静脉压力，抑制肝纤维组织增生；柴胡抗肝损害；桃仁改善肝功能。同用可达抗肝脏纤维化的作用。

芪术三甲汤

【药物组成】 黄芪、煅牡蛎、丹参、麦芽各 30 g，炒白术 12 g，炙鳖甲、炙龟板、茯苓各 20 g，泽泻、郁金各 15 g。

加减：黄疸者，加茵陈 30 g，栀子 12 g；腹胀便溏者，加大腹皮、炒薏苡仁各 30 g，神曲 15 g；腹水明显者，加甘遂 10 g（中病即止），茯苓皮、鲜白茅根各 30 g。

【适用病症】 肝硬化腹水。

【用药方法】 每天 1 剂，水煎服。20 天为 1 个疗程。

【临床疗效】 此方治疗肝硬化腹水 125 例，临床治愈（经治疗后临床症状消失，肝功能各项指标正常，1 年以内病未复发者）82 例，好转（经治疗后临床症状消失，肝功能各项指标基本正常，1 年以内病又复发者）32 例，无效（经治疗后临床症状略有好转，肝功能各项指标未有改善者）11 例。总有效率 91.2%。

【病案举例】 王某，男，32 岁。患无黄疸型肝炎 3 年余，有肝硬化腹水病史。自觉腹胀乏力，纳谷不香，形体消瘦而就诊。诊见：慢性病容，面色晦暗，腹大如鼓，腹围 98 cm，腹壁青筋微露，胸颈部有数个蜘蛛痣，肝在肋下 4 cm、质偏硬，压痛不明显，脾在肋下 3 cm、质中，腹部有移动性浊音，巩膜轻度黄染，舌苔薄，脉细弦。肝功能检查：麝香草酚浊度试验 12 U，硫酸锌浊度试验 14 U，谷丙转氨酶 1 000.2 nmol/（s·L），HBsAg 阳性。辨证属肝病及脾，脾失健运，水湿内停，病久入络，络瘀血瘀。拟疏肝理脾，活血化瘀，淡渗利尿为治。宜芪术三甲汤加茵陈、茯苓皮、炒薏苡仁、鲜白茅根各 30 g，大腹皮 15 g。连服 20 剂后腹水基本消失，饮食大增，肝脾明显缩小，肝功能好转。药症相符，效不更方，先后共服 100 余剂，临床症状消失，肝功能正常，唯右颈部尚有一蜘蛛痣未消失，继用上方改汤为丸再服 3 个月以巩固之。经访已 22 年病未再发。

【验方来源】 刘桂营. 芪术三甲汤治疗肝硬变腹水 125 例[J]. 陕西中医，1994，15（7）：301.

按：肝硬化腹水的成因不外肝脾肾三脏受损，气血水瘀积，而又与脾的关系最为密切，故治疗当从脾入手。控制腹水，改善肝功能，升高白蛋白是治疗本病的关键，应以扶正祛邪为主。方中黄芪据药理研究证明能增强和调节机体的免疫功能，提高机体的抗病能力，同时又能保护肝脏，防止肝糖原减少，促进血糖和肝脏蛋白的更新；白术升高白蛋白、调节免疫，保护肝脏的作用亦为现代药理研究所证实；炙鳖甲能抑制纤维组织的增生，使肝脾不同程度的回缩变软，又能提高血浆白蛋白；茯苓能利尿，对细胞免疫、体液免疫有促进作用；牡蛎能软坚散结；炙龟板能滋阴潜阳，补肾健脾；丹参有活血化瘀的作用，可改善血液循环；泽泻具有利尿、抗脂肪肝的作用；麦芽是治肝病的要药，可增进食欲，消除腹胀；郁金有行气化瘀，清心解郁，利胆退黄的作用。诸药合用可起到疏肝解郁、活血化瘀、淡渗利尿的作用，故用治本病可使腹水消失，肝功能恢复，白蛋白升高，达到机体康复之目的。

散结利水汤

【药物组成】 丹参、茯苓各 30 g，三棱、莪术、泽泻、白芍、青皮、猪苓、桑白皮、大腹皮、白术各 20 g，大黄、厚朴、陈皮各 15 g。

加减：肝胆湿热明显者，加茵陈、龙胆草、金钱草；阴虚内热明显者，加青蒿、地骨皮、芦根；血瘀明显者，加柴胡、赤芍、红花；水气犯肺喘息明显者，加麻黄、葶苈子、防己；脾肾阳虚明显者，加熟附子、肉桂、党参。

【适用病症】　肝硬化腹水。

【用药方法】　每天 1 剂，水煎服。2 个月为 1 个疗程。

【临床疗效】　此方治疗肝硬化腹水 58 例，显效（腹水消退，临床症状消失，肝功能基本正常）31 例，有效（腹水基本消退，临床症状及肝功能有明显改善）22 例，无效（腹水无消退，症状无明显改善）5 例。总有效率 91.4%。

【病案举例】　某女，41 岁。患乙型肝炎在某医院住院治疗 9 个月未愈，迁延日久。3 年前某医院确诊为肝炎后肝硬化，住院治疗 6 个月，疗效不满意。诊见：面色晦暗，形体虚肿，两胁下皆有痞块，肝大右肋下 5 cm、质硬有触痛，脾大左侧脐水平线以下 3 cm，腹围 94 cm，腹水征（+），上腹部有 3 个蜘蛛痣，脘腹胀满，下肢浮肿，口唇紫暗，恶心呕吐，舌质紫暗、苔白腻，脉沉弦。辨证为脾肾阳虚型臌胀。投以软坚散结，辅以温补脾肾之法。以散结利水汤加熟附子、肉桂、党参、黄芪治疗。1 个月后痞块缩小，气短减轻，在原方基础上加防己、薏苡仁、车前子治疗，40 天后腹水明显减少，2 个月后腹水完全消退。半年后复查 B 超，肝脾不大，腹水（－）。

【验方来源】　许有，王健民. 散结利水汤治疗肝硬变腹水 58 例［J］. 陕西中医，1994，15（7）：302.

按：肝硬化腹水有六淫外邪侵犯而发病，有七情伤肝而发病，有饮食伤脾而发病，有湿热内蕴中焦而发病。无论是肝胆湿热型、气滞血瘀型，还是阴虚内热型、脾肾阳虚型，其主要病理变化都是血瘀水饮内停、中焦痞块积聚，与肝、脾、肺、肾关系密切。因为肝郁不舒日久，可致气滞血瘀而形成痞块积聚。脾失健运，水饮内停可致积聚。肺主行气利水、通调水道，肺失宣肃也会造成水饮内停而形成积聚。肾主五液而行气化水，肾阳虚衰同样会导致水湿泛滥而发为积聚。所以，血瘀水饮内停，中焦痞块积聚是该病的主要病机。抓住臌胀的这一主要病机，应用软坚散结法，拟散结利水汤治疗该病取得显著疗效，值得临床推广。

软肝消臌汤

【药物组成】　炙黄芪、醋鳖甲各 30 g，炙穿山甲（代）10 g，丹参、猪苓、茯苓各 20 g，桂枝 15 g。

加减：湿热蕴结型，起病急，腹胀甚，拒按，烦热口苦，便干，目黄，胸闷，纳呆，苔黄腻，脉弦数者，上方加茵陈、栀子、大黄（后下）、田基黄、金钱草各 15 g；肝郁气滞型，腹大胀满，胀而不坚，胁下痞胀或疼痛，纳少，嗳气太息，大便不爽，苔白腻，脉弦者，上方加柴胡、青皮、川楝子、大腹皮各 10 g；脾肾阳虚型，起病较缓，病程长，腹大胀满，入暮尤甚，面色萎黄或白，神疲怯寒，小便短少，下肢浮肿，按之没指，舌淡胖有齿痕，脉沉细者，上方加肉桂、淡附子各 10 g，炒白术 15 g；肝肾阴虚型，腹大坚满，青筋显露，面色黧黑，唇红口燥，五心烦热，时有齿鼻衄血，小便短赤，舌红绛少津，脉弦细数者，上方加生地黄、女贞子、麦冬各 15 g；齿衄明显加地榆炭、仙鹤草各 20 g；若神昏谵语，急用安宫牛黄丸（鼻饲）清心开窍；胸腹水明显者，加商陆（先煎半小时）15 g，黑丑、白丑各 5 g。

【适用病症】　肝硬化腹水。

【用药方法】　每天 1 剂，水煎 2 次，分 3 次服。2 周为 1 个疗程，4 个疗程后停药。治疗期间均限制氯化钠摄入（每天 2 g 左右）。同时配合西医常规疗法。

【临床疗效】　此方治疗肝硬化腹水 42 例，显效（主要症状消失，腹水退尽）24 例，好转（主要症状消失，腹水减少 1/2 以上）13 例，无效（治疗前后症状体征均未见明显好转或出现严重的并发症）5例。总有效率88.1%。其中湿热蕴结型疗效最好（15例中，显效9例，有效6例）；其次为脾肾阳虚型（12例中，显效8例，有效3例，无效1例）；又次为肝郁气滞型（8例中，显效6例，有效1例，无效1例）；肝肾阴虚型最差（7例中，显效1例，有效2例，无效4例）。

【验方来源】　吴允华. 中西医结合治疗肝硬化腹水42例[J]. 浙江中医杂志，1998（5）：202.

按：肝硬化腹水多表现为虚瘀交错。虚乃脾肾阳虚，水不化津而致水液潴留；瘀乃气血瘀滞，血不循经，津液外渗，"血不利则为水"而致腹水。故治疗上应补虚与祛瘀并进，再辅以利水消肿。补虚重在补脾以绝水源；补肾以期水生涵木，肾旺肝荣，此乃治本之法。祛瘀，一是软坚消癥以除癥瘕，一是瘀化水行，腹水可消，此乃治标之术。方中炙黄芪、茯苓健脾益气，燥湿利水以绝水源；醋鳖甲与炙穿山甲（代）合用既补肝肾、滋肝阴，又消癥病、通络利尿；丹参养血、祛瘀、消癥、软肝；猪苓行水利尿；桂枝通脉利尿。诸药合用，共奏调补肝肾、培土利水、祛瘀化癥之功。临床观察表明，从"虚"与"瘀"着手治疗肝硬化腹水，能使隧通、血行、水去，从而说明正虚瘀积，是肝硬化腹水的主要病机。从各证型疗效比较来看，以湿热蕴结为最好，脾肾阳虚型次之，肝郁气滞型又次之，肝肾阴虚型最差。其原因可能是前3型治法较专一，药物较集中，而肝肾阴虚型阴虚与水湿相互矛盾，养阴则腻湿留邪，祛湿利水又伤阴损正，治法相左，药力不集中，因此疗效欠佳。总之，用调补肝肾、培土利水、祛瘀化癥、利水消肿法为主再配合西药利尿、护肝、支持等方法治疗肝硬化腹水，疗效明显优于单纯西药治疗。

黄芪丹参枸杞子汤

【药物组成】 黄芪、丹参各 30 g，枸杞子、茯苓、炙鳖甲、水蛭各 20 g，白术、柴胡、大黄、桃仁各 10 g，三七粉（冲）5 g，炮穿山甲（代）、鸡内金各 15 g。

加减：偏于肝郁湿阻者，加木香、厚朴、制香附等；偏于脾虚湿困者，加大腹皮、砂仁、草豆蔻、泽泻等；偏于湿热蕴结者，加茵陈、黄芩、白花蛇舌草、蒲公英等；偏于脾肾阳虚者，加附子、桂枝、干姜、椒目、淫羊藿等；偏于肝肾阴虚者，加玄参、生地黄、炙龟板、青蒿等。

【适用病症】 肝硬化腹水。

【用药方法】 每天 1 剂，水煎服。同时配合常规西医治疗。

【临床疗效】 此方治疗肝硬化腹水 38 例，治疗 3 个月后，显效（腹水完全消退，临床症状消失或基本消失，肝功能恢复正常或基本正常，白球蛋白比例正常）20 例，有效（腹水明显消退，临床症状和肝功能好转，白球蛋白比例正常或接近正常）15 例，无效（腹水无消退或增加，症状、肝功能均无改善或恶化）3 例。总有效率 92.1%。

【验方来源】 田仲成. 中西医结合治疗肝硬化腹水 38 例[J]. 江苏中医，1997，18（7）：16.

按：肝硬化腹水的病机总属肝、脾、肾三脏功能失调，进而造成气、血、水聚于腹中所致。在疾病发展中，肝病及脾，脾病及肝，肝脾久伤及肾，损及肾阴肾阳，本虚标实，虚实错杂是肝硬化腹水的病机特点。黄芪丹参枸杞子汤有益气扶正、利水化瘀、软坚消癥之功效。多法联用，标本兼治，攻补兼施。临诊根据症情予以辨证加减，并针对肝硬化腹水病变的顽固性、逆转极为困难的情况，辅以西药利尿、护肝、抗感染、支持疗法及对症处理，提高和促进蛋白的合成与代谢，降低门脉高压，改善肝肾的血液循环等综合措施，可明显地提高疗效。对于腹水消退后的治疗亦是至关重要的，可使其失代偿转为代偿，促进残存肝细胞再生修复，以恢复肝功能，及时控制活动性病变，使其尽快静止，控制其复发，巩固其疗效亦有必要。

益气活血利水汤

【药物组成】　黄芪、白术、茯苓、赤芍、丹参、泽兰各30 g，当归、大腹皮各15 g，泽泻10 g。

加减：纳差者，加山楂、鸡内金、神曲；肝区疼痛者，加柴胡、郁金、延胡索；有出血倾向者，加仙鹤草、白茅根、白及、三七；黄疸者，加茵陈、栀子、白花蛇舌草、大黄；阴虚者，加生地黄、麦冬、炙龟板、沙参；阳虚者，加制附子、干姜。大量腹水者，加西药利尿剂。

【适用病症】　肝硬化腹水。

【用药方法】　每天1剂，水煎服。3个月为1个疗程。

【临床疗效】　此方治疗肝硬化腹水68例，1个疗程后，显效（临床症状消失，一般情况良好，肝脾回缩触不到或稳定不变，肝功能恢复正常，白球蛋白比例倒置纠正，B超显示腹水消失）24例，好转（主要症状消失或明显好转，肝脾肿大稳定不变，无明显叩痛及压痛，腹水减轻50%以上而未完全消失，肝功能指标下降幅度在50%以上而未完全正常）36例，无效（未达好转标准或恶化者）8例。总有效率88.2%。

【验方来源】　余继春. 益气活血利水法治疗肝硬变腹水68例 [J]. 陕西中医，1997，18（1）：3.

按：肝硬化腹水主要是由于肝、脾、肾三脏功能失调，阴阳气血亏损，导致气虚血瘀、水湿内停等一系列的病理变化，其实质为本虚标实。因此治疗应以益气活血为主，利水祛邪为辅。益气活血利水汤中，黄芪、白术、茯苓健脾益气；赤芍、丹参、泽兰、当归活血化瘀；泽泻、大腹皮利水渗湿。诸药合用共奏益气健脾，活血利水之功，体现了"见肝之病，知肝传脾，当先实脾"的指导思想。现代药理研究表明，黄芪、白术等益气健脾药具有调整机体免疫功能，增加抗病能力，纠正白蛋白与球蛋白比例，并有显著持久的利尿作用；当归、赤芍、丹参等活血化瘀药能改善肝脏微循环，使肝细胞缺血、缺氧状态有所改善，抑制纤维组织增生，使肝内纤维组织软化，促进肝细胞的修复和再生，从而达到治本的目的。但需要指出的是各证型以肝郁脾虚型和气滞血瘀型疗效较好，肝肾阴虚型次之，而脾肾阳虚型则较差，因此在运用益气活血利水汤治疗肝硬化腹水时，不可忽视各证型之间的差别，以便更好地提高本病疗效。

益气化瘀消水汤

【药物组成】　黄芪 30 g，白术、茯苓、赤芍、车前子、薏苡仁、党参各 15 g，当归、柴胡各 10 g，郁金 12 g，三七 3 g，枳壳 6 g。

加减：气滞腹胀者，加大腹皮、木香、青皮；阳虚寒湿甚者，加附子、干姜、苍术、草豆蔻、厚朴；腹胀尿少体实者，加甘遂；湿热中阻者，加大黄、虎杖、白茅根；阴虚明显者，加白芍、阿胶、枸杞子、炙鳖甲、旱莲草；瘀血明显体实者，加桃仁、红花、莪术。

【适用病症】　肝硬化腹水。

【用药方法】　每天 1 剂，水煎 2 次，每次取汁 150 mL，早、晚空腹温服。严格限制钠盐摄入，注意卧床休息。出现严重合并症，如上消化道出血、肝肾综合征、肝性脑病、感染者配合西药对症治疗。

【临床疗效】 此方治疗肝硬化腹水 32 例，显效（全身症状缓解，腹水完全消失，肝功能恢复正常）21 例，好转（主要症状消失或明显好转，腹水减轻 50% 以上而未完全消失，肝功能指标下降幅度 > 50% 而未完全正常）9 例，无效（症状、体征、肝功能均无好转或呈进一步恶化）2 例。总有效率为 93.76%。住院时间最短 22 天，最长 182 天，平均 65 天。

【病案举例】 陈某，男，58 岁。自诉间发性右胁下疼痛，腹部胀大 2 年，加剧 3 个月。3 个月前经某医科大学附院诊断为"肝硬化腹水"，并证实有胃底静脉曲张，曾服利尿药治疗，效果不佳。入院时腹胀大，右胁疼痛，乏力，纳差，腹围 94 cm，腹水征阳性，肝右肋下 1.5 cm、质硬，脾肋下 3 cm、质中度硬，舌黯红，脉沉涩。肝功能：总胆红素 66 U，直接胆红素 29 U，谷丙转氨酶 1 133.56 nmol/（s·L），A/G 为 33.5/38.3。诊断为肝硬化活动期，中医辨证为气虚血瘀，水湿内停。处方：黄芪、白茅根各 30 g，柴胡、赤芍、当归、茯苓、车前子、木香、郁金、白术、枳壳各 10 g，三七 3 g。服药 2 周，症状明显改善，食欲增加，腹水减退；服药 3 周后所有症状消失，腹围 84 cm，肝功能全部恢复正常，连续服药 3 个月，肝脾回缩到肋下缘及边，质地变软，钡餐查胃底静脉曲张消失，复查 4 次肝功能全部正常。

【验方来源】 熊焰. 益气化瘀消水汤治疗肝硬化腹水 32 例临床观察 [J]. 湖南中医杂志，1997，13（3）：22.

按：肝硬化腹水是由多种病因致肝、脾、肾三脏受损，全身气血机能失调，导致脉络瘀阻，三焦不通，瘀血及水湿停蓄而成的全身性疾病，具有水瘀交结，正虚邪实，虚实夹杂等错综复杂的病机。关键在于"瘀"，而腹水形成是为标，亦可谓是气虚血瘀之病理产物，简言之，腹胀的病因、病机、病理即"虚、瘀、水"，多属正虚邪实，有虚不能补、攻难祛邪之虞。如《张氏医通》谓："胀本虚而标实，攻补两难，泻之不可，补之无功，极为危险。"故施治时，应注意攻邪不可伤正，补虚不能留邪。益气化瘀消水汤根据这一原则而拟订。方中以黄芪、党参益气扶正以补虚；白术、茯苓、薏苡仁、车前子健脾利湿以消水；柴胡、枳壳、郁金疏肝行气；赤芍、当归、三七活血化瘀。诸药合用，具有益气、化瘀、消水之功效，针对臌胀的病因、病机、病理，有补虚扶正而不留邪，化瘀消水而不伤正之特点，达到"虚、瘀、水"三者兼顾之目的，故能取得较好疗效。

芪枸三草汤

【药物组成】　黄芪 30 g，枸杞子、车前草各 18 g，马鞭草 10 g，青蒿 6 g，灯芯草 8 g，海金沙 4 g。

加减：气阴两虚者，加太子参。

【适用病症】　肝硬化腹水。

【用药方法】　每天 1 剂，水煎服。服药不能中断，忌郁怒、劳累及饮酒。

【临床疗效】　此方治疗肝硬化腹水 10 例，平均 30 天腹水消退。B 超提示腹水消失，肝功能检测正常，基本恢复轻度劳动。

【验方来源】　王旭光. 芪枸三草汤治疗肝硬化腹水 10 例 [J]. 湖北中医杂志，1995，17（1）：55.

按：治疗肝硬化腹水，临床多用疏肝理气、攻下通水、活血化瘀等方法。用药多取炙鳖甲、桃仁、赤芍、青皮、车前子、二丑之类，一时水肿消退，后又复起。因为瘀化而元气大伤。滞行而气虚尤甚，所以，日久腹更硬，痞胀甚，十分难治。芪枸三草汤中，黄芪味甘微温，补气升阳、利水退肿；枸杞子甘平，滋养肝肾。现代实验证明，芪枸联用，祛邪而不伤正。马鞭草苦酸、微寒，有活血、软坚、消癥、散积之功效，与车前草、灯芯草联用，能增强清热、利湿、利水之功。青蒿苦、辛寒，能泄肝胆之郁热，且有利湿退黄之功。海金沙能引诸药到达病所。全方合用，共奏养血柔肝软坚、滋肾益气利水之功。

滋阴益气渗湿汤

【药物组成】　炙龟板（先煎）、炙鳖甲（先煎）各20 g，女贞子、黄芪、白术各15 g，郁金、泽兰各12 g，泽泻、大腹皮、猪苓各10 g，大黄6 g。

加减：黄疸者，加茵陈、栀子；胸水者，加葶苈子、桑白皮；牙龈出血者，加白茅根、藕节；舌光苔少者，加生地黄、地骨皮。

【适用病症】　肝硬化腹水。

【用药方法】　每天1剂，水煎至200 mL，分2次温服。30天为1个疗程，治疗3个疗程。

【临床疗效】　此方治疗肝硬化腹水22例，显效（症状基本消失，B超提示脾肿大相应回缩，腹水消失，肝功能正常，白、球蛋白比例达到1.5∶1）7例，有效（症状和B超提示脾肿大有所改善，腹水消失，肝功能及白球蛋白比例有所好转）12例，无效（症状、B超检查、肝功能及白、球蛋白比例无改善或加重者）3例。总有效率86%。

【病案举例】　唐某，男，42岁。乙肝病史15年，近2年来反复出现腹水。现腹部膨大、腹胀、双下肢浮肿20天。入院时B超检查显示：肝内光点分布不匀，呈斑块状，肝表面可见超声暗区，脾厚11 cm，超声诊断为肝硬化腹水、脾肿大。肝功能检查：谷丙转氨酶 1 500.3 nmol/（s·L），谷草转氨酶 1 300.26 nmol/（s·L），A/G 为 0.59∶1。形体消瘦，面色潮红，皮肤无黄染，精神萎靡，全身乏力，纳差，大便干，小便量少，舌质有紫气，舌光无苔，脉细弱。证属气阴两伤，气滞血瘀，水湿内停。治拟滋阴软坚，益气健脾，利湿消肿。处方：炙龟板（先煎）、炙鳖甲（先煎）各 20 g，女贞子、黄芪、白术、郁金、生地黄、泽兰各 12 g，泽泻、大腹皮、猪苓、车前子各 10 g，大黄 6 g。药后尿量渐增，大便先硬后溏，多泡沫，脘腹胀满减轻，双下肢浮肿减轻。守方继服，共 80 余剂。复查肝功能谷丙转氨酶、谷草转氨酶正常，A/G 为 1.67∶1。B 超提示：腹水消失，脾肿大回缩，脾厚 4 cm，自觉症状完全消失，肝硬化腹水基本治愈。随访 2 年，情况良好，能从事一般体力劳动。

【验方来源】 朱建明. 滋阴益气渗湿法治疗肝硬化腹水 22 例 [J]. 江苏中医，1998，19（8）：23.

按： 肝硬化腹水的病机为肝脾肾功能失调，气滞、瘀血、水湿互结。久病必致伤阴耗气，正气虚损，故在治疗过程中，当以扶正为先，即以滋阴益气为主，而后利水渗湿以祛邪，不可单行利药。方中炙龟板、炙鳖甲、女贞子滋阴清热，软坚散结，是治疗肝硬化腹水之主药。黄芪补气兼能利水。现代研究，黄芪可增加尿量和氯化物的排泄，增强机体免疫功能。白术补气健脾利湿，动物实验有明显持久的利尿作用，能促进钠的排出，增加白蛋白，防止肝糖原减少，保护肝脏，能显著延长凝血酶原时间。郁金疏肝理气兼以活血化瘀，泽兰既可行水利湿，又可通调肝脾血脉；泽泻、猪苓、大腹皮、车前子为渗湿利水之常用药，利水作用平缓而持久。大黄量小，取其通腑泻下之功，使水湿随肠道而出，又具活血之用，以调肝脾血脉。综观全方，诸药合力，在滋阴益气扶正的同时，祛除水湿、气结、血瘀之癥结。在治疗本病的过程中，还需注意精神和生活上的调摄。食盐有凝涩助水之弊，治疗时应低盐饮食；在尿量特别减少时，给予无盐饮食，待腹胀消除，酌情逐渐增加食盐量。其次应安心静养，注意保暖，防止正虚邪袭，发生他变。

消 臌 汤

【药物组成】 丹参、黄芪、制黄精各 30 g，猪苓、茯苓、炙鳖甲、白术、大腹皮、车前子各 15 g，桃仁、柴胡、郁金各 9 g。

加减：肝郁脾虚型者，选加枳壳、陈皮各 9 g，山药 30 g；湿热蕴结型者，选加栀子、黄芩、大黄各 9 g，茵陈、金钱草 30 g；肝肾阴虚型者，选加生地黄 30 g，玄参、枸杞子各 15 g；脾肾阳虚型者，选加熟附子、淫羊藿、补骨脂各 15 g，干姜 3 g；血瘀明显者，加水蛭、大黄各 9 g，土鳖虫、赤芍各 15 g；纳呆者，加焦山楂、鸡内金各 9 g，谷芽、麦芽各 15 g；鼻衄、齿衄者，加白茅根 30 g，仙鹤草 15 g，蒲黄 9 g。

【适用病症】 肝硬化腹水。

【用药方法】 每天 1 剂。3 个月为 1 个疗程。必要时适当加西药利尿剂、复方氨基酸或人血白蛋白。

【临床疗效】 此方治疗肝硬化腹水 90 例，显效（1 个疗程结束时，症状完全消失，一般情况良好，腹水消失，肝功能恢复正常，以上指标保持稳定 0.5 ~ 1 年）31 例，好转（1 个疗程结束时，主要症状消失或明显好转，腹水减少 50% 以上而未完全消失，肝功能指标下降幅度在 50% 以上而未完全正常）48 例，无效（未达到好转标准或恶化）11 例。总有效率为 87.78%。其中对肝郁脾虚型、湿热壅阻型疗效较好，肝肾阴虚型、脾肾阳虚型较差。

【验方来源】 朱均权. 消臌汤治疗肝硬化腹水 90 例 [J].

辽宁中医杂志，1998，25（5）：206.

按：肝硬化腹水的病机特点是肝、脾、肾功能俱损，气血水代谢失调。肝气郁结、血脉瘀阻、水湿内停是基本的病理变化；本虚标实、虚实夹杂是本病的实质。故治疗当以祛瘀、行气、利水为先，而扶正则宜养肝、健脾、滋阴，以达攻邪不伤正，补虚不留邪的目的。消臌汤以丹参、桃仁、柴胡、郁金活血化瘀，疏肝理气为主药；辅以黄芪、白术、茯苓益气健脾；炙鳖甲、制黄精滋阴补肾治其本；大腹皮、猪苓、车前子利水消胀治其标。全方共奏疏肝健脾滋阴、活血祛瘀消水之功。从现代观点来看，本方中的活血化瘀药丹参、桃仁、郁金、水蛭、土鳖虫、大黄可改善肝脏微循环，疏通瘀阻的脉道，促进已形成的纤维降解，降低谷丙转氨酶及保护肝细胞的作用；益气养阴助阳药黄芪、白术、炙鳖甲、玄参、制黄精、淫羊藿、补骨脂等能增加细胞免疫功能，改善能量代谢，促进肝细胞再生；清热解毒药黄芩、茵陈、金钱草等则能起到增加巨噬细胞功能，抑制体液免疫作用。上述药物均有不同程度的抗肝脏纤维化作用。因此，本方用于临床，取得较满意疗效。

扶正消臌汤

【药物组成】　黄芪、白术各 30 ~ 60 g，丹参、防己、茯苓皮各 30 g，当归、桃仁各 10 g，三七 3 g，白芍、大腹皮各 15 g，甘草 6 g。

加减：湿热重者，去黄芪，加茵陈、黄芩；腹胀甚且以气为主者，加莱菔子、木香、沉香；肝肾阴虚明显者，黄芪减量，加生地黄、女贞子；阳虚者，加附子、肉桂；肝区胀痛甚者，加独活、徐长卿；出现脑病者，加石菖蒲、郁金。

【适用病症】　肝硬化腹水。

【用药方法】 每天 1 剂。1 个月为 1 个疗程。消化道出血者，加服云南白药；有感染者，加用相应的抗生素；一般治疗为休息，低盐饮食，服用护肝药，间断使用氢氯噻嗪、螺内酯等利尿药，必要时加速尿、多巴胺，根据病情可选用白蛋白、新鲜血、氨基酸类支持疗法。腹水消退后，较长时间服用大黄䗪虫丸合乌鸡白凤丸疗效好。

【临床疗效】 此方治疗肝硬化腹水 98 例，显效（B 超提示腹水消退，症状基本消失，肝功能及血浆蛋白正常，随访 1 年未复发）55 例，有效（B 超提示大部分腹水消退，主要症状消失，肝功能恢复正常或有改善，血浆蛋白有不同程度的提高，随访半年内未复发）29 例，无效（腹水、症状、肝功能及血浆蛋白无明显变化或死亡）14 例。总有效率 85.7%。一般而言，血吸虫性肝硬化疗效好，肝炎后肝硬化稍好；病程短者疗效好于病程长者；服药时间愈长，疗效愈好。

【验方来源】 罗嗣尧，金孝信. 扶正消臌汤治疗肝硬化腹水 98 例 [J]. 江西中医药，1998，29（2）：25.

按：肝硬化腹水是由于肝气郁滞、肝络瘀阻、功能失调，缠绵日久，以至肝脾肾亏虚，气血水瘀结腹内，腹渐胀大而成。本病的病理关键是气虚血瘀水聚，病机特点是本虚标实，虚实交错；在治疗上当以扶正祛邪为原则，不可偏废。扶正消臌汤中的黄芪、白术益气健脾补其本，量要重用，能增强细胞免疫功能，改善能量代谢，促进肝细胞再生；三七、丹参、当归、白芍、柴胡、桃仁活血祛瘀，疏肝理气，改善肝细胞微循环，防止肝细胞纤维增生，促进已形成的纤维降解，保护肝细胞；血瘀可由肝郁所致，也是郁结的转归，所以治瘀又要兼顾疏肝理气；茯苓皮、大腹皮、防己利水除胀治其标。全方益气、疏肝、活血、利水，虚实并重，扶正祛邪，再配合随症状加减和西药辅助治疗，疗效的确良好。

三络青皮汤

【药物组成】 瓜蒌50 g，丝瓜络15~30 g，橘络、土鳖虫各6 g，酒丹参、酒赤芍、炒白术各15 g，青皮、鸡内金各10 g，郁金12 g，车前子20 g。

加减：湿热壅结者，加茵陈、败酱草、栀子；血瘀者，加桃仁、鸡血藤、炮穿山甲（代）；脾肾阳虚者，加制附子、黄芪、太子参；肝肾阴虚者，去白术，加沙参、麦冬、阿胶等；伴神昏属热闭者，给口服或鼻饲安宫牛黄丸，以清心开窍；属凉闭者，加用苏合香丸，以化浊开窍。

【适用病症】 肝硬化腹水。

【用药方法】 每天1剂，水煎2次，共取煎液150~200 mL，分2~4次口服。1个月为1个疗程，一般以2个疗程为宜。根据病情选用一般利尿剂（氢氯噻嗪、螺内酯），服用保肝药及适当补充白蛋白。要求卧床休息，低盐饮食，根据腹水量适当放腹水，针对诱因和并发症积极进行治疗。

【临床疗效】 此方治疗肝硬化腹水56例，经9~68天治疗，治愈（腹水消失，临床主要症状消失或明显减轻，肝功能复查明显好转或正常）34例，好转（腹水基本消失或明显减少，临床主要症状减轻，肝功能复查有改善）16例，未愈（腹水减少不明显，临床主要症状无变化或稍有减轻，肝功能复查无改善或恶化）6例。总有效率为89.29%。

【验方来源】 陶景渊. 三络青皮汤治疗肝硬化腹水的体会[J]. 江西中医药，1997，28（2）：22.

按：肝硬化腹水的病机，在于肝脾俱病。肝气郁滞，木郁克土，即所谓"见肝之病，知肝传脾"。脾胃运化失职，清阳不升，则水谷之精微不能输布以奉养其他脏腑；浊阴不降，则水湿不能转输以排泄于体外。肝脾既损，疏泄及运化功能失常，故脉络壅塞，清浊相混，水湿停聚于中焦，形成臌胀。病延稍久，肝脾日虚，累及肾脏，肾阳虚极，开阖失司，气化不利，水湿愈盛。若阳损及阴，或湿热内盛，耗伤阴津，则肝、脾、肾三脏俱虚，而胀满更甚，形成虚者愈虚，实者愈实，以及"至虚有盛候"的复杂局面，以致使病情陷入危境。本病因气滞、血瘀、水停三者错杂为患，故既是病因，又是结果。根据以上病机，治疗以疏肝理气、化瘀通络、健脾利水为原则选用三络青皮汤加减治疗。方中瓜蒌、丝瓜络、橘络、青皮利气宽胸，疏肝通络散结，主治由肝气郁结所致胁肋胀痛。酒丹参、酒赤芍、土鳖虫、郁金均归肝经，有祛瘀之功。现代医学研究此 4 药可用于瘀血所致的胁下癥块、胀满疼痛，有缩小和软化肝脾的作用，并能改善肝功能。郁金尚有利胆退黄之功。炒白术与鸡内金合用，可益气补脾健胃，用治饮食不消、食欲不振、脘腹虚胀、倦怠乏力等症状，与车前子合用能利小便而止泄泻，用于湿盛泄泻、小便不利之症最佳。全方针对病机，消中有补，补中有消，对气滞水停、寒湿困脾、瘀结水停证效果最佳，与西药合用相辅相成，扬长避短，标本兼顾，为治疗肝硬化腹水的有效方剂。另外，本方未用峻泻之品，因攻泻虽可使腹水迅速消除，然患者正气多虚，攻泻之后往往腹水重生，元气更损，病情加剧。业已证明，腹水的产生与吸收有一定的动态过程，放腹水量过大或泻利过剧不利于机体有效循环的调整，有可能导致电解质紊乱和循环不足，使脏器灌注不良，从而加重肝、肾功能的损害，使病情易于反复。服用中药可借助中药富含天然电解质优点，避免水电解质紊乱。

扶元复肝汤

【药物组成】　黄芪、何首乌、山药、白茅根、赤小豆各

30 g，白术 20 g，丹参、猪苓各 15 g，当归 12 g。

加减：兼湿热蕴结者，减黄芪、白术、何首乌、山药用量，加金钱草、虎杖；兼脾肾阳虚者，加大腹皮、菟丝子；兼阴虚血热者，减黄芪、白术用量，重用何首乌、山药，加赤芍、三七；兼气血不足者，重用黄芪、当归；肝脾瘀血者，加泽兰、益母草；有精神症状者，加石菖蒲、百合。

【适用病症】　肝硬化腹水。

【用药方法】　每天 1 剂，水煎服。同时服鳖甲散（醋制鳖甲 4 份与茜草根 1 份，共研末过箩而成）6 g，用上述药汤冲服，每天 2 次。

【临床疗效】　此方治疗肝硬化腹水 35 例，临床治愈（腹水及主症状消失，蛋白倒置纠正，肝功能正常或接近正常）8 例，显效（腹水及主症状消失，蛋白倒置接近正常，肝功能有一定改善）16 例，有效（腹水及主症有所减轻，腹围减少 5 cm 以上，蛋白倒置及肝功能无改善）5 例，无效（腹水及主症无改善，病情甚至恶化）6 例。总有效率 83%。

【病案举例】　某男，33 岁。罹患慢性肝炎 10 年，腹水间发 4 年。省地医院诊断为乙型肝炎、肝硬化（失代偿期）、脾功能亢进。近来腹水再发。诊见：面色萎黄，形体消瘦，神疲乏力，肝区隐痛，腹大如鼓，齿缝出血，皮肤有散在出血点，下肢浮肿，小便不利，舌质黯红少津，脉细数；巩膜轻度黄染，颈胸见散在蜘蛛痣，肝大肋下 2 cm、质硬、触痛（＋），脾肋下 3 cm，腹水征（＋），腹围 90.2 cm，双下肢浮肿（＋）。肝功能检查：麝香草酚絮状试验（＋＋），硫酸锌浊度试验 11.6 U，谷丙转氨酶 5 601.12 nmol/（s·L）；HBsAg（＋）。白蛋白 23 g/L，球蛋白 31 g/L。血小板计数 82×10^9/L。B 超示：肝硬化腹水、脾肿大。中医诊断：臌胀。证属元气虚损，血瘀水停，阴虚血热。治宜补益元气，化瘀利水，养阴清热。施扶元复肝汤减黄芪、白术用量，重用何首乌、山药，加赤芍、三七，鳖甲散6 g，药汤冲服。连服 30 剂后，腹水、浮肿消退，腹围减至76 cm，肝区隐痛及出血症状消失，小便正常。再进 30 剂后，面色红润，肌肉丰满，体重增加，宛如常人。复查肝功能基本正常，白蛋白 36 g/L，球蛋白 28 g/L。血小板计数 103×10^9/L。B超示：腹水消失。嘱原方共研末与鳖甲散混匀装瓶，每次服6 g，每天 2 次，以巩固疗效。随访 1 年无复发。

【验方来源】 金钊. 35 例肝硬化腹水的治疗体会［J］. 江西中医药，1996，27（5）：24.

按：肝硬化腹水主要病机为肝脾肾功能失调，气血水壅结腹中。其发生、发展的过程，正是元气日渐耗损的过程。肝脾肾功能所以失调而致气结、血瘀、水停；气血水所以壅结腹中又障碍肝脾肾三脏功能，实由元气虚损后，脏腑功能低下所致。因此本病是元气虚损为本，气血水壅结为标。元气的盛衰决定着本病的预后。所以应将补益（恢复）元气贯穿治疗始终，且以补益（恢复）元气为主，祛邪为辅。祛邪当视气结、血瘀、水停等情况酌加对应药，选药以不伤元气为准则，不可滥用攻伐之品。整个治疗做到补益（恢复）元气而不恋邪，祛邪而不伤本元。扶元复肝汤方中的黄芪、何首乌、白术、山药补益元气以振奋脏腑机能；当归养血和血柔肝；丹参、猪苓、白茅根、赤小豆化瘀利水；鳖甲散补血填精，软坚散结，活血化瘀。现代医学研究证实，黄芪、何首乌、白术、山药、当归、丹参、猪苓可提高机体免疫力，改善肝细胞功能，促进蛋白质合成；何首乌、山药、当归、丹参、猪苓还可减轻肝细胞坏死、变性，抑制纤维组织增生；丹参、当归、白茅根能改善肝内微循环和增加肝血流量，改善肝脏营养及氧气供应，消除免疫复合物，加速病灶的吸收和修复，抑制 γ-球蛋白形成；鳖甲、茜草根可抑制抗原抗体免疫反应引起的病理损害。由于药证合拍，符合"治病必求其本"的治疗原则，故疗效较为满意。

圣 术 煎

【药物组成】 生白术 60 g，干姜、肉桂各 6 g，陈皮 10 g。

加减：气滞湿阻者，加枳实、厚朴各 10 g；湿热蕴结者，去肉桂，加茵陈 30 g，黄芩 10 g；脾肾阳虚者，加茯苓 30 g，制附子 10 g；腹水甚者，需重用生白术 90～120 g，泽泻 60 g，且每天服 2 剂，取"急则治其标"之意。

【适用病症】 肝硬化腹水。

【用药方法】 每天 1 剂，水煎服。10 天为 1 个疗程。

【临床疗效】 此方治疗肝硬化腹水 96 例，治愈（症状、体征均消失，肝功能及各项化验均正常）61 例，好转（症状、体征消失，肝功能检查尚有轻度异常）33 例，无效（治疗 2 个疗程后，症状无缓解或反而加重）2 例。总有效率为 97.9%。

【病案举例】 李某，男，56 岁。患者脘腹胀满，胁肋窜痛 2 月余。近几天来因心情不舒，致脘腹胀甚，攻撑作疼，双下肢浮肿，小便量少。诊见：面色萎黄，腹胀大，按立软，肝剑突下 2.5 cm、肋下 1 cm、质硬、有压痛，双下肢凹陷性浮肿，舌淡胖、苔白腻，脉沉弦。肝功能检查：麝香草酚浊度试验 8 U，谷丙转氨酶 1 867.04 nmol/（s·L），血清总蛋白 62 g/L；HBsAg 滴度 1:6。B 超示：肝硬化腹水。诊为乙型肝炎、肝硬化腹水。证属气滞湿阻。予圣术煎加减：白术 60 g，干姜、肉桂各 6 g，陈皮、枳实、厚朴各 10 g。3 剂后病情大减，继服 10 剂后，自我感觉良好，腹胀除，食欲增加。肝功能检查基本正常。随访未曾复发。

【验方来源】 郑乃庚. 圣术煎治疗肝硬化腹水 96 例［J］. 浙江中医杂志，1995（4）：153.

　　按：陈修园在《医学实在易》中，推崇用圣术煎来治疗脾虚单腹胀，并认为白术在方中起主要作用，他说："白术补脾，脾得补则善运，善运则食消而胀去。欲其运多于补则生用，欲其补多于运炒熟用。"《名医别录》则指出重用生白术可"利腰脐间血"。从临床实践来看，重用生白术确能软坚散结消瘀积，从而使水化气行胀满除，瘀去血运癥瘕消。

腹　水　散

　　【药物组成】　黄芪、丹参、赤芍、三棱、炙鳖甲、炮穿山甲（代）、鸡内金、三七、五味子、枸杞子、生地黄、麦冬、太子参、葶苈子、车前子、防己、泽泻、木瓜、白花蛇舌草、茵陈、连翘、枳实。（原方无剂量）

　　【适用病症】　肝硬化腹水。

　　【用药方法】　上药研末，过60目筛。每次30~40 mg，每天2次，水煎沸7~10分钟过滤服。2个月为1个疗程。均配合保肝、支持、利尿、对症治疗。

　　【临床疗效】　此方治疗肝硬化腹水37例，显效（疗程结束时，症状及腹水完全消失，肝功能恢复正常，脾肿大缩小或正常。以上指标保持稳定1年以上）22例，好转（疗程结束时，主要症状基本消失，肝功能有明显改善，脾大回缩不明显，腹水基本消失）11例，无效（未达到好转标准或恶化者）4例。

　　【验方来源】　陈雁南．中西医治疗肝硬变腹水37例临床观察［J］．新中医，1998，30（7）：24.

　　按：肝硬化腹水的机制为肝克脾土，脾失转输，清浊相混，气血凝滞，隧道壅塞，故用黄芪、太子参、炮穿山甲（代）、丹参等益气健脾，行气活血，防"血不利为水"之弊；三棱、炙鳖甲、鸡内金等软坚散结，活络化瘀；枸杞子、生地黄、麦冬补益肝肾，养阴柔肝，达利水不伤阴，攻邪不伤正；葶苈子、车前子、防己、泽泻通达三焦，疏通气机，淡渗利水；白花蛇舌草、连翘、茵陈、五味子解毒退黄，护肝降酶，诸药合用攻补兼施，邪正兼顾，标本同治，致补涩不留寇，邪去正不伤。临床实践证明，腹水散具有近期消除腹水，巩固疗效，远期改善肝功能，延长生存时间等作用。

猪腰敷脐散

【药物组成】　鲜猪腰子1/2个，沙姜粉、紫草茸、海蛤壳粉等适量。

【适用病症】　肝硬化腹水。

【用药方法】　将猪腰子绞碎（最好用绞肉机）与中药混合为糊状，敷于脐部，外盖纱布固定，1小时后取出。

【临床疗效】　此方治疗肝硬化腹水16例，11例治疗2次后腹水、水肿消失或减轻，尿量较多，腹围缩小，属有效。4例合并尿毒症及1例合并肾萎缩者无效。

【病案举例】　朱某，女，49岁。患乙型肝炎15年，发展为肝硬化、腹水明显。诊见：腹壁静脉怒张，腹围96 cm，体重76 kg，舌黯红、苔黄厚，脉弦滑。B超提示：肝硬化并大量腹水。诊为臌胀病之水臌。遂如法敷脐。用药2次后，尿量增加4 200 mL，排出大量稀便，腹部平软。腹围缩至84 cm，体重降至70 kg。

【验方来源】　李尚文，周慧玲. 中药敷脐治疗肝硬化腹水16例［J］. 新中医，1998，30（3）：47.

按：猪腰敷脐散治疗肝硬化腹水，一般用1～2天（可上、下午各1次），水肿即消退，方法简单，无副作用。方药中紫草茸辛淡性平，入肝、脾二经，功能利尿消肿，泻下消滞；海蛤壳粉咸苦微寒，入肝、肺、肾经，功能利膀胱、大小肠，除水满急痛；沙姜（山柰）辛温，功能祛瘀消肿。配以猪腰子，以形补形，作为水之下源，化气利水，则水道通调，腹水及水肿消退。脐部与十二经络、奇经八脉有着密切的联系，故敷药脐部，正是通过经脉达到治病目的。无效病例皆为尿毒症（肝昏迷），表现肾功能衰竭和肠麻痹，因此对晚期肝昏迷患者疗效差。

消胀万应汤

【药物组成】　大腹皮、白术各30 g，莱菔子、神曲、香橼各20 g，厚朴、鸡内金各15 g，砂仁10 g，干蝼蛄10个（焙，研末，分2次冲服），益母草80 g。

【适用病症】　肝硬化腹水。

【用药方法】　每天1剂。水煎2次，共取液300 mL，分早、晚2次服。15天为1疗程，疗程之间不停药。2个疗程治疗无好转视为无效。治疗期间除开始1周配合小剂量氢氯噻嗪加氨苯喋啶外，不用强力利尿剂。可在上方基础上随证加减。

【临床疗效】　此方治疗肝硬化腹水38例，临床治愈（腹水消退，症状体征消失，肝功能检查正常）4例，明显好转（腹水消退，症状体征消失，肝功能检查轻度异常）16例，好转（腹水消退，主要症状消失，肝功能检查无明显改善）12例，无效（腹水、症状、肝功能较治疗前无改变）6例。

【验方来源】　黄彪龙. 消胀万应汤加味治疗肝硬化腹水38例［J］. 新中医，1995（10）：53.

按：肝硬化腹水之病机不外饮食失节、七情内伤或嗜酒成癖，致湿热内蕴，复感毒邪损伤肝脾，久而及肾，形成气、水、血运行失节，聚结于中，久而成臌。治疗当标本兼顾，即在顾护肝脾肾的同时，重在行气、利水、活血。消胀万应汤在调理肝脾基础上重在行气导滞，散结利水。用益母草，意为活血化瘀，达到气、水、血兼治的目的。加用白术，取其益气健脾，通利水道；香橼、厚朴、砂仁行气导滞；大腹皮、蝼蛄散结利水；鸡内金、神曲、莱菔子消积运脾。诸药合用，共奏气、水、血分消之效，祛邪而不伤正，故可连续服用。

黄芪泽泻汤

【药物组成】　黄芪 30～60 g，泽泻、猪苓、防己各 20 g，茯苓、白术、山药、薏苡仁各 30 g，苍术、鸡内金、神曲各 15 g，泽兰 12 g。

加减：有明显黄疸者，去生黄芪加茵陈 30 g；合并细菌性腹膜炎（或腹水常规中白细胞数明显升高）者，加败酱草 30 g，蒲公英 20 g。

【适用病症】　顽固性肝硬化腹水。

【用药方法】　每天 1 剂，加水 800 mL，煎取 250 mL，分 2 次餐前温服。连用 15 天为 1 个疗程。同时配合西医对症治疗。

【临床疗效】　此方治疗顽固性肝硬化腹水 16 例，显效（腹水消失，主要症状、体征基本消失，肝功能恢复正常，A/G 倒置纠正，白蛋白 >35 g/L，随访半年以上无复发）9 例，好转（腹水减少 70% 以上，主要症状及体征减轻，腹围减少 10 cm 以上，肝功能好转，白蛋白 >30 g/L）4 例，无效（治疗 3 个疗程未能达到好转标准者）3 例。总有效率为 81.3%。

【验方来源】　潘向荣. 中西医结合治疗肝硬化顽固性腹水 16 例 [J]. 四川中医，2000，18（8）：29.

按：肝硬化腹水坚持以补为主，通利为佐，改善内脏功能，促进肝功能代偿恢复，可降低复发率，提高疗效。顽固性腹水患者大部分均是营养状况差，面色黑，形体消瘦，纳呆泛恶，身重困倦，便溏尿少，食后腹胀不舒。中医辨证属肝郁脾虚、痰湿交阻、水湿内停，故中药内服以益气健脾为主，渗利水湿为佐，辅以活血行瘀通络。方中白术、苍术、山药、神曲、鸡内金健脾和胃，增强食欲，使摄入营养增加，提高血浆白蛋白；黄芪、防己升阳利水，合用猪苓、茯苓、薏苡仁、泽泻使利水渗湿作用增强；泽兰通肝脾之血脉，活血不伤正，养血而不滋腻。再配合西医对症治疗，加速腹水的吸收和消散，明显缩短疗程。

益气化瘀汤

【药物组成】　白术、黄芪、太子参、连皮茯苓、车前子、泽泻、炙鳖甲、丹参各 30 g，郁金 15 g，赤芍、白芍、枳实、青皮、陈皮各 10 g，桃仁 9 g。

加减：阴虚者，加枸杞子、麦冬、南沙参、北沙参；湿盛者，加苍术、薏苡仁、厚朴；痛甚者，加延胡索、川楝子、木香。

【适用病症】　慢性肝硬化腹水。

【用药方法】　每天 1 剂，水煎服。4 周为 1 个疗程，连用2～3 个疗程。

【临床疗效】　此方治疗慢性肝硬化腹水 54 例，显效（临床症状缓解，腹围恢复到发病前水平，或减少 15 cm 以上；肝功能恢复正常，白蛋白 >40 g/L，白蛋白/球蛋白 >1；生活自理，能从事轻工作，随访 2 年以上无腹水再发）44 例，有效（临床症状缓解，腹水基本消退，或腹围减少 8～15 cm；肝功能恢复正常，白蛋白 >35 g/L，白蛋白/球蛋白≥1；生活自理，随访 6 个月以上无腹水加重）8 例，无效（腹水虽有消退或消退不明显，或虽有消退，3 个月后又复原）2 例。

【验方来源】　王永来，徐谦德. 自拟益气化瘀汤治疗慢性肝硬化腹水 54 例 [J]. 安徽中医临床杂志，2000，12（2）：81.

按：慢性肝硬化腹水多因感蛊毒，或情志所伤，或饮食不节，嗜酒过多，或黄疸积聚失治误治等，致使肝脾内伤，脏腑功能失调，气血水瘀积于腹内而形成。病程长，缠绵不愈，处方立法时，专事利水，则阴液更伤，专事养阴又碍邪去。脾为后天之本，脾胃共同完成水谷的消化、吸收和输布。今肝病及脾，木盛土衰，脾失健运，上不能散精于肺，肺失脾精散布，不能通调水道，二便不通，水湿内停；下则脾虚及肾，肾水泛滥，堤防既失，水患无穷。又肝病必血病，肝郁则气滞血瘀，气滞血瘀与水湿互结于腹中，难以化解消散，唯以益气化瘀同治，使脾健运，精气即达，三焦气化通利，瘀去则气血可望通畅，水湿自有去路而不复内聚。重用白术、黄芪、太子参益气健脾，白术苦温而不燥，为补脾要药；炙鳖甲、丹参、赤芍、郁金、桃仁活血化瘀，养阴散结；连皮茯苓、泽泻、车前子、青皮、陈皮、枳实健脾利水。诸药合用，可起益气化瘀利水之功用。现代医学认为肝叶纤维组织增生，肝内循环（门静脉、肝静脉、肝动脉）的挤压、短路等障碍是造成门静脉高压和腹水的病理基础。有实验证明益气活血药（黄芪、赤芍等）不仅可以抗肝纤维化，而且具有提高机体抗病能力、护肝降酶作用。桃仁提取物、黄芪等对肝炎后肝硬化异常的免疫机制具有良好的调节作用。肝病血瘀时，由于免疫刺激的作用，网状内皮系统呈增生反应，肝细胞功能降低，不能将γ-球蛋白转变成白蛋白。活血化瘀后，血络通畅，祛瘀生新，免疫刺激作用消除，球蛋白下降，白蛋白上升，改善肝功能。所以益气化瘀同用，实是从发病本质着眼，故疗效明显。

猪 苓 汤

【药物组成】　猪苓、阿胶（烊兑）各20 g，茯苓25 g，泽泻、车前子（包煎）各15 g。

加减：气虚者，加白参50 g（另蒸），黄芪30 g，白术12 g，大枣10枚；血虚者，加白芍、当归各15 g；阴虚者，加炙龟板、炙鳖甲各15 g，枸杞子20 g；阳虚者，加肉桂（后下）6 g，干姜12 g；血瘀者，加丹参30 g，郁金15 g。

【适用病症】　晚期肝硬化腹水。

【用药方法】　每天1剂，水煎2次，分4次服。

【临床疗效】　此方治疗晚期肝硬化腹水32例，痊愈（腹水消除，食量、小便正常，随访1年无复发者）24例，有效（腹水基本消除，食量、小便明显增加，随访1年内有1~2次复发，用本方治疗后仍可控制）5例，无效（腹水未见明显消除，食量、小便未见增加者）3例。总有效率为90.6%。

【病案举例】　柏某，男，50岁。10年前被某医院确诊为肝硬化。反复腹部臌胀，食欲不振，双下肢膝关节以下浮肿，尿少。体重65 kg，尿量每天200 mL，腹围106 cm，脾在左肋缘下8 cm，腹腔有明显移动性浊音。血常规检查：白细胞3.2×10^9/L，中性粒细胞0.55，淋巴细胞0.44，大单核细胞0.01，红细胞1.8×10^{12}/L，血红蛋白55 g/L，血小板20×10^9/L。肝功能检查：总胆红素15 U，麝香草酚浊度试验13 U，谷丙转氨酶716.81 nmol/（s·L），总蛋白33 g/L，白蛋白14 g/L，球蛋白19 g/L，白、球蛋白比值为0.77:1。HBsAg、HBeAg、HBcAg均为阳性。面色苍白，腹膨如鼓，按之坚满，腹壁脉络显露，形体消瘦，语音低弱，口干不欲饮，大便稀，小便短少，行动则气急，脐疝明显，双手大、小鱼际均呈肝掌状，舌红绛，光剥无苔,脉细数无力。证属肝肾亏损,脾虚水停。采用滋补肝肾、健脾育阴利水之法。用猪苓汤加减:猪苓、枸杞子各 20 g,茯苓 25 g,郁金、山茱萸、泽泻、阿胶(烊兑)、白术各 15 g,车前子 10 g(包煎),白参(另蒸)、黄芪各 50 g,白芍 12 g,丹参 30 g。每天 1 剂。经 3 个半月的加减治疗,患者腹水全部消除,腹胀、纳差、气促、脐疝等症逐渐消失,血红蛋白上升为 75 g/L。出院后随访 1 年,腹水未见复发。

【验方来源】 龙青锋. 猪苓汤治疗晚期肝硬化腹水 32 例报告 [J]. 湖南中医杂志,1996,12 (5):16.

按:肝硬化腹水是由于肝、脾、肾受病,气滞、血瘀、水蓄而成。在治疗上应以固本扶正为要,祛邪利水同施。西药利尿,或腹穿排液,消除水肿较快,但副作用较多,易致阴精暗耗,且长期反复使用,只治其水则水利后腹复急,久病羸乏,名曰脾肾俱败,无有愈期。故治腹水不可图一时之功,遗患于后,而应气、血、水同治,肝、脾、肾齐调,方能收功。脾为三阴之长,乃阴中之至阴,肾为胃之关,气化功能全在于肾。肝之疏泄失常,则水液代谢不利。且乙癸同源,肝受损,必累肾,治疗上应兼顾三脏。遵"治肝当先实脾"之旨,用白参、茯苓、黄芪、白术为主以益气健脾;枸杞子、白芍、山茱萸补益肝肾,柔肝敛阴;猪苓、泽泻、车前子淡渗利水而不伤正气;丹参、郁金入肝经,活血祛瘀而生新;阿胶入肝、脾、肾,育阴补血而致生化无穷。因滑石属寒凉之品易伤胃,凡脾虚气弱者必去之。诸药配合,能使正气振,水邪除,诚能获效。

软肝消水汤

【药物组成】 葛根 20 g,黄芪 50 g,扁豆、海藻、鸡内金、土鳖虫、青皮、丹参各 10 g,青黛 6 g,白术、泽兰、莱菔子、昆布、柴胡、泽泻各 15 g，茵陈 18 g。

加减：气虚者，加红参或西洋参 10 g；血虚者，加当归 6 g；阴虚者，加炙鳖甲 20 g；阳虚者，加附子 10 g；因腹水量多，影响呼吸、睡眠、饮食和出现血管压迫症状，行腹穿放液 1 次，但放液后 3 天内，黄芪增为 150 g，白术增为 30 g，加大枣 30 g。

【适用病症】　酒精性肝硬化腹水。

【用药方法】　每天 1 剂，水煎服。30 天为 1 个疗程。治疗期间禁饮酒，低盐饮食，宽情志，慎房事。

【临床疗效】　此方治疗酒精性肝硬化腹水 25 例，一般在第 1 个疗程可见初效，2 个疗程以上者效果渐增。显效（全身症状明显改善，如精神好转、面色润泽、体重增加、食欲增进、黄疸消退、二便正常；腹水消减 80% 以上；B 超提示肝硬化征不显；肝功能正常）12 例，有效（全身症状减轻；腹水消减在 60% ~ 80%；B 超提示肝形态、回声、外缘轮廓及肝内结构、静脉较治疗前好转；肝功能改善）9 例，无效（治疗 2 个疗程，症状体征同前）4 例。在显效的 12 例中，2 个疗程 5 例，3 个疗程以上 7 例。

【验方来源】　陈全寿，卢聚沛. 软肝消水汤治疗酒精性肝硬化腹水 25 例 [J]. 浙江中医杂志，1995（4）：149.

按：酒精性肝硬化伴腹水系长期嗜酒过度，肝、脾、肾三脏受损，气血水等瘀积于腹内所致。临床上常表现为本虚标实，故在治疗上不可贪求峻烈，攻伐过度，必伤正气，重加其疾；而应攻补兼施，从整体出发，调理气血阴阳，改善肝、脾、肾三脏功能。当然戒酒为当务之急，同时配服软肝消水汤，方中葛根、扁豆解酒毒，升清阳，化湿浊；黄芪、白术补气健脾以促血行，血行则水自化；昆布、海藻、鸡内金、莱菔子、柴胡、茵陈软坚散结，疏肝和中，利湿消胀；青皮、丹参、青黛、土鳖虫、泽兰行气活血，化瘀退肿。诸药合用能抗肝纤维化。另入泽泻，泻伏水，去污垢，利水而不伤阴，且能降低酒精所致的肝内脂肪酸合成增加。全方标本兼治，方可渐起沉疴。病例腹穿放液，只在标急时施行，且需重用黄芪、白术、大枣，藉以固护正气，防止出现并发症。

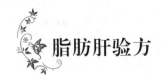

脂肪肝验方

肝脂消煎剂

【药物组成】 柴胡、香附、泽泻、鸡内金各 10 g，大黄 6 g，何首乌、决明子、丹参、山楂各 15 g，黄芪 20 g，郁金、白术各 12 g。

【适用病症】 脂肪肝。

【用药方法】 每天 1 剂，加水 800 mL，煎至200 mL，分早、晚 2 次服。30 天为 1 个疗程，连续服用 8 周。服药期间停用其他西药。

【临床疗效】 此方治疗脂肪肝 39 例，显效（血清胆固醇、甘油三酯下降 20% ~ 40%，高密度脂蛋白升高 30%，B 超提示脂肪肝由中、重度转为轻度或由轻度转为无明显异常改变）10 例，有效（血清胆固醇、甘油三酯下降 10% ~ 20%，高密度脂蛋白升高 20%，B 超提示脂肪肝明显改善）22 例，无效（血脂检测无变化或转为肝硬化）7 例。总有效率82.1%。

【验方来源】 王文生. 肝脂消煎剂治疗脂肪肝 39 例临床观察 [J]. 河北中医，2000，22（2）：107.

按：脂肪肝辨证多属痰瘀阻络。主因素体肥胖，过食厚味，饮食不节，痰湿内生，湿邪困脾，脾失健运，痰湿流注，络脉不通，痰瘀内阻形成积聚。肝脂消煎剂选大黄、山楂、丹参活血化瘀；黄芪、何首乌补气养血；白术、鸡内金健脾消积；柴胡、决明子、香附、郁金疏肝清肝；泽泻利湿，使水湿从小便而解。全方有健脾、活血化瘀、利湿化痰、疏肝理气之功效。

加味通瘀煎

【药物组成】 山楂 20 g，当归、红花、制香附、乌药、青皮、木香各 10 g，泽泻、莪术各 15 g，姜半夏 9 g。

加减：痰瘀交阻型者，加王不留行 12 g，厚朴 9 g，泽兰 10 g；痰湿偏重型者，加苍术、佩兰各 9 g；瘀血偏重型者，去姜半夏，加三棱、桃仁各 10 g。

【适用病症】 脂肪肝。

【用药方法】 每天 1 剂，水煎服。2 个月为 1 个疗程。

【临床疗效】 此方治疗脂肪肝 48 例，治愈（临床症状消失，甘油三酯和肝功能恢复正常；B 超检查肝肿大回缩至正常，无衰减波）25 例，有效（临床症状不显著，甘油三酯及肝功能基本恢复正常；B 超示肝肿大回缩明显，衰减波减少）22 例，无效（治疗后实验室检查、症状、B 超检查均无改善）1 例。总有效率达 97.9%。

【病案举例】 王某，女，40 岁。患者反复右胁腹胀痛 10 余年，目黄、乏力、恶心 1 个月，初步诊断慢性肝炎。肝功能检查：甲、乙、丙、丁、戊型肝炎病毒抗原均阴性，谷丙转氨酶 1 667 nmol/（s·L），麝香草酚浊度试验与硫酸锌浊度试验正常，黄疸指数 15 U，甘油三酯 3.39 mmol/L，胆固醇 7.24 mmol/L。B 超显示：肝脏右斜径 165 mm，并见肝后段大量衰减波。CT 扫描提示：重度脂肪肝。予以抗病毒、护肝及降脂等治疗，效果不佳。诊见：患者形体肥胖，右胁腹胀痛，胸闷，恶心，目微黄，舌质偏黯并见瘀点、苔厚白腻，脉弦滑。辨证湿浊内蕴，痰瘀交阻。予以祛湿化痰，活血消积。方用加味通瘀煎基本方加茵陈 20 g，三棱 10 g，苍术、佩兰各 9 g。每天 1 剂，并嘱加强体育锻炼。连服中药 3 个月，诸症状消失，体重减轻；血脂、肝功能化验均正常。B 超复查：肝脏右斜径 141 mm，未见衰减波。随访 3 年，疗效稳定，且能从事轻体力劳动。

【验方来源】　卢建明. 通瘀煎加味治疗脂肪肝 48 例［J］. 河北中医，2000，22（3）：198.

按：通瘀煎原为用以治疗妇人气滞血瘀、经脉不利、腹痛拒按等的方剂。用通瘀煎加味治疗脂肪肝，取当归、红花行血祛瘀，山楂消积化瘀，制香附、青皮、乌药、木香行气疏郁，泽泻利水渗湿，加入姜半夏、莪术加强化痰、活血散积之力。全方共奏行滞化痰、祛瘀散结之功。其中山楂、泽泻具有降血脂作用。同时在治疗中注意祛除病因，避免进食高糖、高脂食物，禁饮酒，适当参加体育锻炼，促进能量消耗，有助于促进肝内脂肪沉积消退。

祛 癖 汤

【药物组成】　柴胡、枳壳、佛手各 10 g，白芍、决明子、绞股蓝、茯苓、泽泻各 15 g，黄芪、海浮石、海藻、丹参、山楂、薏苡仁各 30 g。

【适用病症】　脂肪肝。

【用药方法】　每天 1 剂，水煎 2 次，分早、晚服。3 个月为 1 个疗程。

【临床疗效】　此方治疗脂肪肝 30 例，治愈（症状消失，血脂、肝功能恢复正常，B 超检查肝回声正常，轮廓清晰，肝内光点分布均匀）17 例，有效（症状消失或减轻，血脂、肝功能恢复正常或明显好转，B 超复查较前好转）11 例，无效（症状及各项检查无明显变化）2 例。治愈率 56.7%。总有效率 93.3%。

【验方来源】 李旭明. 祛癖汤治疗脂肪肝 30 例 [J]. 浙江中医杂志，2000（4）：146.

按：脂肪肝是由多种原因引起的肝脏脂肪性变。目前研究发现本病亦可呈进行性发展，最终演变为脂肪性肝硬化。近年来随着人们生活水平的提高，饮食结构和生活习惯的改变，脂肪肝的发病率日渐增高，因此对脂肪肝的治疗越显迫切。中医认为其病机为肝失疏泄，肝血瘀滞，脾失健运，痰湿内生，故治疗以疏肝活血、健脾化痰利湿为法则。祛癖汤中柴胡、枳壳、白芍、佛手疏肝理气，黄芪、茯苓、薏苡仁、泽泻益气健脾利湿，海浮石、海藻散结化痰，绞股蓝、决明子清肝经之热，丹参、山楂活血消积。诸药合用，共奏疏肝活血、健脾化痰之功。现代药理学研究表明，丹参能改善肝脏微循环，增加肝血流量和营养物质的供应；山楂、泽泻等具有降低血脂及抗脂肪肝作用；绞股蓝能抑制脂肪细胞产生游离脂肪酸及合成中性脂肪，对脂质代谢失调有明显调控作用。祛癖汤不失为治疗脂肪肝之良药，值得进一步研究。

破瘀化浊方

【药物组成】 茶树根 30 g，柴胡、法半夏、陈皮、桃仁各 9 g，茵陈 15 g，炒大黄、红花各 6 g，八月札、当归、川楝子各 12 g，莪术、丹参各 18 g。

加减：恶心、纳呆者，加鸡内金、神曲各 9 g，山楂 15 g；肝功能异常者，加用垂盆草 30 g，栀子 12 g，龙胆草 6 g，虎杖根 15 g；肝区胀痛显著者，加延胡索、徐长卿各 12 g。

【适用病症】 脂肪肝

【用药方法】 每天 1 剂，水煎 2 次，分早、晚温服。连服 8 周为 1 个疗程。未愈者间隔 2 周进行第 2 个疗程，最长不超过

3 个疗程。

【临床疗效】 此方治疗脂肪肝 120 例，显效（症状全部消失，肝功能恢复正常，B 超检查无脂肪肝或脂肪浸润）63 例，有效（症状基本消失，肝功能恢复正常，B 超检查由脂肪肝改变为脂肪浸润、脂肪沉积或肝内脂肪呈斑片状）40 例，无效（治疗前后肝脏 B 超无明显改变）17 例。总有效率为 86%。

【验方来源】 杨佩兰，周荣根. 破瘀化浊方治疗脂肪肝 120 例 [J]. 四川中医，2000，18（2）：30.

按：脂肪肝的临床症状、体征，结合舌象脉象，大多属于痰浊血瘀兼气滞之证型。从邪正两方面则属于实证、里证。破瘀化浊方具有理血化瘀、峻化痰浊的功能。其主要药物茶树根对降低胆固醇、甘油三酯具有一定作用，并对血液流变学的改善有良好效果，加入活血化瘀一类药物，可显著增强本方的破瘀功能，再益以疏肝理气之药，对因脂肪肝引发的胁痛、恶心有良好的缓解作用。脂肪肝早期一般可无任何症状，仅在体检时发现有脂肪肝存在或肝内脂肪浸润，部分患者表现为肝功能异常，胆红素升高，舌象脉象亦无特异性改变。根据这一特点，制定本方亦从辨病出发，针对脂质代谢紊乱的病机入手，促使脂质无以攀附，加速排泄，所以临床能取得一定疗效。本方长期服用，未发现有明显的不良反应，个别患者出现药后大便偏烂，大便次数增加，但不影响治疗。

祛 脂 汤

【药物组成】 茵陈 12 g，丹参 20 g，山楂 30 g，陈皮 15 g，泽泻、决明子、五味子各 10 g，大黄 6 g。

【适用病症】 脂肪肝。

【用药方法】 每天 1 剂，头煎加水 400 mL，煎 30 分钟，取液 200 mL；第 2 煎加水 300 mL，煎 20 分钟，取液 150 mL。2 次煎液混合，分早、晚服。2 个月为 1 疗程。治疗期间不服用其他任何药物。

【临床疗效】 此方治疗脂肪肝 41 例，疗效标准：①肝脏缩小，肝区胀痛消失；②总胆固醇 <5.18 mmol/L，甘油三酯≤1.7 mmol/L；③肝功能恢复正常；④B 超或 CT 检查肝脏恢复正常或明显好转。凡符合上述标准中 3 项者为显效，凡符合其中 2 项者为有效；4 项中 3 项无明显改变者为无效。结果显效 23 例，有效 15 例，无效 3 例，总有效率 92.7%。治疗期间及之后所有患者均未出现任何不良反应。

【验方来源】 王辉. 自拟祛脂汤治疗脂肪肝 41 例 [J]. 安徽中医临床杂志，2000，12（5）：371.

按：脂肪肝之病因多与过食肥甘厚腻或恣意饮酒有关，主要病位在肝脾两脏，主要病机为肝失疏泄，脾失健运，导致痰湿瘀阻，气滞血瘀，故宜清肝解郁，健脾化湿，活血化瘀。方中茵陈、泽泻清肝利胆，化湿祛脂；山楂、陈皮健脾消食，散瘀行滞；大黄、决明子清肝利胆，攻积导滞，活血祛瘀；五味子柔肝降酶；丹参活血化瘀。全方共奏清肝解郁、健脾化湿、活血化瘀之效。现代研究表明：茵陈、山楂有减少肠道胆固醇吸收和防止其在肝内沉积、降低胆固醇含量的作用；丹参能改善肝脏微循环，增加血流量；山楂、陈皮能加速血脂清除；泽泻能干扰外源性总胆固醇的吸收，又能抑制内源性总胆固醇的生成，促进总胆固醇在肝内分解等；大黄、决明子具有干扰脂质合成和抑制胆固醇沉积等作用；五味子具有抗肝损害、抗氧化、增强免疫和肝脏解毒作用。

山楂消脂汤

【药物组成】　山楂 30 g，柴胡、三棱、莪术各 6 g，枳实、党参、炙鳖甲（先煎）各 10 g，当归、茯苓、川楝子各 12 g，赤芍、白术各 15 g。

加减：肝经有热者，加栀子、牡丹皮；肝阴虚者，加女贞子、旱莲草；兼呕者，加竹茹、陈皮；纳呆厌食者，加砂仁、焦三仙；胁痛者，加郁金、香附；腹胀者，加大腹皮、木香；肝阳上亢者，加龙骨、牡蛎、草决明；失眠者，加远志、炒酸枣仁。

【适用病症】　脂肪肝。

【用药方法】　每天 1 剂，水煎服。

【临床疗效】　此方治疗脂肪肝 45 例，显效（B 超提示肝脏上下、前后径相应回缩 1 cm 以上，肝内管道较前清晰，触诊质地变软，胆固醇下降 1.29 mmol/L 以上，β 脂蛋白下降 1 g/L 以上）34 例，好转（B 超提示肝脏上下、前后径相应回缩不足 1 cm，肝内管道较前略显清晰，触诊质地变软，胆固醇下降 0.76～1.29 mmol/L，β 脂蛋白下降 0～1 g/L）8 例，无效（未达好转标准）3 例。总有效率 93.3%。

【病案举例】　许某，男，44 岁。因干呕、厌食半年，加重月余入院。诊见：干呕、厌食，身高 168 cm，体重 78 kg；肝功能正常，胆固醇 8.20 mmol/L，甘油三酯 4.09 mmol/L，β 脂蛋白 15.10 g/L；B 超提示肝上界第 6 肋间，厚 16.5 cm，肋下 7.6 cm，剑突下 8.1 cm，肝内回声光点细密、均匀，回声增强，后方回声衰减，肝内管道欠清晰，被膜整齐。诊断：高脂蛋白血症，脂肪肝。拟疏肝健脾和胃软坚之法，上方加陈皮 15 g，竹茹 12 g，砂仁 6 g。经上述治疗 35 天，体重下降 6.9 kg，干呕、厌食症状消失。依本方去陈皮、竹茹，续服 25 剂，自觉症状消失。复查胆固醇 5.4 mmol/L，甘油三酯 1.52 mmol/L，β 脂蛋白 5.9 g/L；B 超提示肝脏厚 14.2 cm，肋下 1.2 cm，剑突下 2.5 cm，肝内回声均匀，管道清晰，被膜整齐。随访 1 年未见复发。

【验方来源】 宋福印，李禾花. 中药治疗脂肪肝 45 例 [J]. 陕西中医，1991，12（3）：103.

按：脂肪肝多因长期过食高脂肪、高胆固醇、低蛋白饮食，长期过量饮酒，肝炎治疗后期体重增长过快，内分泌及代谢疾病所致，最终病理产物属中医积证范畴。病位在肝，病机多属气、血、湿、食瘀滞，肝胆失于疏泄。拟疏肝健脾、理气、活血软坚的治疗原则，在处方选药时应以疏肝为主，健脾为辅，药宜清灵通透，慎补多疏，并且在治疗期间戒除引起脂肪肝的易患因素，如是则肝脏的脂肪变性也是可逆的。

祛 脂 方

【药物组成】 虎杖、山楂、女贞子各 20 g，丹参、柴胡、白术、灵芝、昆布、桑寄生各 15 g，川芎、泽泻各 10 g，甘草 5 g。

【适用病症】 脂肪肝。

【用药方法】 每天 1 剂，水煎 2 次，分早、晚服。1 个月为 1 个疗程，1 个疗程后评定疗效。

【临床疗效】 此方治疗脂肪肝 164 例，基本痊愈（临床症状消失，肝功能复常，血脂正常，B 超肝脏回缩，脂肪浸润消失）59 例，显效（临床症状基本消失，肝功能正常，血脂轻度增高，B 超肝脏回缩至正常，脂肪浸润基本消失）80 例，有效（临床症状基本消失，肝功能转氨酶增高，血脂中度增高，B 超示肝大、脂肪浸润有所消失）20 例，无效（临床症状、肝功能、血脂、B超等检测均无明显改变）5例。总有效率96.95％。

【验方来源】 冯会明，邹春兰. 祛脂方治疗脂肪肝164例临床观察［J］. 湖南中医杂志，2001，17（2）：13.

按：脂肪肝属中医黄疸、胁痛范畴。因为肝的经脉布于两胁，肝又为刚脏，主疏泄，性喜条达。肝疏泄不及，肝郁气滞，脾土壅滞，湿自内生，或气郁日久，气滞及血，瘀血停积；或肝肾亏损，血不荣络。根据以上病机，采用疏肝健脾，活血祛瘀，辅以养血补肾的方法治疗。祛脂方中柴胡、白术疏肝健脾；川芎、丹参、虎杖活血行气祛瘀；辅以灵芝、女贞子、桑寄生养血补肾以扶正气；山楂消食降脂。现代医学证明，丹参、山楂、虎杖、女贞子均有明显降脂作用。

消脂复肝合剂

【药物组成】 茵陈、连翘各100 g，泽泻、虎杖、莪术各50 g，大黄25 g。

【适用病症】 脂肪肝。

【用药方法】 上药制成合剂，每天服2次，每次50 mL。服4个月，每月复查1次肝功能、血脂。4个月后，复查4次B超。

【临床疗效】 此方治疗脂肪肝30例，显效（临床症状消失，B超检查脂肪肝消失，血脂恢复正常，肝功能恢复正常）18例，有效（临床症状消失，B超检查脂肪肝好转，血脂或肝功能中有1项恢复正常）8例，好转（临床症状好转，B超检查脂肪肝好转，血脂或肝功能有所下降，但未恢复正常）2例，无效（上述症状均无变化）2例。总有效率93.3％。

【验方来源】 周玉琴. 消脂复肝合剂治疗脂肪肝30例的疗效观察［J］. 辽宁中医杂志，2000，27（12）：549.

按：脂肪肝的发生与湿热痰瘀关系密切。由于饮食失节，过食肥甘，或肝病后失调，损伤脾胃，运化失司，造成湿热内蕴日久，凝聚成痰致瘀，痰瘀相兼，阻于肝络，肝失疏泄导致本病。消脂复肝合剂具有清热利湿，化痰祛瘀之功效。方中茵陈、连翘、泽泻、虎杖清热利湿，湿去痰自化；大黄、莪术通腑活血，化痰瘀之积。全方用药精炼，配伍严谨，利湿而不伤阴，清热而未败胃，因而在临床上无任何毒副作用。

肝　脂　清

【药物组成】　海蛤粉 30 g，陈皮、法半夏、白豆蔻、浙贝母各 9 g，茯苓、赤芍、茵陈各 15 g，甘草 6 g。

【适用病症】　脂肪肝。

【用药方法】　每天 1 剂，水煎服。1 个月为 1 个疗程，共 4 个疗程。

【临床疗效】　此方治疗脂肪肝 100 例，临床治愈（症状消失，肝功能及血脂降至正常范围，B 超示肝脂肪性变全部消退）58 例，显效（症状消失，肝功能下降 >40%，血脂下降 20% ~ 40%，B 超示肝脂肪性变大部分消退）25 例，有效（症状减轻，肝功能下降 20% ~40%，血脂下降 10% ~20%，B 超示肝脂肪性变部分消退）16 例，无效（症状改善不明显，肝功能下降 <20%，血脂下降 <10%，B 超治疗前后无变化）1 例。总有效率 99%。

【病案举例】　某女，43 岁。因乏力、肝区胀满不舒月余入院。检查：身高 161 cm，体重 71 kg；肝功能正常，胆固醇 7.80 mmol/L，甘油三酯 4.07 mmol/L；B 超提示肝上界第 6 肋间，厚 13.5 cm，肋下 2.5 cm，剑突下 3 cm，肝内回声光点细密，均匀，回声增强，后方回声衰减，肝内管道欠清晰，被膜整齐。诊断：脂肪肝。拟软坚散结、祛湿化痰之法。依上方服药，并嘱其节制饮食，适当活动。1个疗程后，症状消失，体重下降。效不更方，调治2个月，血脂正常，体重下降9.3 kg；B超检查，肝脏恢复正常大小，肝内结构清晰，肝实质呈中度细密的均匀回声。随访1年未见复发。

【验方来源】　李勇，王杰，孙建光. 肝脂清治疗脂肪肝100例［J］. 山东中医杂志，2000，19（6）：343.

按：脂肪肝的致病因素主要有肝炎治疗期调摄失当，体重增加过快，主食肥甘之品且多卧少动；糖尿病脂肪代谢紊乱及长期过量饮酒等。中医学依据临床表现，认为其主要病机是痰郁互结，肝脾同病，因而确立化痰散结为治疗脂肪肝之大法。方中二陈汤（陈皮、法半夏、茯苓、甘草）是燥湿化痰之代表方剂，其中陈皮行气和胃化痰，茯苓健脾渗湿化痰，法半夏既燥湿化痰又能散结，甘草培中醒脾以助运化；加以白豆蔻化湿和胃，行气宽中散结；浙贝母、海蛤粉软坚消积、化痰散结。诸药配伍，共奏健脾燥湿、软坚化痰散结之效。另外，在治疗过程中，并嘱病者节制饮食，控制体重，适当活动，可获满意之效。

化瘀泄浊汤

【药物组成】　黄芪、丹参、山楂各30 g，决明子、泽泻、制何首乌、海藻各20 g，制大黄、柴胡各10 g，枸杞子15 g。

加减：气虚便溏者，去决明子、制大黄，加党参、白术、薏苡仁；肝肾阴虚者，加黄精、女贞子；气滞为甚，胁痛腹胀者，加郁金、枳壳；瘀结较甚，肝脾肿大者，加桃仁、莪术、赤芍、白芍；湿邪较重，胸闷呕恶者，去黄芪、枸杞子；苔白腻者，加苍术、陈皮、法半夏；苔黄腻者，加黄芩、栀子、法半夏；伴高血压者，加石决明、益母草。

【适用病症】 脂肪肝。

【用药方法】 每天 1 剂，头煎加水 500 mL，煎 30 分钟，取液 150 mL；二煎加水 300 mL，煎 20 分钟，取液 150 mL。2 次煎液混合，分 2 次服。同时适当的锻炼、禁酒、限制脂肪类食物，糖尿病患者继续服用降糖药控制血糖。

【临床疗效】 此方治疗脂肪肝 46 例，治愈（临床症状缓解、体征、肝功能及血脂恢复正常，B 超显示肝脏脂肪样变性消失）15 例，显效（临床症状、体征及肝功能基本恢复，血脂下降 20% 以上，B 超显示肝脂肪样变性明显好转）13 例，好转（临床症状及体征明显改善，血脂下降 20% 以下，B 超显示肝脂肪样变性好转）13 例，无效（症状或体征稍有改善，B 超无明显变化）8 例。总有效率 82.6%。病例中以单纯肥胖性脂肪肝疗效最好，临床症状及体征经治疗后均得到缓解或改善。谷丙转氨酶升高者治疗后基本恢复正常或接近正常，原血脂高者治疗后均有不同程度的下降。

【验方来源】 孙菱娟，顾晓明，席彪. 化瘀泄浊汤治脂肪肝 46 例疗效观察 [J]. 江西中医药，2000，31（4）：15.

按： 脂肪肝属中医学之积聚、胁痛等范畴。其发生多因过食肥甘，或饮酒过度，或湿热邪毒蕴结肝脾，致肝失疏泄，脾失健运，生湿酿痰，痰湿内阻，郁滞成瘀，痰瘀痹阻肝络而成。久则耗血伤气。病位在肝，涉及脾肾，病理证候多为痰浊内阻和气滞血瘀。据此，用化瘀泄浊汤治疗本病。方中选丹参、山楂、海藻健脾化瘀散结，制大黄、决明子、泽泻清肝化瘀泄浊，枸杞子、制何首乌滋补肝肾，黄芪、柴胡健脾疏肝。诸药合用共奏化瘀泄浊散结、健脾疏肝滋肾之效，补泻并施，标本兼顾，相得益彰。

健脾疏肝汤

【药物组成】 党参 12 g，白术、茯苓、泽泻、丹参各 9 g，柴胡、黄连各 6 g，生薏苡仁 15 g，白及、决明子各 30 g。

加减：谷丙转氨酶升高者，加垂盆草 30 g；血脂升高明显者，加山楂 15 g；肝区胀痛者，加延胡索 9 g。

【适用病症】 脂肪肝。

【用药方法】 每天 1 剂，水煎 2 次，分早、晚服。以 60 天为 1 个疗程，连续治疗 2 个疗程。治疗期间进食低脂饮食、禁酒，谷丙转氨酶升高者适当休息。

【临床疗效】 此方治疗脂肪肝 42 例，临床治愈（B 超示肝形态恢复正常，谷丙转氨酶正常，血脂下降或正常）10 例，显效（B 超示肝脏光点密集明显好转，其后方回声衰减明显减轻，谷丙转氨酶正常，血脂下降）22 例，有效（B 超示肝脏脂肪样变轻度改善，血脂下降）6 例，无效（未达到有效标准）4 例。总有效率为 90.48%。

【验方来源】 裴道灵. 健脾疏肝法治疗脂肪肝 42 例小结 [J]. 湖南中医杂志，2000，16（4）：13.

按： 脂肪肝在中医多归之于"胁痛""癥积"范畴。长期饮食失节，恣食膏粱厚味，使脾胃受损，运化失司；或久病失于调养，损伤脾胃，导致湿浊内生，阻滞肝络，肝胆疏泄失常，是本病的主要成因。治疗上，金代张洁古认为"治积者，当先养正则积自除。"脾胃为后天之本，位处中焦，是扶养正气的关键，健脾疏肝汤治疗脂肪肝即出此意。经现代药理研究发现，泽泻具有良好的降血脂作用；白及含有多量的高分子葡甘多糖，能有效阻止脂肪吸收和促进脂类物质排泄，经临床应用取得较好疗效，且未发现明显毒副作用。治疗上多数降脂药物具有促进血液中的脂质进入肝脏代谢排泄的作用，用药不当极易导致肝损害和肝脂肪沉积加剧。因此药物选择应更加谨慎，相对来说，中医药在用药安全方面具有一定优势。

清浊降脂汤

【药物组成】 黄芪、丹参、绞股蓝各30 g，山楂、葛根、泽泻、何首乌各20 g，草决明、海藻各15 g，柴胡、法半夏、胆南星、郁金、姜黄各10 g，大黄6 g。

加减：胁痛、嗳气者，加川芎、香附；口干口苦，舌苔黄腻者，加茵陈、栀子；口干咽燥，舌红少苔，脉细者，加枸杞子、女贞子、熟地黄；胁肋刺痛，舌紫，脉涩者，加桃仁、红花、地龙等。

【适用病症】 脂肪肝。

【用药方法】 每天1剂，水煎2次，分早、晚温服。

【临床疗效】 此方治疗脂肪肝47例，治愈（临床症状消失，B超检查脂肪肝消失，肝脏大小及回声正常，血脂、肝功能检测正常）17例，好转（临床症状明显改善，B超示肝脏脂肪样变性明显改善，血脂、肝功能接近正常）27例，无效（临床症状及上述检查无明显改善）3例。总有效率93.6%。

【验方来源】 谭剑霞，陶琼. 清浊降脂汤治疗脂肪肝47例［J］. 湖南中医杂志，2000，16（3）：35.

按：脂肪肝是本虚标实之证，多因酒食不节或肝病日久，损伤脾胃，脾虚失运，水湿不化，聚成痰浊，停滞中焦，壅塞气机，土壅木郁，肝胆失疏，气血运行不畅致痰瘀膏浊沉积于肝而成。故疏肝健脾，化痰祛瘀，利胆降浊是治疗关键。清浊降脂汤在扶正固本的基础上，从化痰、利尿、通腑、祛瘀四途分门逐寇。方中黄芪健脾益气，助脾健运而消痰湿；何首乌补精养血，使水湿得利而不伤阴耗血；二药同用，扶正固本。法半夏、胆南星化痰除湿；泽泻渗泻水道；海藻利水泄热去浊；大黄通腑利胆，推陈致新；山楂味酸入肝经，化瘀消积；葛根、丹参、郁金、姜黄等活血祛瘀；柴胡疏肝理气，引诸药直达肝经。现代药理研究证明，丹参、海藻、郁金、泽泻、葛根、山楂、姜黄、大黄在抑制脂质吸收促进脂质分解代谢及排泄、减少其沉积等方面发挥各自作用，从而降低血脂；柴胡可降谷丙转氨酶，与绞股蓝配伍能保肝、护肝；丹参改善肝微循环，与海藻为伍，还能回缩肿大的肝脏，从而达到治疗目的。疗程中嘱患者低脂饮食，适度运动，使体重指数维持在正常范围，不仅能有效祛除诱因，阻断发病之源，亦能提高药效，使本病愈后不致复发，到得良好的远期疗效。

茵陈丹参降脂方

【药物组成】　茵陈 30 g，丹参、赤芍、山药、山楂各 20 g，泽泻、车前草各 15 g，柴胡、郁金、防己各 10 g，大黄 6 g，甘草 3 g。

【适用病症】　脂肪肝。

【用药方法】　每天 1 剂，水煎 2 次，早、晚服，1 个月为 1 个疗程。服药期间注意饮食调节，勿食油腻、刺激性食物。

【临床疗效】　此方治疗脂肪肝 35 例，痊愈（临床症状和体征消失，血脂及肝功能正常，B 超示脂肪肝图像消失）17 例，有效（临床症状和体征消失，血脂及肝功能正常，但 B 超仍有较密集微波）15 例，无效（临床症状无变化，血脂及肝功能、B 超检查无改变）3 例。总有效率为 91.4%。

【病案举例】　蒋某，男，36 岁。因右胁下胀闷不舒，隐压痛，腹胀，纳差，小便多色白 1 月余。自诉平素喜食肥腻之物，常饮酒,现身高 171 cm,体重 80 kg。诊见:肝脏叩击痛,腹胀,触诊不理想,舌质红、苔白,脉弦滑。B 超检查示:肝脏形态、大小正常,肝内光点回声细密,管道系统模糊,肝肾对比征阳性,提示脂肪肝。生化检查:甘油三酯 3.65 mmol/L,总胆固醇 7.22 mmol/L,谷丙转氨酶 1 133.56 nmol/(s·L)。乙肝二对半检查阴性。根据症状及实验室检查,诊断为脂肪肝。以茵陈丹参降脂方治疗。处方:茵陈 30 g,丹参、赤芍、山药、山楂各 20 g,泽泻、车前草各 15 g,柴胡、郁金、防己各 10 g,大黄 6 g,甘草 3 g。每天 1 剂。嘱勿食动物内脏及肥腻食物,戒烟或少吸烟,多活动。守上方治疗 1 个月后,自觉胁下胀闷隐痛消失,无腹胀等,大小便正常。B 超检查:肝内光点回声均匀,管道清晰,无脂肪肝声像,肝肾对比征阴性。生化试验:甘油三酯 1.16 mmol/L,总胆固醇 5.22 mmol/L,谷丙转氨酶 683.47 nmol/(s·L)。为巩固疗效,继续服药 20 天。半年后随访,未见复发。

【验方来源】 周小平.茵陈丹参降脂方治疗脂肪肝 35 例[J].陕西中医,2001,22(1):8.

按:脂肪肝属于中医"积聚"的范畴,诱发本病的原因有多种,但主要与患者素体肥胖,酒食不节,损伤脾胃,以致痰湿气滞,瘀血郁结于内有关。根据本病发病与痰湿、气滞、瘀血三者关系密切的机制,组方茵陈丹参降脂方治疗脂肪肝取得较好的疗效。方中以茵陈、丹参为主药,疏肝祛湿,活血化瘀。赤芍、柴胡、郁金行气活血开郁;大黄通腑导滞;泽泻、车前草、防己利水渗湿;山药、山楂健脾和胃消食。全方合用有疏肝祛湿化痰、活血化瘀行气、健脾和胃、消食之功用。

消脂保肝汤

【药物组成】 山楂 30 g，泽泻、枳椇子、丹参各 20 g，鸡内金、苍术、白术、制大黄、川芎、柴胡各 10 g，郁金 15 g。

加减：胁肋疼痛者，加延胡索、白芍；上腹痞满者，加枳实、急性子；乏力者，加仙鹤草、黄芪。

【适用病症】 脂肪肝。

【用药方法】 每天 1 剂，水煎 2 次，分早、晚温服。3 个月为 1 个疗程。服药期间停用其他治疗本病的药物。

【临床疗效】 此方治疗脂肪肝 60 例，治愈（临床症状、体征消失，肝功能正常，血胆固醇、甘油三酯恢复正常，B 超提示脂肪肝声像图消失）33 例，好转（临床症状、体征消失，肝功能正常，血胆固醇、甘油三酯下降 10% 以上或基本正常，B 超提示脂肪肝声像图明显改善）19 例，无效（上述项目改变不明显或无改变）8 例。总有效率为 86.7%。

【病案举例】 王某，男，46 岁。自述右胁肋隐痛，上腹痞满，口苦纳差，易疲劳已年余，近因饮啤酒过量而症状加重，平素嗜食膏粱厚味之品，好烟酒。诊见：形体肥胖，舌苔白腻，脉弦。实验室检查：血胆固醇 7.28 mmol/L，甘油三酯 2.75 mmol/L。B 超诊断：脂肪肝。方投消脂保肝汤加急性子 15 g，延胡索 10 g。进药 15 剂，嘱忌酒，低脂饮食。复诊：诸症状明显减轻，胃纳好转。上方去延胡索，继以本方为基础加减共治疗 3 个月，临床症状、体征消失。复查血胆固醇、甘油三酯正常。B 超提示：肝胆正常声像图。随访 3 年未见复发。

【验方来源】 张显耀. 消脂保肝汤治疗脂肪肝 60 例 [J]. 新中医，2000，32（11）：32.

按：过食膏粱厚味、嗜酒及营养不良、感染、药毒等均可损伤肝脾。肝脾失调以致疏泄运化失常，湿热内生，甚或气滞血凝而成本病。消脂保肝汤中，重用山楂、泽泻、枳椇子、鸡内金消滞利湿、降脂；柴胡、郁金、制大黄疏肝解郁利胆；苍术、白术健脾化湿；丹参、川芎、制大黄活血祛瘀、散结生新。全方共奏疏肝理气、健脾化湿、活血祛瘀之功，使肝脾得调，湿化瘀祛，气血畅利，故获良效。

降脂调肝汤

【药物组成】 山楂、何首乌、泽泻、黄精各 30 g，丹参、虎杖、草决明各 20 g，柴胡 10 g，大黄 3 g（后下），荷叶 15 g。

加减：胁痛者，加延胡索、白芍各 15 g；下肢浮肿者，加猪苓、白术各 15 g；腹胀纳差者，加鸡内金、佛手各 10 g；胸闷者，加瓜蒌、郁金各 10 g，薤白 5 g；痰多者，加胆南星、法半夏各 10 g；气虚血瘀者，加黄芪 15 g，生蒲黄 10 g；肝阳上亢者，加钩藤、夏枯草各 15 g；湿热甚者，加茵陈 10 g，龙胆草 3 g；脾虚便溏者，去大黄。

【适用病症】 脂肪肝。

【用药方法】 每天 1 剂，水煎 2 次，分早、晚服。1 个月为 1 个疗程。治疗 3 个疗程。

【临床疗效】 此方治疗脂肪肝 30 例，显效（胆固醇、甘油三酯及肝功能均降至正常范围。停药 1 个月内血脂无回升，体重降低 6% ~ 8% 。B 超复查示：肝脏回缩至正常范围大小，且临床症状明显好转或消失）17 例，有效（治疗后 1 项血脂降至正常范围，肝功能正常或轻度异常，停药 1 个月血脂无回升，体重降低 6% 以下，其他症状减轻或好转。B 超复查示：肝脏回缩，质地变软）9 例，无效（治疗后血脂增高或均未降至正常范围或反有回升，肝功能异常，体重无变化。B 超复查示：肝实质被脂肪浸润范围未见明显缩小）4 例。总有效率 86.67%。

【验方来源】 许丽清. 降脂调肝汤治疗脂肪肝 30 例临床观察 [J]. 江苏中医，1996，17（12）：9.

按：中医认为脂肪肝病位在肝，病机特点为湿热蕴结，瘀血阻络，肝胆疏泄失调。治疗则应泻热祛瘀，养肝健脾之法。方中重用山楂、泽泻、大黄泻热祛瘀，消食化积；荷叶、草决明清肝醒脾助运，何首乌、黄精补肝益脾；丹参、虎杖活血行瘀通络，柴胡疏肝理气。现代药理研究也认为，山楂可扩张血管，增加胃中酵素，促进消化降低胆固醇作用；泽泻能使血液中滞留的尿素及胆固醇含量减少，并有降血压、降血糖的作用；大黄能促进大肠蠕动增快，从而减少胆固醇的吸收而具降脂作用；草决明可降低血压及血清胆固醇；何首乌能阻止胆固醇在肝内沉积，减轻动脉粥样硬化；黄精有抑制血糖作用，对防止肝脏脂肪浸润有一定作用；丹参、虎杖降低胆固醇及甘油三酯均有效。总之，本方治疗脂肪肝，收效较为满意。

疏肝降脂方

【药物组成】 柴胡、姜黄各 10 g，泽泻、红花、黄芪、郁金、草决明各 15 g，丹参、山楂各 30 g，五味子 8 g。

【适用病症】 脂肪肝。

【用药方法】 每天 1 剂，水煎 2 次，每次取液 150～200 mL，分早、晚温服。以连续服用 3 个月为 1 个疗程。在治疗前半月内即停用降脂、护肝降酶药。

【临床疗效】 此方治疗脂肪肝 150 例，经 1 个疗程治疗后，显效（症状消失或明显好转，谷丙转氨酶、谷草转氨酶、总胆固醇、甘油三酯下降幅度大于异常值 60%，B 超检查显示正常或明显改善）56 例，有效（症状明显好转，谷丙转氨酶、

谷草转氨酶、总胆固醇、甘油三酯下降幅度在异常值的 30% ~
59%，B 超检查明显改善）82 例，无效（症状无明显好转，谷
丙转氨酶、谷草转氨酶、总胆固醇、甘油三酯下降幅度小于异常
值 30%，B 超检查无明显改善）12 例。总有效率 92%。

【验方来源】　缪锡民. 疏肝降脂方治疗脂肪肝 150 例
[J]. 浙江中医杂志，1999（6）：238.

按： 中医认为脂肪肝是痰、湿、瘀、积为病，多因肝郁脾
虚，湿阻血瘀，阻塞肝络所致。故治疗上当以疏肝健脾、活血化
湿为法。方中柴胡、郁金疏肝理气、利胆消脂；丹参、红花、姜
黄、山楂活血化瘀，疏通肝络；黄芪、泽泻健脾益气、祛湿化浊
消积；五味子补肾益气；草决明平肝通便。诸药合用，共奏疏肝
健脾、活血化湿、通络消积之功。现代药理研究也证明，上述药
物具有良好的降低血脂、护肝降酶、改善肝脏脂质代谢的作用。
在治疗中，部分病例出现短期大便次数增多，无须担心，乃因方
中有通便作用之草决明所致。

碧　玉　汤

【药物组成】　茵陈 30 g，青黛（包）、郁金各 10 g，明矾
3 g，草决明、山楂各 15 g，醋柴胡 9 g，丹参、泽兰各 12 g。

【适用病症】　脂肪肝。

【用药方法】　每天 1 剂，水煎 2 次，分早、晚温服。30 天
为 1 个疗程。疗程后期可用原方研末装入 1 号胶囊，每天服 2 ~
3 次，每次 6 粒饭后服用，以巩固疗效。

【临床疗效】　此方治疗脂肪肝 31 例，痊愈（肝肿大消失，
不适症状消失，血甘油三酯、肝功能、B 超检查均达正常标准）
26 例，有效（不适症状改善，肝脏肿大较治疗前减轻，血甘油
三酯、肝功能较治疗前下降，B 超提示脂肪肝征象有所改善）4

例，无效（B 超、血甘油三酯、肝功能与治疗前相同）1 例。

【病案举例】 患者，男，42 岁。因体检发现肝肿大，进一步检查谷丙转氨酶、甘油三酯均高于正常。自述 20 年前曾患过黄疸型肝炎，肝炎后迅速发胖，长期食欲亢进，疲乏倦怠，大便每天 2～3 次。经 B 超及 CT 检查确诊为脂肪肝。诊见：舌质暗苔白腻，脉弦沉滑有力。证属湿热痰凝、痰阻血络，治拟祛湿化痰、舒肝利胆、活血化瘀，方用碧玉汤：茵陈 30 g，青黛（包）、郁金各 10 g，明矾 3 g，草决明 15 g，山楂 20 g，丹参、泽兰各 9 g。10 剂。每天 1 剂。10 天后复诊：精神转佳，体重减轻，大便正常，乏力感消失。续服上方 10 剂。服药后 5 个月复查肝功能谷丙转氨酶达正常范围，甘油三酯降至正常。续改服原方胶囊，口服 3 次。再 10 天后经 B 超检查恢复正常。

【验方来源】 周培红. 碧玉汤治疗脂肪肝［J］. 湖北中医杂志，1998，20（4）：40.

按：现代医学认为脂肪肝主要是由于脂肪过量浸润，脂肪微滴散布于肝脏而成。临床所见大部分患者舌苔白腻、舌质暗，脉弦滑，且血脂指标异常，符合"肥人多痰多湿"之旨。故治疗参照汉代张仲景的"硝石矾石散"组方，用茵陈、青黛、明矾除湿热清肝胆，郁金、柴胡疏肝利胆，草决明清肝火，丹参配泽兰调肝胆祛瘀血，山楂祛瘀消积化脂。本方用药旨在清除湿、热、痰、瘀，可调整肝脏的代谢功能，保护肝细胞并加速肝内脂肪转运。

消胀调肝汤

【药物组成】 三棱、莪术、炮穿山甲（代）各 12 g，丹参、白术、山药、薏苡仁、焦山楂、泽泻、大腹皮各 30 g，郁金、香附、乌药各 15 g。

加减：肠鸣便溏，遇冷则甚者，白术、山药、薏苡仁改为炒用；舌苔厚腻，口苦而黏者，加藿香 10 g，龙胆草 15 g；大便干结者，加大黄（后下）10 g。

【适用病症】 肥胖性脂肪肝。

【用药方法】 水煎服，每 2 天 1 剂。控制饮食，停用其他药物，治疗 3 个月。

【临床疗效】 此方治疗肥胖性脂肪肝 64 例，治愈（症状消失，血脂、肝功能正常，B 超示脂肪肝波型消失，肝脏回缩至正常）45 例，显效（症状基本消失，血脂、肝功能近于正常，B 超示脂肪肝波型基本消除，肝脏明显回缩）10 例，有效（症状大部分消失，血脂、肝功能好转，B 超示脂肪肝波型减少，肝脏轻度回缩）7 例，无效（症状及各项检查未见改善）2 例。治愈率为 70.31%，总有效率为 96.88%。

【验方来源】 韩伟锋，张影，李素领. 消胀调肝汤治疗肥胖性脂肪肝 64 例 [J]. 浙江中医杂志，2000（1）：14.

按：脂肪肝属于中医学"痰浊""血瘀"等范畴，多因过食肥甘厚味，致脾胃运化输布失常，肝胆疏泄调达不畅，中焦壅阻。木郁土壅，致津液失调，凝聚成痰，痰湿浊化，酿脂为膏，阻于脉络，壅滞气血，继而导致瘀血阻滞，所以肝郁脾虚、痰浊瘀血阻滞是本病的主要病机。治宜疏肝健脾、利湿化痰、祛瘀通络。消胀调肝汤中三棱破血中之瘀结，莪术行血中之郁滞，两者配伍消瘀散结、行气消积；丹参、郁金活血化瘀，解郁理气；炮穿山甲（代）善走窜，有祛瘀通络、软坚散结之功；香附、乌药入肝经畅肝气，走少腹畅大肠，共奏行气活血之效；白术、山药、薏苡仁、焦山楂可健脾胃，杜痰湿之源；泽泻、大腹皮利水湿，直折痰浊。现代研究亦证明，泽泻、山楂、丹参有降血脂及抑制肝内甘油三酯合成而抗脂肪肝的作用。

养肝祛脂汤

【药物组成】　黄芪 20 g，苍术、陈皮、草决明、山楂、荷叶、丹参、郁金各 15 g，泽泻 25 g，柴胡 10 g。

【适用病症】　肝功能异常性脂肪肝。

【用药方法】　每天 1 剂，水煎 2 次，分早、晚服。以 30 天为 1 个疗程，2 个疗程结束后进行疗效评定。

【临床疗效】　此方治疗肝功能异常性脂肪肝 34 例，结果不仅肝功能有改善，脂肪肝也有不同程度好转。

【验方来源】　毕德忠，张博. 养肝祛脂汤治疗肝功能异常性脂肪肝 [J]. 吉林中医药，2000，20（6）：22.

　按：养肝祛脂汤中黄芪、苍术、陈皮健脾利湿化浊；山楂、丹参、郁金活血化瘀；泽泻利水除饮，通利肠胃，使清阳之气上升，浊阴之气下降。所以应用本方剂对肝功能异常性脂肪肝的治疗有良好疗效，可改善肝脏脂肪代谢，抑制外源性胆固醇吸收和肝内甘油三酯的合成，具有抗肝细胞损伤、防止肝脂肪变性及纤维增生、降低谷丙转氨酶作用，此外还具有降血脂、抗动脉粥样硬化等作用。

益气化瘀汤

【药物组成】　西洋参 2 g（研末装胶囊，0.5 g／粒），黄芪 20 g，大黄 9 g，赤芍、泽泻各 15 g，水蛭、甘草各 6 g，鸡内金、郁金、白芍各 12 g，清半夏 10 g。

　加减：右胁隐痛显著者，加三七 3 g，延胡索 10 g；腹胀明显者，加枳实 10 g，厚朴 9 g；食欲不振明显者，加山楂 15 g，神曲 10 g。

【适用病症】　高原地区酒精性脂肪肝。

【用药方法】　每天 1 剂，水煎液为 150 mL，每次 50 mL，分 3 次口服。西洋参胶囊每天服 2 次，每次 2 粒。1 个月为 1 个疗程，一般用药 1~2 个疗程。要求服药期间戒酒或饮少量酒（每天少于 100 mL），进食低脂及富含维生素类饮食。

【临床疗效】　此方治疗高原地区酒精性脂肪肝 30 例，2 个疗程后，临床控制（症状消失，肝功能及血脂检查在正常范围内，肝脏 B 超检查恢复正常）6 例，显效（症状基本消失，肝功能、血脂检查、肝脏 B 超检查有 2 项恢复正常，1 项明显好转）8 例，有效（症状部分改善，肝功能、血脂及肝脏 B 超检查有不同程度好转）12 例，无效（症状及各项检测指标均无明显改变）4 例。总有效率为 86.7%。

【验方来源】　任世荐. 益气化瘀方治疗高原地区酒精性脂肪肝 30 例［J］. 四川中医，2000，18（12）：23.

按：酒精性脂肪肝是临床常见的疾病。青海地处青藏高原，气候寒冷，四季多风，由于特殊的地理环境，该地区居民长期以来喜欢高度烈性白酒。近年来由于生活水平的不断提高及饮食结构的改变，相应地酒精性脂肪肝的患病率在本地区逐渐增加。中医学认为酒为湿热之邪，湿热酒毒内蕴易伤脾胃，损及肝胆，导致气机郁滞，血脉瘀阻，痰浊内生，气血痰互结于胁下形成痞块。而高脂血症本身就是一种无形之痰，是痰阻血中之表现。张景岳云"痰涎本皆气血""水谷津液若化得其正则成津血，化失其正则为痰浊"。而痰浊一旦形成，又可影响血脉导致血瘀的发生。该地区酒精性脂肪肝患者大多伴有疲乏无力、形体肥胖、舌下静脉中度青紫曲张，是气虚血瘀的表现。由于高原缺氧，清气不足，人体宗气匮乏，《灵枢·刺节真邪篇》指出"宗气不下，脉中之血，凝而留之"。因此气虚、血瘀、痰阻及痰血互结是该地区酒精性脂肪肝的主要病理基础，治疗的关键在于益气、活血、化痰。方中西洋参、黄芪益气养阴、扶正补虚；大黄、水蛭、赤芍活血化瘀消癥；郁金、鸡内金消积解郁、行气导滞；泽泻、清半夏健脾化痰祛湿；白芍柔肝养肝。全方共奏扶正祛邪、化瘀除痰、降脂消积之功效，故取得良好治疗效果。现代医学研究证明，大黄、郁金均有明显的降血脂作用，人参皂苷具有抗脂肪肝的作用。泽泻对各种原因引起的动物脂肪肝均有良好效果，可改善肝脏脂肪代谢，抑制外源性甘油三酯、胆固醇的吸收，影响内源性胆固醇的代谢及抑制甘油三酯肝内的合成。经临床初步观察，本方能明显改善酒精性脂肪肝患者的自觉症状，改善 B 超及血脂指标。推测本方可能具有保护肝细胞、调节脂肪代谢的作用。

酒 肝 康 汤

【药物组成】 葛根、丹参、山楂、泽泻、草决明各 30 g，白芥子、柴胡各 15 g。

加减：胁痛明显者，加郁金 10 g；腹胀者，加厚朴 10 g；纳差者，加鸡内金、生麦芽各 15 g；恶心者，加姜半夏 10 g；体虚明显者，加黄芪 15 g。

【适用病症】 酒精性脂肪肝。

【用药方法】 每天 1 剂，水煎服。停用其他药物治疗，个月为 1 个疗程。

【临床疗效】 此方治疗酒精性脂肪肝 32 例。痊愈（实验室检查正常，临床症状及体征消失，B 超或 CT 示酒精性脂肪肝消失）20 例，显效（实验室检查基本正常，症状及体征有显著改善，B 超按分级标准减轻 2 级）6 例，有效（实验室检查基本正常，临床症状及体征有改善，B 超按分级标准减轻 1 级）4 例，无效（疗程结束后，未达到上述疗效标准或病情进一步恶化者）2例。总有效率93.75%。

【验方来源】 侯留法，杜建军，孙玉信. 酒肝康汤治疗酒精性脂肪肝32例 [J]. 河南中医，1997，17（4）：225.

按：酒为一种特殊湿热毒邪，可直伤肝脏，其病机为酒毒伤肝，肝郁气滞，日久血瘀痰滞。故酒肝康汤首先针对酒毒，用葛根化解酒毒；其次，宗其病机，标本兼治，用柴胡疏肝；另用丹参、山楂活血；泽泻、白芥子等渗湿化痰。药理学研究证实，葛根能促进乙醇在肝细胞内代谢，减少肝细胞损伤，柴胡、山楂、泽泻、草决明具有降血脂、抗脂肪肝作用，丹参改善肝脏血液灌注，抗肝纤维化。所以本方治疗酒精性脂肪肝能取得较满意疗效。

降脂保肝汤

【药物组成】 香附、白术、枸杞子各9 g，党参、赤芍、五味子各12 g，泽泻、山楂各15 g，丹参18 g，柴胡6 g。

【适用病症】 老年脂肪肝。

【用药方法】 每天1剂，水煎2次，每次煎30分钟，2次滤液混合共300 mL，分早、午、晚3次温服，每次100 mL。治疗期间，停服一切降脂保肝药物。少食或不食肥肉及油炸食品。2个月为1个疗程。

【临床疗效】 此方治疗老年脂肪肝34例，显效（肝脏B超回声恢复正常，肝内血管走行清晰，总胆固醇和甘油三酯有其中1项恢复正常或明显下降，肝功能恢复正常或明显改善）16例，有效（肝脏B超回声较前好转，肝内血管隐约可见，总胆固醇或甘油三酯有其中1项下降，肝功能有改善）10例，无效（肝脏B超无明显改变，血脂及肝功能无改善甚或加重）8例。总有效率为76.5%。

【病案举例】　李某，男，68 岁。自感体倦乏力、纳差 2 年，未予诊治。近 2 周来乏力加重，右胁部胀闷不适，时有恶心，大便溏，舌淡红、舌下静脉瘀曲、苔白厚腻，脉沉细缓。血液生化检查：谷丙转氨酶 1 700.34 nmol／（s·L），谷草转氨酶 983.53 nmol／（s·L），总胆固醇 6.4 mmol/L，甘油三酯 2.8 mmol/L。B 超示：肝区非均匀性脂肪浸润。诊断为脂肪肝。服用降脂保肝汤原方，每天 1 剂。服用 2 个月，复查血液有关生化检查、肝脏 B 超检查均恢复正常。嘱其注意合理调配和控制饮食。6 个月和 1 年后复查，未见异常。

【验方来源】　陈建宗，李晓苗，史健，等. 降脂保肝汤治疗老年脂肪肝 34 例 ［J］. 安徽中医学院学报，1998，17（6）：25.

按：近年来，随着饮食结构改变，脂肪肝的发病率呈上升趋势。老年人随着年龄增加，活动量减少，加之全身组织器官功能衰退，脂肪代谢减慢，其发病率上升尤为明显。中医认为"年老多肾虚"，人至老年，肾气渐衰，脾失健运，水谷精微变生湿浊，沉积于肝，肝失疏泄，造成肝脾失和，痰湿阻滞，气滞血瘀的病理改变。降脂保肝汤中柴胡、香附疏肝理气；党参、白术、泽泻健脾利湿；丹参、山楂、赤芍活血化瘀；枸杞子、五味子补益肝肾。诸药共奏补肾健脾化湿、疏肝理气活血之功效。现代药理研究认为，柴胡、香附具有抗肝损伤、防止脂肪变性等作用；党参、白术、枸杞子、五味子均有明显的保肝作用，其中五味子有肯定的降低转氨酶的作用；丹参、赤芍可增加肝脏门脉血流量，改善肝脏供血，促进肝细胞再生，并有肯定的抗肝纤维化作用；泽泻、山楂均有确切的降血脂作用。该方对轻型脂肪肝疗效较好，提示脂肪肝患者宜早期治疗。服药过程中应注意两点：首先要坚持服药 2 个月，中途不能停止，其次参加适宜的体育锻炼和体力活动，合理调配和控制饮食。

fff

ffff

ffff

fff

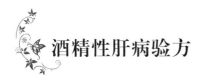

酒精性肝病验方

甘露消毒丹

【药物组成】 滑石、连翘、藿香各 15 g，茵陈 30 g，黄芩、木通、川贝母、白豆蔻各 10 g，石菖蒲 12 g。

加减：气虚者，加黄芪、红参；湿邪困脾者，加草豆蔻、佩兰；肝区窜痛者，加延胡索、川楝子；肝脾肿大者，加炙鳖甲、炮穿山甲；恶心重者，加竹茹、法半夏；寒湿盛者，加干姜、附子。

【适用病症】 酒精性肝病。

【用药方法】 每天 1 剂，水煎服。

【临床疗效】 此方治疗酒精性肝病 29 例，痊愈（临床症状消失，检查肝功能连续 4 次正常，B 超检查回声均匀）22 例，显效（临床症状消失，B 超大致正常，谷草转氨酶有波动）5 例，无效（症状及各种检查无明显变化）2 例。总有效率 93.1%。

【验方来源】 桑德友，李承远，刘桂芬. 甘露消毒丹治疗酒精性肝病［J］. 湖北中医杂志，2000，22（11）：31.

按：酒精对肝脏有直接毒性，约 90% 的酒精在肝脏代谢，乙醇可以对肝细胞产生直接作用，引起机体免疫反应异常，损伤肝细胞，使肝细胞代谢紊乱。酒精性肝病的临床表现轻重不一，早期可无任何症状和体征，个别可有上腹不适、乏力、食欲不振、腹胀等。如不控制饮酒，可逐渐出现全身倦怠、肝区不适、恶心、呕吐、纳呆、肝肿大等。本病属中医肝郁、胁痛、痰浊范畴，长期饮酒及嗜食膏粱厚味，损伤脾胃，运化失常，致津液不能运化敷布，湿从内生，郁久化热，湿热壅遏，阻滞气机，影响肝胆疏泄，而变生本病。甘露消毒丹能化浊利湿、清热解毒，方中滑石、茵陈、木通清热利湿、渗湿于下；黄芩、连翘清热解毒；川贝母化痰散结；石菖蒲、白豆蔻、藿香、薄荷芳香化浊、行气悦脾。诸药合用，切中病机，故对酒精性肝病有效。

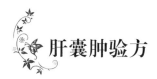

肝囊肿验方

加味苓桂术甘汤

【药物组成】　茯苓 15 g，桂枝、白芥子、三棱、莪术、郁金各 12 g，焦白术、皂角刺各 10 g，炙甘草 6 g。

加减：胁肋胀满者，加柴胡、香附各 10 g；肝区疼痛者，加延胡索、川楝子各 12 g；囊肿偏大者，加浙贝母 10 g，橘红 6 g，制半夏 9 g，泽泻 12 g。

【适用病症】　肝囊肿。

【用药方法】　每天 1 剂，水煎服。以 30 天为 1 个疗程。

【临床疗效】　此方治疗肝囊肿 17 例，经 2～3 个疗程治疗后，治愈（临床症状消失，B 超复查肝囊肿消失）7 例，显效（临床症状基本消失，B 超复查肝囊肿缩小 2/3 以上）2 例，好转（临床症状减轻，B 超复查肝囊肿缩小 1/2 以上）4 例，无效（临床症状无改变，B 超复查囊肿无改变）4 例，其中 2 例为未能完成 1 个疗程者。总有效率 76.5%。

【病案举例】　陈某某，男，68 岁。有血吸虫病病史，曾多次治疗血吸虫病。半年前渐起右上腹胀满，逐渐加重，饮食减少，多食更胀，头眩，平卧时自己能扪及痞块。诊见：上腹部饱满，肝肋下 1 cm，质中、边钝、表面不平，剑突下偏右触及约 6 cm×3 cm 大小肿块，质软、边界清楚、表面光滑，脾肋下 1 cm；舌苔薄白腻，脉弦。实验室检查：谷丙转氨酶 < 833.5 nmol/（s・L），血清总胆红素 12 μmol/L，白蛋白

46 g/L，球蛋白 30 g/L，血沉 14 mm/h，彩色超声波检查提示右肝囊肿（6.0 cm×3.0 cm×3.0 cm），血吸虫性肝病。予加味苓桂术甘汤：茯苓 15 g，桂枝、制莪术、制三棱、郁金、白芥子各 12 g，皂角刺、焦白术、浙贝母、泽泻各 10 g，制半夏 9 g。服药 28 剂，右上腹胀满好转，食欲正常，B 超复查右肝囊肿为 3.0 cm×3.0 cm×2.0 cm。原方续服 35 剂，右上腹胀满已消失，B 超复查右肝囊肿已缩小至 1.0 cm×0.5 cm×0.5 cm。继续服药 2 周停药，3 个月后单位体检，B 超检查肝囊肿已消失。

【验方来源】　赵福英. 苓桂术甘汤加味治疗肝囊肿 17 例[J]. 浙江中医杂志，2000（8）：327.

按：中医学中无肝囊肿病名，应属"积聚"范畴，多由肝郁气滞，或肝气虚损，导致肝血瘀阻，日久形成瘀积痞块，从而诱发为肝囊肿。根据肝囊肿中之内容物主要为水的特点，认为是属"痰饮"范畴。《景岳全书》云："痰即人身之津液，无非水谷之所化……但化得其正，则形体强，营卫充，而痰涎皆本气血；若化失其正，则脏腑病，津液败，而气血即为痰涎。"故而治疗上当采用通阳化饮法。苓桂术甘汤为治疗痰饮要方，有温中化湿，健脾通阳，化气行水之功，用治肝囊肿甚为合拍。朱震亨云："痰在胁下及皮里膜外，非白芥子莫能达。"故白芥子当不能忘；皂角刺化痰托毒排脓；痰瘀同源，治痰勿忘逐瘀，故用莪术、三棱破血消积，郁金行气活血。诸药同用，使痰饮得化，囊肿自然消失。

消　囊　散

【药物组成】　柴胡、当归、陈皮各 20 g，郁金、法半夏、茯苓、山楂、石榴皮、三棱、莪术、牡丹皮、丹参各 30 g，黄芩、白芥子、鹿角霜各 40 g，冬瓜子、白术、川贝母各 50 g，莱菔子、百部各 60 g。

【适用病症】　肝囊肿。

【用药方法】　上药共研末，分 30 包，每天晚餐后温开水冲服 1 包。头晕乏力者每天以人参 5～10 g 煎汤送服。服药期间忌饮酒，少食辛辣，保持心情舒畅。共服 3 剂。

【临床疗效】　此方治疗肝囊肿 26 例，痊愈（囊肿和临床症状消失）19 例，好转（囊肿缩小 1/2 以上，临床症状减轻或消失）4 例，无效（临床症状减轻或消失，囊肿无缩小）3 例。总有效率为 88.5%。

【病案举例】　胡某，男，40 岁。右胁隐痛 2 年余，加剧 1 年。患者自 3 年前起，每次饮酒或用餐后，感右胁不适，未予重视。2 个月后右胁胀痛，经某医院化验肝功能和胃镜检查均正常，B 超诊断为肝右叶囊肿（5 cm×7 cm）。经西药治疗 2 月余，右胁痛未减。建议住院手术治疗，被患者拒绝。近年来右胁疼痛加剧，有饮酒史 15 年。诊见：右胁刺痛，按之痛甚，口干苦而不欲饮水，纳差神疲，舌质红、苔白厚，脉弦细。B 超复查：肝右叶囊肿（5 cm×5 cm），西医诊断为肝右叶囊肿。中医诊断为胁痛。证属湿热蕴结，瘀阻肝络，疏泄失司，湿浊阻于肝内，形成囊肿。投消囊散 1 剂，自觉胁痛减轻，B 超复查囊肿未缩小；服完第 2 剂后 B 超复查见囊肿缩小（2 cm×4 cm），临床症状消失。继服 1 剂而愈。随访 3 年，每年 B 超复查，未见复发。

【验方来源】　陈芳山. 消囊散治疗肝囊肿 36 例 ［J］. 湖南中医杂志，1997，13（2）：28.

按： 肝主疏泄，喜条达，情志抑郁则气滞，肝气郁滞，湿热蕴结，虫积肝内日久致瘀，瘀滞肝络则疏泄失司，致湿浊阻于肝内而形成囊肿。或饮酒日久，或过食辛辣酿湿生热，致湿热蕴结而形成本病。故本方取柴胡、郁金、陈皮、丹参、三棱、莪术、牡丹皮疏肝理气，活血化瘀，为方中主药；黄芩、法半夏、山楂、白芥子、莱菔子、川贝母、冬瓜子、茯苓清热利湿，消痰化滞；白术、当归、鹿角霜益气养血，既防理气化瘀药伤正，亦制黄芩苦寒；百部、石榴皮为防肝寄生虫而设。诸药合用则肝气得疏，瘀血得化，湿热得清，虫患得除，正气勿损，囊肿自消失。

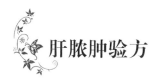

肝脓肿验方

清肝托脓汤

【药物组成】 败酱草、薏苡仁各 30 g，皂角刺、合欢皮各 15 g，金钱草 50 g，延胡索 10 g。

加减：热盛者，加三石汤（石膏、寒水石、滑石各 30 g）；便秘者，加大黄 12 g。

【适用病症】 肝脓肿。

【用药方法】 每天 1 剂，水 6 碗，煎开 25～30 分钟，取液 3～4 碗，每次服 1 碗，每天 3～4 次。

【临床疗效】 此方治疗肝脓肿 92 例，显效（10 天内症状完全消除，B 超证实脓腔消失，血象检查正常）70 例，有效（12 天内症状消失，B 超证实脓腔明显缩小，血常规、白细胞总数基本正常）12 例，无效（12 天以上临床症状未见好转或好转不明显，B 超提示脓腔缩小不明显）10 例。

【病案举例】 方某，男，32 岁。畏冷发热，伴右上腹疼痛 2 天。诊见：体温 39.5 ℃，脉搏 92 次/分，血压 14/8 kPa，唇红干，苔厚黄，脉滑数；急性痛苦病容，咽无充血，颈软，心律整，心率 92 次/分，无杂音；双肺听诊除呼吸音略粗糙外，余未发现特殊；腹平坦，右上腹压痛（+），无反跳痛；肝区局限性压痛（+），叩击痛（+），肝肋下 3 cm，质中等，触痛（+），脾（-），肠鸣音减弱。X 线胸透提示右膈肌抬高，运动受限。血常规检查：白细胞总数 11.8×10^9/L，中性粒细胞 0.92，粪阿米巴（－）。B超提示于肝脏右后叶探及一无回声液性肿物，大小 5 cm×3 cm×2.5 cm；轮廓清，内部见许多光点漂浮，后方回声增强。B超诊断：肝脓肿（液化）。中医诊断胁痛（肝胆湿热），西医诊断急性肝脓肿。治以清肝托脓、泻火解毒利湿法。用清肝托脓汤原方加甘草 3 g，水6碗，煎取4碗，分4次口服，每天1剂。服2剂后，解下大便2次，发热疼痛明显缓解。去大黄，再进4剂，发热疼痛基本改善，B超复查提示脓腔明显缩小，去石膏、寒水石，加白术 15 g，茯苓 30 g，再进5剂，诸症状悉除，B超提示脓腔消失，血象恢复正常。

【验方来源】 曾云生，张振贤. 清肝托脓汤治疗肝脓肿92例［J］. 湖北中医杂志，1995，17（3）：15.

按： 急性肝脓肿属热郁肝经，热盛肉腐成脓，治疗上应以清肝排脓托毒为主。清肝托脓汤中败酱草清热解毒，消痈排脓，祛瘀止痛；薏苡仁利水渗湿，清热排脓；皂角刺亦有托毒排脓，活血消肿功效。三药合用可加强消痈排脓之功。金钱草利水通淋，解毒消肿，归肝、胆二经，既能加强解毒消肿功效，又能清热利湿，使热退湿除，则脓肿随之消除；合欢皮、延胡索入肝经，有安神解郁、活血消肿之功效，可加强消痈之力，又可安神止痛，解除患者痛苦，故本方具有较强的清肝和托毒消痈之功效。用于临床，疗效颇为满意。

化瘀解毒汤

【药物组成】 金银花、蒲公英、紫草、白花蛇舌草、薏苡仁各 30 g，牡丹皮、大黄、赤芍各 15 g，黄连、乳香、枳壳、皂角刺、炮穿山甲（代）各 10 g。

加减：腹胀痛甚者，加延胡索、川楝子；热毒盛者，加黄芩、黄柏；包块消退缓慢者，加三棱、莪术；日久体虚者，加当归、黄芪；积脓较多者，加茯苓、泽泻。

【适用病症】 肝脓肿。

【用药方法】 每天 1 剂，水煎服。对感染中毒症状重者，同时短时间选用抗生素及支持疗法；脓肿较大、病程长者在 B 超下行肝穿刺抽取脓液。

【临床疗效】 此方治疗肝脓肿 32 例，除 1 例转手术治疗外，均获治愈。平均服药 25 剂，退热时间平均 8 天，肝区触痛和叩击痛消失，平均为 15 天。

【病案举例】 刘某，男，47 岁。发热畏寒，脘胁痛，咳嗽半个月。在当地卫生院诊断为"感冒"。经用清热镇痛、抗生素等药治疗，未见好转。诊见：持续高热 39 ℃，右胁肿块疼痛拒按，口苦而干，大便秘结，尿赤，舌质红、苔黄，脉弦数。血常规检查：白细胞 13.5×10^9/L，中性粒细胞 0.80，淋巴细胞 0.20；肝功能指标均正常；X 线透视见右膈上升，活动受限，肋膈角不清；B 超示：肝脓肿（肝右叶 8.5 cm×6.8 cm）。证属热毒蕴肝，血败肉腐。宜清热解毒，活血化瘀。投基本方 5 剂，体温由持续高热降至 38 ℃，右胁痛减半。守方 10 剂，体温恢复正常，肝区触痛和叩击痛消失。B 超复查：肝脓肿 3.7 cm×3.5 cm。复查血常规：白细胞及中性粒细胞均恢复正常。又服 10 剂后，症状消除，B 超复查肝脓肿完全消失。随访半年，B 超复查肝未见异常。

【验方来源】 郭忠民. 化瘀解毒法治肝脓肿 32 例临床观察 [J]. 江西中医药，2000，31 (4)：18.

按：根据本病高热、胁痛、肝肿大等临床特点，认为其主要病机为热毒蕴肝，肝脉瘀阻，血败肉腐成脓，而热毒和瘀血也自始至终贯穿于整个病理过程。因此，在治疗中，主张解毒化瘀，以祛邪为主。方中大剂量金银花、蒲公英、紫草、白花蛇舌草、黄连以清热解毒，消除感染；牡丹皮、大黄、赤芍凉血活血化瘀，且大黄通里攻下，贯穿六腑"以通为用"的特点；枳壳行气开郁，通调气机；乳香、皂角刺、炮穿山甲（代）活血化瘀，消肿排脓；薏苡仁清热利湿排脓。诸药合用共奏清热解毒、活血化瘀、消肿排脓之效。临床观察表明，本法能改善病灶的血液循环，减轻其病理损害，促进炎症的吸收，控制病情发展和防止病情复发。本方不仅明显缩短了疗程，而且减少了并发症，避免手术治疗，提高了治愈率。

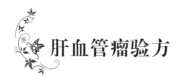

肝血管瘤验方

疏肝化瘀散结汤

【药物组成】　柴胡、当归各 10 g，丹参、炙鳖甲、白花蛇舌草、平地木各 30 g，赤芍、夏枯草、连翘、郁金各 15 g，三棱、莪术、青皮、陈皮各 10 g，甘草 6 g。

加减：黄疸者，加茵陈、鸡骨草；大便秘结者，加大黄、枳实；纳呆腹胀者，加焦三仙、鸡内金；肿瘤坚硬者，加昆布、海藻；失眠多梦者，加龙骨、牡蛎、酸枣仁；气虚者，加黄芪；胆囊炎伴胆结石者，加金钱草、车前草。

【适用病症】　肝血管瘤。

【用药方法】　每天 1 剂，水煎服。

【临床疗效】　此方治疗肝血管瘤 7 例，服药 1～4 个月，右胁胀痛基本消失，黄疸消退，饮食增加。半年后随访，肝血管瘤直径大于 4 cm 的 3 例中 2 例稳定，1 例 1 年后经 B 超、CT 检查，肿瘤消失。直径小于 4 cm 的 4 例中，3 例稳定，1 例肝血管瘤增大而转院。

【病案举例】　李某，男，58 岁。自述右季胁部不规则性疼痛伴低热 2 月余，全身乏力，曾经某医院检查：肝功能正常，HBsAg（－），甲胎蛋白（－）。B 超提示：肝左外侧叶可见 4 cm×2.5 cm 的低回声区，周边绕以暗区，诊为肝左血管瘤。患者思想负担沉重，精神不振，沉默寡言。诊见：面色萎黄，右胁作痛，心烦口苦，消瘦，脘腹胀满，饮食减少，舌质暗红、苔薄黄，脉弦数。证属肝郁脾虚，气滞血瘀，治以疏肝化瘀散结汤加焦三仙（焦谷芽、焦麦芽、焦山楂）、炒扁豆各 30 g，连服 30 天。症状明显改善，心烦口苦消失，肝区疼痛减轻。守原方出入服 2 个月，病情稳定，面色红润，饮食增加。又用上方加黄芪、白术、茯苓，炙鳖甲改炮穿山甲继服 2 个月，体重增加，症状消失。B 超复查提示：血管纹理清晰，未见异常。CT：腹部扫描未见异常变化，亦未发现肝内有血管瘤征象。随访 3 年未见异常，现已正常工作。

【验方来源】 胡子生. 疏肝化瘀散结汤治疗肝血管瘤 7 例 [J]. 湖北中医杂志，1995，17（3）：39.

按： 采用疏肝健脾、化瘀软坚散结、佐以清热解毒之品治疗肝血管瘤，临床效果满意。方中柴胡、青皮、郁金疏肝理气；丹参、三棱、莪术化瘀止痛；扁豆、陈皮健脾开胃，燥湿化痰；炙鳖甲、夏枯草清热软坚散结；白花蛇舌草、平地木、连翘清热解毒，消肿止痛。全方具有清热解毒、疏肝健脾、活血化瘀、消积散癥之功能，故临床疗效较为满意。

疏肝消积散

【药物组成】 柴胡、郁金、赤芍、白芍、枳壳、甘草、丹参、刘寄奴各 10 g，炙鳖甲 6 g。

加减：肝质硬者，加三棱、莪术、黄芪各 10 g；神疲乏力者，加党参 12 g，白术 6 g；伴有结石者，加大黄 6 g，金钱草 20 g；胁胀痛者，加丝瓜络、金橘叶各 6 g。

【适用病症】 肝血管瘤。

【用药方法】 上药研末，煎煮 2 次，每次 40 分钟，取煎液送服胶囊（蜈蚣 12 条，三七 15 g，土鳖虫 30 g，细末装胶囊，每天服 3 次，每次 3 粒，约 1 g）。1 个月为 1 个疗程。每疗程结束，B 超复查，休息 1 周进行下 1 个疗程。

【临床疗效】 此方治疗肝血管瘤 21 例，临床治愈（瘤体消失，主要症状解除）4 例，显效（瘤体明显缩小，主要症状基本消失）12 例，好转（瘤体稍有缩小或没有增大，症状明显减轻）5 例。

【病案举例】 崔某，女，49 岁。曾感染过血吸虫。因胁痛，腹胀不能弯腰，饮食减少。经 B 超检查，发现肝右叶有 36 mm×40 mm、20 mm×14 mm 2 枚血管瘤，确诊为肝血管瘤、肝囊肿。诊见：形体瘦弱，腹大扪及肝部有硬块，脉弦，舌淡尖红、苔白腻。处以疏肝消积散，每天 3 次口服。1 个疗程后，胁痛腹胀减轻，饮食增加，睡眠好转，唯胃脘中觉有跃动。B 超复查，瘤体缩小为 27 mm×24 mm 和 16 mm×12 mm。原方加制半夏、玄明粉、猪苓、茯苓、槟榔、郁李仁各 10 g。又治疗 1 个疗程，两胁无不适，能参加劳动。宗原方再取 1 个疗程，以资巩固。

【验方来源】 陈宏生．疏肝消积散治疗肝脏血管瘤 21 例[J]．陕西中医，1993，14（2）：53.

按：肝血管瘤属祖国医学的"癥瘕""积聚"范畴。其成因《素问·举痛论》早有阐述"血气稽留不得行，故宿积而成积"。历代医家多有阐发。情志抑郁伤及肝脾，导致肝脾失调；气机不畅，失于条达，血络受阻，久则脉络壅塞；病虫所伤，侵犯肝脏，引起肝脾气血不和，疏泄运化失常，虫聚脉道，血终受阻；毒气侵入，超过肝脏解毒能力，毒素聚留瘀阻脉络。导致肝脏动脉血管末梢局部纤维化畸形，海绵状物质形成，血络受阻，且两者互为因果，瘤体渐大。疏肝消积散中，柴胡、白芍、枳壳、甘草乃四逆散，为疏肝理气，调和肝脾的主方；赤芍、刘寄奴、丹参、郁金活血祛瘀，丹参兼能溶纤，促进海绵状物质纤溶，郁金行血中之气，为气中血药；炙鳖甲软坚散积。蜈蚣、三七、土鳖虫三味研末装胶囊，取蜈蚣解毒消瘤，三七散瘀消肿止痛，单方治肝肿大，土鳖虫咸能软坚，消癥积肿块。诸药合用，疏肝消瘤。

加味膈下逐瘀汤

【药物组成】　五灵脂、当归、川芎、牡丹皮、赤芍、乌药、延胡索、香附、红花、枳壳各 10 g，甘草 5 g，桃仁、土鳖虫、三棱各 15 g。

加减：伴有慢性肝炎者，加黄芪、山药、丹参、麦芽；伴有肝硬化者，加炙鳖甲、牡蛎；伴有慢性胆囊炎者，加柴胡、黄芩、郁金；胃脘疼痛者加降香、木香、山楂。

【适用病症】　肝血管瘤。

【用药方法】　每天 1 剂，水煎 2 次，早、晚各服 1 次，3 个月为 1 个疗程。服药期间，注意精神调摄，戒酒烟辛辣，体力活动适度。

【临床疗效】　此方治疗肝血管瘤 22 例，临床治愈（治疗 1 个疗程，症状消除，B 超复查肝血管瘤消失）2 例，显效（症状消除，B 超复查肝血管瘤缩小 70% 以上）5 例，好转（胁肋疼痛、脘腹不适基本消除或明显减轻，B 超复查肝血管瘤缩小 70% 以下）12 例，无效（症状无明显改善，B 超复查肝血管瘤轻微缩小或未缩小）3 例。总有效率 86%。

【病案举例】　陈某，女，34 岁。右胁肋疼痛、时如针刺，脘腹痞闷，纳少作胀 2 月余。B 超检查肝脏，右肝分别见28 mm×24 mm、16 mm×14 mm 两个强回声光团，提示右肝占位改变，在 B 超监视下当即行肝占位部穿刺，穿刺物呈血性，送市某医院病理检查，报告为血液成分。临床诊断为右肝多发性血管瘤。给予加味膈下逐瘀汤，服药 10 剂，右胁肋疼痛减轻，脘腹痞闷消除，食纳增加。继服药 30 剂，右胁肋疼痛消除。续服 2 个月，B 超复查肝脏血管瘤消失。随访 2 年，B 超复查，未见复发。

【验方来源】 张纪宏. 加味膈下逐瘀汤治疗肝血管瘤 32 例 [J]. 江苏中医，1997，18（8）：21.

按： 肝血管瘤，现代医学认为大多数属于海绵状血管瘤，是由血管内皮细胞组成的良性肿瘤。其治疗以手术切除为主或采用肝动脉结扎术，当病变广泛或为多发性肿瘤不能切除者可采用放射治疗。口服西药无确切疗效。由于肝血管瘤病程长，发展缓慢，全身情况良好，除个别肿瘤增长迅速，引起自发性出血外，手术治疗难以被一般患者所接受。中医学中无此病名，据其临床表现及影像检查提示，当属"癥积""胁痛"范畴。其发病原因，多与情志郁结、饮食不节、过度劳碌、久病体虚等有关。盖肝位居膈下，其经脉布两胁，性喜条达而恶抑郁。肝失疏泄，气机郁滞，脉络瘀阻，血瘤乃成。基本方由膈下逐瘀汤加土鳖虫、三棱组成。膈下逐瘀汤由五灵脂、当归、川芎、桃仁、牡丹皮、赤芍、乌药、延胡索、香附、红花、枳壳、甘草十二味药组成，功能活血祛瘀，行气止痛。主治瘀在膈下之积。土鳖虫性味咸寒，入血软坚，为强有力的破血逐瘀、消癥散结之品；三棱性味苦辛，入肝经，能"通肝经积血"，故本方用治瘀血结于膈下的肝血管瘤获效较佳。

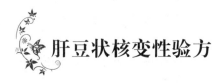

肝豆状核变性验方

东方肝豆散

【药物组成】　鹿茸、西洋参、熟地黄、何首乌、防己、木瓜、黄芪、灵芝、白芍、熊胆、鸡内金、黄连、羚羊角、血竭、川芎、陈皮、海金沙、大黄、石菖蒲、远志、藏红花、麝香。（原方无药量）

【适用病症】　肝豆状核变性。

【用药方法】　上药按一定比例共研末，过60目筛，经钴60照射后装袋。用白开水或蜂蜜调服，早饭前、晚饭后各1次，每次10 g，连服8周为1个疗程。在治疗时一律停青霉胺2周后接受东方肝豆散治疗。连服东方肝豆散8周后，复查治疗前各项指标作为对照。5个疗程后再次复查。

【临床疗效】　此方治疗肝豆状核变性4例，II_A期和III期患者除脾肿大外的临床症状全部消失；IV期患者临床症状全部消失。5个疗程后，血清铜氧化酶和铜蓝蛋白几乎恢复到正常水平。

【验方来源】　杨振国，邵敏，伊艳杰. 东方肝豆散治疗肝豆状核变性四例 [J]. 辽宁中医杂志，1998，25（5）：213.

按：西医认为，肝豆状核变性是遗传性疾病。病理为铜代谢障碍，导致肝组织和脑组织等脏器变性坏死。多数学者认为，溶酶体功能缺陷，铜蓝蛋白合成障碍是本病的病因。治疗上采用青霉胺以及络合剂等方法。中医学对本病未有明确诊断，但就其临床表现，属"风痱"范畴。方中鹿茸壮元阳，补气血，益精髓，强筋骨，为峻补元阳之要药；熟地黄滋阴补肾，益髓填精，为峻补元阴之要药；西洋参大补元气；何首乌填精补血。四药峻补元阳元阴、补充先天禀赋不足而为君药的一部分。防己解毒利水，解肌通络；木瓜舒筋活络，化湿和胃；鸡内金、熊胆化毒解毒，四药共奏解毒化毒，利水活络之功效而成为君药的另一部分。黄芪益气生肌，白芍柔肝熄风，灵芝养肝消毒，羚羊角平肝熄风，黄连解毒利胆，血竭止血生肌，六味辅助君药为臣。川芎行血中之气；陈皮健脾行气，以防君药补益之滋腻；海金沙、大黄利尿通便，一水一陆，意在既防君臣补益太过，又协助君臣排毒之功效，四药共为佐药。石菖蒲化瘀开窍，远志聪脑明志，藏红花化瘀开路，麝香直达巅顶而共为使药。从药效看出，东方肝豆散具有峻补元阳元阴，解毒化毒，利尿通便，通经活络和解肌生肌之功效。

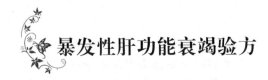

暴发性肝功能衰竭验方

解毒化瘀再生汤

【药物组成】 水牛角 50 g（兑服），栀子 30 g，黄连、槟榔、青皮、大黄、露蜂房、菖蒲各 15 g，炙鳖甲、郁金、龙骨、牡蛎、茵陈、薏苡仁、白花蛇舌草、满天星各 40 g，蜈蚣 2 条，水蛭 12 g，虎杖、赤小豆、白芍、仙鹤草各 35 g，滑石 60 g（包煎），柴胡、延胡索、山楂各 18 g。

加减：黄疸不退者，加土茯苓、龙胆草各 15 g；肝臭者，加鱼腥草 30 g，土鳖虫 12 g；昏迷者，加至宝丹或安宫牛黄丸；出血者，加地榆、白茅根各 30 g；腹水者，加大腹皮、牵牛子、土茯苓各 20 g；食欲不佳者，加鸡内金、冬瓜仁各 30 g。

【适用病症】 暴发性肝功能衰竭。

【用药方法】 每天 1 剂，水煎服，每 4 小时服 250 mL。7 剂为 1 个疗程。

【临床疗效】 此方治疗暴发性肝功能衰竭 17 例，经 10 个疗程治疗，痊愈（自觉症状消失，黄疸退后如常人，无腹水，无肝性脑病，无肾功能衰竭，无出血，无肝臭，无昏迷，食欲、精神状态如常人，化验检查肝功能全套完全恢复正常）15 例，好转（自觉症状减轻，黄疸减退，腹水减少，肝性脑病明显减轻，化验检查肝功能明显改善）1 例，无效（病情迅速恶化或无明显改善）1 例。总有效率为 94.1%。

【病案举例】 余某，男，26 岁。5 年前患乙型肝炎，长期服用肝太乐、肌苷、齐墩果酸片、乙肝宁冲剂等药物治疗。13天前突然出现全身黄如橘色、高热烦渴、腹胀满、胁痛、恶油腻、身软、意识模糊、嗜睡等。立即送去医院检查，诊断为暴发性肝功能衰竭。肝功能检查：血清胆红素测定升高 156 U，血清谷丙转氨酶和谷草转氨酶均明显升高，当血清胆红素明显升高，而转氨酶迅速下降，凝酶原时间显著延长，血清蛋白逐渐下降，胆碱脂酶活力明显下降，血浆氨基酸、支链氨基酸与芳香氨基酸的克分子比值明显下降，表面抗原 HBsAg 阳性，纤维结合素浓度降低，凝血因子Ⅴ、Ⅶ、Ⅸ、Ⅹ等因子很快减少。诊见：身黄如金色，呕吐恶心，脘腹胀痛，胁痛，肝臭，神志模糊，大便出血，嗜睡。诊断为（亚肝）暴发性肝功能衰竭。经治疗 10 天后病势加重，医院发出 3 次病危通知书。诊时症状与上述基本一致，但神昏谵语、衄血、便血同时出现，有肝昏迷表现，并见舌质红绛、苔黄而燥，脉弦滑细数。诊断为急性黄疸，属西医的暴发性肝功能衰竭范畴。同时发给患者家属病危通知。治疗：清热解毒凉血，攻毒活血化瘀，开窍健脾保肝。方用解毒化瘀再生汤加减：水牛角 50 g（兑服），滑石 60 g（包煎），茵陈 50 g，栀子、白芍、赤小豆、仙鹤草、冬瓜仁、满天星、白茅根各 30 g，大黄、黄芩各 20 g，蜈蚣 3 条，黄连、水蛭、槟榔、柴胡、露蜂房、延胡索各 15 g，三七 18 g（兑服），龙骨、牡蛎、炙鳖甲、郁金、白花蛇舌草各 50 g。连服 3 剂后，患者血止，昏迷谵语好转，黄疸渐退，食欲有增。守原方加败酱草、鸡内金各 30 g。再服 5 剂，患者症状好大半。仍守原方减大黄 10 g、水蛭 5 g、蜈蚣 1 条，加黄芪 30 g，土茯苓、制何首乌各 15 g，金钱草30 g，服 20 剂后患者症状消失，化验检查肝功能全套基本恢复。仍守原方，去白茅根、水蛭、蜈蚣，加杜仲、补骨脂各 20 g。再服 20 剂。后改 2 天 1 剂，3 个月后患者症状完全消失。化验检查肝功能完全恢复。停药。随访 2 年，生活、工作如常人。

【验方来源】 蒲康宁.解毒化瘀再生汤治疗暴发性肝功能衰竭17例［J］.四川中医，2001，19（1）：24.

按：暴发性肝功能衰竭属于中医的急黄疸范畴。该病发病急骤、黄疸迅速加深，其色如金，病见脘腹胀痛、恶心呕吐、烦渴谵语、肝臭、肝昏迷、衄血便血、神志模糊、嗜睡等临床表现，该病可由不同型的病毒性肝炎、药物性肝炎及中毒性肝炎所引起。其主要病理表现为肝细胞大量坏死，汇管区及其周围有明显的炎症细胞浸润，其余肝细胞多肿胀，有空泡或缩小，伴以细胞质酸性染色增加。而不同的病因引起的该病机制也不一样，暴发性肝功能衰竭主要是肝血管突然闭塞，显然就是出现肝细胞缺血缺氧而导致肝细胞坏死。总之在肝功能衰竭中存在着很重的内毒素血症，蕴结肝脏，出现黄疸加深、肝臭、肝昏迷、衄血便血或肌肤出现瘀血斑、舌红绛、苔黄而燥、脉弦滑细数。中医认为主要是湿热夹毒，郁而化热化火，热毒炽盛，从而使肝失藏血、心失主血、脾失统血、肾失开合，而出现上述暴发性肝功能衰竭的症状和体征。上述病因病机分析，说明了暴发性肝功能衰竭属于内毒素蕴结肝脏所致。诊断和治疗上紧紧抓住内毒是导致本病的根源，在立法和方药上着眼于"毒"字上下功夫，采用大量的清热解毒、凉血解毒药以毒攻毒、除湿利胆为君，以活血化瘀、软肝散结药为臣，以疏肝理脾和胃、开窍醒神药为佐使，终使药证相符。方中水牛角、黄连、茵陈、栀子、白花蛇舌草、大黄、滑石、虎杖、赤小豆清热解毒利胆；栀子、白茅根、仙鹤草、三七凉血解毒止血；蜈蚣、水蛭、露蜂房、满天星以毒攻毒化瘀；龙骨、牡蛎、炙鳖甲、白芍、郁金、延胡索软肝散结；柴胡、菖蒲、薏苡仁、山楂、槟榔疏肝理脾开窍和胃。诸药合用，达到肝毒清、肝血凉、肝瘀疏、肝脾调、毒素除、肝衰愈之目的。

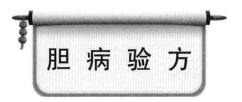

胆 病 验 方

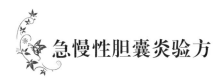

急慢性胆囊炎验方

柴胡二金汤

【药物组成】 柴胡 9 g，炒枳壳 10 g，陈皮、延胡索、川楝子各 12 g，白芍、赤芍、佛手、郁金、虎杖各 15 g，金钱草 20 g，甘草 3 g。

加减：合并黄疸者，加茵陈、栀子；伴胆结石者，加鸡内金；腹胀者，加厚朴；发呕者，加法半夏；胃酸多者，加乌贼骨；胃酸少者，加乌梅；食欲不振者，加佩兰、焦三仙；大便干燥者，加大黄；慢性胆囊炎者，加当归、生地黄。

【适用病症】 胆囊炎。

【用药方法】 每天 1 剂，水煎液至 400 mL，早、晚各服 200 mL。服药最少者 15 剂，最多者 45 剂。

【临床疗效】 此方治疗胆囊炎 240 例，痊愈（临床症状全部消失，以 B 超检查证实）187 例，有效（临床症状明显减轻）44 例，无效（临床症状无改变，或改作手术治疗）9 例。

【病案举例】 王某，男，48 岁。以"右上腹疼痛 1 个月，加重 3 天"为主诉前来就医。诊见：腹软平坦，墨菲氏征阳性，时感恶心厌油腻，纳食不佳，大便微干，小便正常，舌淡、苔薄白微腻，脉弦。曾在某医院作 B 超提示：胆囊 6.0 cm×4.2 cm，囊壁毛糙，液性暗区清晰。诊断：胆囊炎。应用上方加法半夏 9 g，连续服用 15 剂后，临床症状明显好转。原处方加当归 10 g，玄参 12 g，以养阴柔肝，兼制行气走窜药之燥性，续服

15 剂后，临床症状全部消失。经复查 B 超提示：胆囊 5.2 cm×
4.3 cm，囊壁光滑，液性暗区清晰。1 年后随访未复发。

【验方来源】　罗兴中. 中药治疗胆囊炎 240 例［J］. 陕西
中医，1994，15（7）：305.

按：胆囊炎多属肝胆郁结、气机不畅所致，由于胆附于肝，
肝喜条达，胆宜疏泄，降则为顺，通则不痛，故临床治疗多以疏
肝利胆、理气解郁为主，佐以清热解毒、攻里通下之法。方中柴
胡、枳壳、佛手、延胡索、郁金疏肝理气，开郁止痛。据药理研
究证实，郁金可松弛奥狄氏括约肌；佛手可缓解平滑肌痉挛；陈
皮健脾和胃，其中含有右旋宁烯，有溶解结石之功；金钱草、虎
杖清热解毒利胆；白芍柔肝止痛；赤芍理气活血；川楝子理气止
痛，与延胡索合用相得益彰；甘草调和诸药。诸药配伍，刚柔相
济，共奏疏肝利胆、消炎止痛、健脾和胃之效。由于本病久则伤
阴，疏肝药中宜配伍当归、生地黄顾护阴血之品，以制约理气药
物之燥性。总之治胆勿忘肝胃，通利兼顾阴血，方使补而不泄，
利而不伤，才能达到预期之目的。

舒肝利胆汤

【药物组成】　金钱草、赤芍、薏苡仁、茵陈各 15 g，大
黄、白术、川楝子、延胡索各 12 g，柴胡、蒲黄、五灵脂、黄
芩、鸡内金、枳壳、青皮各 9 g，木香（后下）、玄明粉（另
冲）、龙胆草各 6 g。

加减：若身热口渴者，加金银花、连翘、石膏、天花粉；湿
重者，增加薏苡仁、白术之量；腹痛甚者，加重延胡索之量；恶
心呕吐者，加法半夏、竹茹、生姜；纳差者，加神曲、山楂；黄
疸甚者，加重茵陈、金钱草、生大黄之量；有胆石者，加重鸡内
金之量，再加冬葵子、急性子、王不留行；有蛔虫者，加槟榔、

使君子。

【适用病症】 胆囊炎。

【用药方法】 每天 1 剂。水煎 2 次分早、晚服。

【临床疗效】 此方治疗胆囊炎 225 例，临床治愈（症状和体征完全消失，B 超复查胆囊大小正常，胆囊收缩功能恢复正常者）170 例，好转（症状和体征基本消失，B 超复查胆囊收缩功能改善者）48 例，无效（症状和体征无改善者）7 例。总有效率 96.9%。

【病案举例】 刘某，女，35 岁。患者上腹部经常疼痛已近 3 个月，伴低热 37.5 ℃ 左右，纳差，厌油腻，恶心，大便 2～3 天 1 次。患病后按胃痛治疗，服中药 10 余剂，未见明显效果。诊见：右上腹疼痛，时而加剧，痛引肩背，伴有畏冷发热，呕吐胃内容物及黄水，口苦咽干，舌质红、苔厚黄，脉弦滑数，体温 37.8 ℃，右上腹腹肌紧张，胆囊区压痛（＋），肝脾未触及。B 超提示：胆囊壁厚 0.5 cm，未见明显强点回声。诊断为胆囊炎。证属肝胆湿热型，治宜疏肝利胆，清利湿热。方用舒肝利胆汤加竹茹、法半夏各 9 g，生姜 3 片，每天 1 剂。服上方 3 剂后，诸症状减轻。药已中病。再守原方，继服 6 剂，低热亦除，不再厌油腻，食欲大增。再服上方 9 剂，诸症状消失，一切正常。嘱再行 B 超检查，胆囊壁未见增厚。

【验方来源】 吴盛荣，吴一飘. 舒肝利胆汤治疗胆囊炎 225 例小结 [J]. 湖北中医杂志，1995，17（1）：11.

按：舒肝利胆汤是全国名老中医吴光烈治疗急慢性胆囊炎之经验方，方中柴胡、枳壳、青皮、木香、川楝子、郁金疏肝理气，解肝胆之郁，最能条畅肝木，推陈致新以生气血，有助于肝胆功能的改善；蒲黄、五灵脂、赤芍理气行血而止痛，可明显缓解平滑肌痉挛，为痛引肩背必用之要药；金钱草、茵陈、黄芩、龙胆草能增加胆汁分泌，为利胆退黄之圣药，尤其是茵陈能消除残存肝胆之病毒，改善消化功能；大黄、玄明粉荡除积秽、清热利湿、活血化瘀；鸡内金消石顾护脾胃；薏苡仁、白术补脾利湿，增进食欲，且能产生肝糖原，提高机体抗病能力，与苦寒之剂配伍，可免害胃之弊。诸药合用，使肝气疏、湿热去，则病自愈。

利胆调中汤

【药物组成】　金钱草30 g，炙枇杷叶12 g，竹茹、香橼、佛手、香附各10 g，炒白芍15 g。

加减：胁肋胀闷疼痛随情绪变化加重者，加疏肝理气药柴胡、炒枳壳、延胡索；胁肋胀闷疼痛牵及胃脘部不适、气短、善太息、大便不调者，加益气健脾和胃药太子参（党参）、炒白术、茯苓；胁肋胀闷疼痛合并口干、舌红少苔、夜寐不佳者，加养阴柔肝药北沙参、麦冬、合欢花、何首乌藤；胁肋胀闷疼痛伴有中、重度脂肪肝，大便偏干者，加草决明、山楂。

【适用病症】　胆囊炎。

【用药方法】　每天1剂，水煎取浓缩液150 mL，分早、晚服。2～3个月为1个疗程。

【临床疗效】　此方治疗胆囊炎66例，痊愈（B超提示"胆壁光滑，胆囊炎痊愈"，症状消失，并在1年内病情未复发者）36例，有效（B超提示"胆壁稍毛糙，胆囊炎基本痊愈"，症状基本消失，1年内病情未加重者）22例，无效（B超提示"胆壁仍毛糙，胆管仍扩张"，症状稍有改善者）8例。总有效率88%。

【病案举例】　李某某，女，37岁。4～5年上腹部牵及两胁胀满疼痛，屡发屡治，经久不愈。10余天前因饮食不慎及劳累后两胁胀闷疼痛牵及胃脘部及后背不适，时有呕恶呃逆，面色萎黄，形体消瘦，纳食不甘，神疲乏力，大便每天 1 次尚调，夜间因上腹部不适而俯卧，舌体胖大、有齿痕，舌质淡红、苔黄腻，脉沉细；胃脘部有压痛，墨菲氏征（＋）。劳累过度，劳累伤中，脾胃受累。证属脾失健运，痰湿中阻，气郁化热，肝胆失于疏泄条达。治以清化湿热，柔肝健脾和胃之剂。投以利胆调中汤治疗：金钱草 30 g，炙枇杷叶 12 g，炒白芍 15 g，竹茹、香附、延胡索、合欢皮花、香橼、佛手各 10 g，太子参 20 g。嘱患者禁食油腻生冷辛辣食物。服上方 7 剂后，两胁胀闷疼痛、呕恶均明显好转，仍然有呃逆，气短，善太息。上方太子参加至 30 g，茯苓 12 g。继服 14 剂后，诸症状明显好转，夜间已能倒卧安睡，舌体胖大有改善，齿痕亦消失，黄腻苔已退，脉沉缓。就诊 1 个月后 B 超复查提示：胆壁较前光滑，胆管无扩张。胆囊炎基本痊愈，胃蠕动减弱明显好转。为巩固疗效守上方，拟丸剂缓图之。随访 1 年未复发。

【验方来源】 李露燕. 利胆调中汤治疗胆囊炎 66 例临床观察［J］. 北京中医，2001，20（1）：28.

按： 胆囊炎属于中医学胁痛范畴。肝居胁下，其经脉布于两胁，胆附于肝，其经脉亦循于胁。故胁痛之病，主要责之于肝胆。又因肝喜条达，胆为中精之腑，主疏泄。湿热之邪最易蕴结于肝胆，使肝胆失于疏泄条达而引起胁痛。临床上所见的胆囊炎导致的一侧或两侧肋间疼痛是以饮食所伤，脾失健运，痰湿中阻，气郁化热，肝胆失于疏泄条达所致的最为常见。利胆调中汤以清解中焦湿热为其根本。取金钱草能清肝胆湿热；炙枇杷叶清胃热止呕逆；竹茹能开胃土之郁，治痰热互结烦闷呕逆；香附乃血中气药，通行十二经脉气分，乃气病之总司，能调气机，行气止痛；白芍能养血柔肝，缓急止痛，能于土中泻木，理中泻肝；香橼气芳香，味辛而行散，苦能降逆；佛手气清香而不烈，性温而不峻；香橼、佛手共有疏肝理气、和中止痛之效。

清胆化痰汤

【药物组成】 柴胡、瓜蒌皮、法半夏、木香各 10 g，黄连 3～6 g，大黄 3～10 g，金钱草 30 g，白芍 20 g。

加减：热甚者，加金银花、黄芩；痛甚者，加川楝子、延胡索；腹满者，加枳壳；湿重者，加苍术、薏苡仁；气虚者，加党参；血虚者，加当归；伴结石者，加鸡内金、丹参、枳实，重用金钱草。

【适用病症】 急性胆囊炎。

【用药方法】 每天 1 剂，水煎 2 次，分早、晚服。病重者每天 2 剂，分 4 次服。10 天为 1 个疗程，一般 2～4 个疗程。若出现高热寒战，呕吐，水和电解质失调或有剧痛者，可配用补液抗菌、解痉镇痛药治疗。

【临床疗效】 此方治疗急性胆囊炎 96 例，治愈（临床症状和体征消失，B 超检查胆囊正常，1 年以上未复发）38 例，显效（临床症状和体征消失，B 超检查胆囊壁粗糙基本消失，半年以上无复发）40 例，好转（临床症状和体征有所控制或消失，B 超检查无明显改善且在短时间内又复发）14 例，无效（未达好转标准）4 例。总有效率达 95.8%。

【验方来源】 顾家咸. 清胆化痰汤治疗急性胆囊炎 96 例 [J]. 湖北中医杂志，1995，17（6）：52.

按：急性胆囊炎的病机主要是肝胆郁滞，湿热夹痰，蕴结胆腑。治拟清胆化痰、疏肝利胆，清其胆内湿热、痰瘀之邪，使胆府清宁。方中柴胡、黄连、大黄疏肝清热、利胆通腑降浊，金钱草清热利湿，瓜蒌皮、法半夏化痰散结，白芍、木香利胆和营止痛。全方具有疏肝利胆、清热利湿、化痰散结、理气止痛之功。在此基本方的基础上，辨证加减，多获良效。

加味小陷胸汤

【药物组成】 黄连 6 g，法半夏、瓜蒌皮、柴胡各 10 g，大黄 6 g，木香 10 g。

加减：热甚者，加金银花、栀子、虎杖；痛甚者，加白芍、延胡索；气虚者，加党参、黄芪；伴有结石者，加枳壳、鸡内金、金钱草。

【适用病症】 急性胆囊炎。

【用药方法】 每天 1 剂，水煎 2 次，早、晚分服。症状缓解后，苦寒之品适当减量，以免损伤脾胃，或加用健脾药。同时辅以西药治疗：感染严重者，给予补液、抗感染、维持水和电解质平衡。选用 1～2 种抗生素，如青霉素、氨苄西林、先锋霉素、阿米卡星、庆大霉素等。症状缓解后改用口服抗生素片剂数天，即可停用西药。疼痛严重者加用止痛剂。治疗 7 天为 1 个疗程，一般 2～4 个疗程。

【临床疗效】 此方治疗急性胆囊炎 62 例，治愈（临床症状和体征消失，B 超检查胆囊恢复正常，观察 1 年以上未复发者）25 例，显效（临床症状和体征消失，B 超检查胆囊壁模糊基本消失，观察半年以上无复发者）26 例，好转（临床症状和体征有所控制或消失，B 超检查较发病时无明显改善，且在短时间内复发者）6 例，无效（临床症状和体征未能控制或加重，B 超检查胆囊未见明显好转，结果采取手术治疗者）5 例。总有效率为 91.9%。

【验方来源】 顾家咸. 中西医结合治疗急性胆囊炎 62 例 [J]. 江苏中医，1994，15（4）：17.

按：胆为中精之腑，以通降为顺。若肝气抑郁，或外感邪热，或饮食不节，或过食油腻，损伤脾胃，则痰湿内生，久则郁而化热，湿热痰瘀蕴结中焦，影响肝的疏泄和胆的通降而发病。又因胆禀春木之气，其性刚直，在病理上多表现为火旺之征，因火热可煎熬津液而为痰，故胆病多兼痰。因此湿热型胆囊炎的病理主要是湿热夹痰，故采用加味小陷胸汤。据报道，方中的黄连不但有清热燥湿、泻火解毒之功，同时还具有良好的利胆作用，故方中以黄连为君；以法半夏、瓜蒌为臣，化痰散结；柴胡、大黄疏肝清热、通腑利胆；木香理气止痛。再结合西医的抗菌治疗，效果满意。本病如单用中药治疗，对感染严重者控制较慢，病程延长。如纯用西药治疗，疗效更差，且不易根除，复发率高，手术率高。所以采取中西医结合方法治疗，效果较佳。

疏利化痰汤

【药物组成】　柴胡、法半夏各 12 g，大黄 6 g，枳壳、竹茹、郁金、木香各 10 g，金钱草 30 g。

加减：湿热重者，加黄连、金银花；痛甚者，加川楝子、延胡索、白芍，木香加至 15 g；脾虚者，加白术；伴有结石者，增加金钱草、大黄用量。

【适用病症】　急性胆囊炎。

【用药方法】　每天 1 剂，水煎服。7 天为 1 个疗程，一般治疗 1～4 个疗程。

【临床疗效】　此方治疗急性胆囊炎 120 例，治愈（症状和体征消失）89 例，好转（症状减轻，一般情况改善）20 例，无效（症状无改善或加重）11 例。总有效率 90.8%。

【验方来源】　顾家咸. 疏利化痰汤治疗急性胆囊炎 120 例[J]. 江苏中医，1998，19（7）：22.

按：胆为六腑之一，以通降为顺。若情志不畅，肝气抑郁，胆失疏泄，或肝气犯胃，胃失和降，气机阻滞，均可影响胆的通降功能，导致胆汁郁滞，壅滞不行，则痰浊内生，或者郁久化热，热灼胆液为痰而发病。故胆病多因肝部气滞、湿热痰浊瘀积胆腑而致。本组急性胆囊炎患者属气郁夹痰证，"气壅则痰聚，气顺则痰消"，所以笔者采用疏肝理气、泄胆化痰法，自拟疏利化痰汤治疗，效果尚佳。方中柴胡入肝、胆二经，既能疏肝解郁，又能疏泄少阳胆经之邪，肝气调达，则胆的疏泄功能正常；胆禀春木之气，易生火化热，故用竹茹清胆化痰；腑以通为用，故用大黄通腑利胆；法半夏燥湿化痰，和胃降逆；枳壳行气消痰，郁金利胆祛瘀，木香行气止痛，金钱草清利湿热，利胆排石。全方具有疏肝利胆、化痰散结、理气止痛之功。根据现代方药研究，本方药有促进胆汁分泌、增强胆囊收缩、排空以及消炎抑菌作用，故用于急性胆囊炎属气郁夹痰证者，效果较满意。

清肝利胆汤

【药物组成】 柴胡、延胡索各 12 g，法半夏、枳实各 9 g，黄芩、白芍、金银花、蒲公英、川楝子各 15 g，黄连、青皮各 10 g，熟大黄 6 g，甘草 3 g。

加减：如伴有黄疸者，去川楝子，加茵陈、萹蓄蓄各 15 g，栀子 9 g，以加强利湿退黄之力；如右上腹剧痛，有黄疸或无黄疸，B 超证实伴有胆系结石者，加茵陈 20 g，金钱草、鸡内金、牡蛎各 15 g。

【适用病症】 急性胆囊炎。

【用药方法】 每天 1 剂，水煎 2 次，分早、晚温服。每 12 剂为 1 个疗程。

【临床疗效】 此方治疗急性胆囊炎 58 例，临床治愈（症状、体征完全消失，体温、血象恢复正常，B 超胆囊影像正常）31 例，好转（症状、体征明显减轻或仅有胀痛或隐痛，体温及血象正常，B超影像有改善）22例，无效（症状、体征与体温、血象、B超检查均无改善）5例。总有效率91.4%。

【病案举例】　患者，男，46岁。近2天突然右上腹疼痛，连及肩背，伴发热（体温38℃）、恶心、呕吐，大便干结，小便黄；右上腹压痛明显，墨菲氏征（＋）。血常规：白细胞10.4×10^9/L，中性粒细胞0.79，淋巴细胞0.18，单核细胞0.03；B超示：胆囊增大，囊壁增厚毛糙，囊内未见结石反射。诊断为急性胆囊炎，予清肝利胆汤。服3剂后，疼痛大减，呕吐已止。继服6剂，诸症状消失，复查B超及血常规均正常，嘱继服3剂。再诊时已无任何不适。为避免复发，遂以清肝利胆汤原方10倍量为末，水泛为丸，如绿豆大，每次服10g，每天3次，以巩固疗效。

【验方来源】　陈锡刚.清肝利胆汤治疗急性胆囊炎58例［J］.山东中医杂志，1996，15（7）：300.

按：急性胆囊炎是外科炎性急腹症，其病理特征是腑气不通。因此，"以通为用"是急性胆囊炎的基本治则。临床上通法含义十分广泛，急性胆囊炎发病较急，临床辨证多为热证、实证，其病理特征颇类似"热盛肉腐，肉腐成脓"之"内痈"。因此，治疗急性胆囊炎以清肝利胆、清热解毒为大法。有黄疸者加用祛湿退黄之剂，有结石者加入溶石排石之药，亦不离通法之范畴。方中柴胡、白芍、枳实、法半夏疏肝导滞，行气解郁；黄芩、黄连、金银花、蒲公英清热解毒，祛腐消肿，实为治痈之法；大黄清肝利胆，通腑泄热；川楝子、延胡索行气活血止痛；甘草清热解毒，其甘缓之性又可防止清热解毒药苦寒直折伤及正气。现代药理研究证实，柴胡、金银花、黄连、黄芩、蒲公英皆有广谱抗菌作用，能较好地消除胆囊炎症；大黄、枳实、法半夏具有增加排胆频率作用，可使胆汁流量增加；法半夏、柴胡还具有松弛奥狄氏括约肌的作用。全方共奏消炎利胆之功效。

疏肝清化通腑汤

【药物组成】 柴胡、郁金、赤芍、白芍各 15 g，黄芩 12 g，瓜蒌、茵陈、虎杖各 30 g，制半夏 10 g，大黄 8 g，拳参、海金沙各 20 g。

加减：湿热重者，加青蒿、蒲公英；恶呕甚者，加黄连、生姜；气郁重者，加延胡索、川楝子；右胁痛甚状如针刺者，加三棱、莪术。

【适用病症】 急性胆囊炎。

【用药方法】 每天 1 剂，水煎 2 次，分早、晚服。7 天为 1 个疗程。

【临床疗效】 此方治疗急性胆囊炎 80 例，治愈（服药 7 天，症状体征完全消失，体温、血常规恢复正常，B 超影像正常）50 例，显效（服药 7 天，症状体征消失，体温、血常规基本正常，B 超影像明显改善）18 例，有效（服药 7 天，症状体征基本消失，体温、血常规基本正常，B 超影像有改善）10 例，无效（服药 7 天，症状、体征、血常规、B 超、胆囊影像无改善）2 例。总有效率 97.50%。获效最快者仅服药 3 剂，多数患者在 1 周内症状、体征、血象、B 超、影像均恢复正常。

【病案举例】 黄某，女，48 岁。主诉右胁灼痛反复发作 2 年，加重 3 天。诊见：右胁灼痛并向右肩胛区放射，大便秘结，4 天未行，小便黄，舌质红，苔黄厚腻，脉弦滑数。体检：墨菲氏征（＋）。B 超显示：胆囊炎、胆囊结石。中医诊断：胁痛。辨证为少阳阳明合病，湿热内蕴，肝气郁结，腑气不畅。治拟疏肝利胆，清热化湿，通导腑气。处方：柴胡、郁金、赤芍、白芍各 15 g，黄芩 12 g，瓜蒌、茵陈、虎杖各 30 g，制半夏 10 g，大黄 8 g，拳参、海金沙各 20 g。5 剂，每天 1 剂。服药第 2 天腹痛有便意，临厕解出干便，腹痛减轻。效不更方，第 3 天泻下干结大便量多，右胁部灼痛感顿减，舌质红、苔黄腻。后以疏肝清化、运脾和胃善后。7 天后复查 B 超提示胆囊正常，结石影像不显，痊愈出院。

【验方来源】　单金坤，韩旭，孙伟. 疏肝清化通腑法治疗急性胆囊炎 80 例 [J]. 江苏中医，1998，19（5）：24.

按：急性胆囊炎临床有"痛""热""呕"三大主症，少数可见黄疸，结合脉象，参考中医学胁痛、结胸、黄疸进行辨证，加上现代医学 B 超、X 线胆囊造影等检查，其诊断并不困难。胆为六腑之一，又为中清之腑，居胁下，藏胆汁，与肝相表里，同具疏泄功能。由于饮食、情志、外邪、劳累等因素影响，致肝胆气郁或湿热蕴结，疏泄失常，腑气不通，而见右胁下痛；热淫于内则发热；胆热犯胃，升降失司则呕吐；阳明腑实则便秘；胆道阻塞，胆汁外溢则现黄疸；湿热炼灼则成砂石，故胆道感染和胆石症又常互为因果，反复不愈。本病发病急，多实证。宗"急则治其标"之法则，气滞宜疏和，湿热宜清化，腑实宜通导，治疗大法概之为"疏""清""通"。"疏"常以柴胡为主，配以郁金、赤芍、白芍疏肝理气止痛；"清"以茵陈为主，伍以黄芩、虎杖、拳参、海金沙清热解毒，清利肝胆湿热；"通"以大黄为主，参以瓜蒌通腑泄热，荡涤实热，从而腑行得畅，大便通下则疼痛缓解。实践证明疏肝、清化、通腑确是治疗本病之三大主法，用之可以达到解痉止痛、降温除热、控制感染之目的。胆囊炎急性发作向愈期间，若湿热祛尽，脾虚明显，在饮食调理同时，应佐以柔肝运脾之品，方拟逍遥散加减，以调中实脾，对巩固疗效大有裨益。

清胆解毒汤

【药物组成】　金银花、紫花地丁、蒲公英、连翘、野菊花、爵床、金钱草、郁金。（原方无药量）

加减：若恶寒发热重者，重用金银花、连翘以清解热毒；若湿热为重者，酌加茵陈以清利湿热；恶心呕吐重者，加姜半夏以降逆止呕；伴有便干者，加大黄以泻下通利；兼有气滞者，酌加青皮、柴胡以疏肝理气；兼有血瘀者，加桃仁以活血祛瘀。

【适用病症】　慢性胆囊炎急性发作期。

【用药方法】　每天 1 剂，水煎服。14 剂为 1 个疗程。

【临床疗效】　此方治疗慢性胆囊炎急性发作期 33 例，显效（发热退至正常，右上腹疼痛缓解或消失，其他症状消失。胆囊 B 超显示炎症有所改善，血白细胞计数和中性粒细胞正常）12 例，有效（发热退至正常，右上腹疼痛减轻，其他症状改善，血白细胞和中性粒细胞正常）17 例，无效（发热未退，其他症状无改善）4 例。总有效率87.9%。

【病案举例】　患者，女，49 岁。有慢性胆囊炎史 2 年左右，近 2 天因饮酒而致胆囊炎急性发作就医。诊见：右上腹疼痛剧烈，并向右肩胛区放射，畏寒发热（体温 38.8 ℃），脘腹胀满，恶心呕吐，舌质红、苔黄腻，脉弦紧；右上腹压痛，墨菲氏征阳性，血白细胞 16×10^9/L，中性粒细胞0.84。胆囊 B 超显示：胆囊增大，大小约 8.1 cm × 3.4 cm，胆囊壁毛糙。治拟清肝胆、解热毒，用清胆解毒汤加减治疗。药用：金银花、蒲公英、爵床、金钱草、紫花地丁各 30 g，野菊花 10 g，柴胡、青皮、连翘各 12 g，郁金 15 g，7 剂。二诊：前方服后右上腹疼痛明显缓解，发热、恶心呕吐均除。脘腹略胀，口干，舌质红、苔薄黄，脉弦。体温 37 ℃，其余诸症状消失。原方加厚朴 6 g，玄参12 g，再服7剂。三诊：诸症状均除。血白细胞计数和中性粒细胞均正常。胆囊 B 超显示：增大的胆囊有缩小，为7.1 cm×2.3 cm，囊壁稍毛糙。原方再服14剂后，将药改制成丸剂续服3个月。随访1年未再发作。

【验方来源】 宋捷民，金策. 清胆解毒汤治疗慢性胆囊炎急性发作期33例［J］. 浙江中医学院学报，1996，20（4）：16.

按：慢性胆囊炎急性发作期大多有湿热内盛于肝胆，聚而化火化毒之趋向。清胆解毒汤方中以金银花清解气血之热毒；连翘、紫花地丁、蒲公英、野菊花清热解毒、凉血散结；金钱草、爵床清利湿热；郁金疏肝解郁、活血行气。诸药合用可起到清解热毒、通利湿热、行气解郁之功效。以往对于慢性胆囊炎急性发作者多以清利湿热为主。虽然疗效也可以，但起效较慢，治疗时间较长，给患者带来诸多不便。临床上慢性胆囊炎虽以肝郁和湿热型为多见，但在急性发作期，其停郁之气和内蕴之湿热均有内聚肝胆，腐蒸化火化毒之趋向。对症治疗以清解肝胆热毒为主，佐以利湿行气后不仅疗效显著，而且达到了起效快、缩短疗程的目的。

金钱草郁金汤

【药物组成】 金钱草30～60 g，郁金、柴胡各10～15 g，鸡内金10～20 g，蒲公英、紫花地丁各20～30 g。

加减：久病体弱气虚者，加黄芪；脾胃虚弱者，加白术、茯苓；胁痛重者，加延胡索；恶心呕吐者，加法半夏、竹茹：胸闷者，加瓜蒌皮；便秘者，加酒大黄；自汗者，加浮小麦、麻黄根；以右胁刺痛为主者，加桃仁、红花；湿热重者，加龙胆草、黄芩、茵陈、川楝子。

【适用病症】　慢性胆囊炎。

【用药方法】　每天 1 剂，水煎服。21 天为 1 个疗程，一般 1 个疗程即可获效。

【临床疗效】　此方治疗慢性胆囊炎 100 例，治愈率为 85%，好转率为 15%。

【验方来源】　赵壮，崔艳娟. 中药治疗慢性胆囊炎 100 例 [J]. 中医药学报，2000，28（3）：39.

按：本病病位在肝胆，肝气郁结、胆气不疏、胆汁郁滞为主要矛盾，故疏肝利胆是治疗本病的重要方法。方中金钱草、郁金、柴胡疏肝利胆；鸡内金消食；蒲公英、紫花地丁清热解毒，利湿健胃。据现代药理实验研究：金钱草煎剂有促进胆汁分泌的作用；郁金可使胆汁分泌和排泄，并有轻度的镇痛作用；柴胡有镇静、镇痛、抗菌的作用；鸡内金能使胃液分泌量及酸度增加，胃运动机能加强，排空加速；蒲公英、紫花地丁具有抗菌、健胃的作用。诸药合用，因而获效良好。

通　降　汤

【药物组成】　大黄 15 g，沉香、枳壳、白豆蔻各 12 g，滑石、藿香、延胡索各 10 g，焦白术 20 g。

加减：有黄疸者，加茵陈 30 g；有结石者，加海金沙 12 g，鸡内金、金钱草各 15 g；兼寒者，加附子 10 g。

【适用病症】　慢性胆囊炎。

【用药方法】　每天 1 剂，水煎服，10 剂为 1 个疗程。

【临床疗效】　此方治疗慢性胆囊炎 150 例，显效（临床症状消失，白细胞恢复正常，B 超无炎症显示）94 例，有效（临床症状部分消失）32 例，无效（临床症状无变化）24 例。总有效率 84%。

【病案举例】 刘某，男，61 岁。自诉患上腹痛 3 个多月，反复发作，伴有腹胀，嗳气，打呃。在家服雷尼替丁、胃得安等均无效。近 5 天疼痛加重，严重时影响进食。诊见：表情痛苦，右上腹明显压痛，但无肌紧张，未触及胆囊，脉弦数。辅助检查：肝功能正常，血白细胞 14×10^9/L。B 超示：胆囊壁厚 0.5 cm，胆囊内有泥沙样沉积物。诊断慢性胆囊炎急性发作。服上方 11 剂，疼痛、腹胀消失，白细胞恢复正常。B 超示：胆囊内泥沙样沉积物已无，胆壁厚 0.3 cm。

【验方来源】 熊玉钟. 应用通降法治疗慢性胆囊炎 150 例[J]. 福建中医药，2000，31（3）：35.

按：慢性胆囊炎病程较长，急性发作时痛不可忍，西医治疗以消炎、利胆、解痉、止痛为主，但效果不太理想。中医认为气机阻滞是其因。通过临床观察，大多数胆囊炎患者，都是因情志抑郁，或大怒气逆，或谋虑不决而诱发，所以患有慢性胆囊炎者，平素要调整情志，才能减少复发。治宜通降。只有通，肝气郁才得以调畅，湿热之邪才有出路，这样才能邪去痛止；只有降，胆囊结石才能逐渐消散，才能气机通畅。所以在临床上，将枳壳、陈皮、沉香、延胡索、大黄、二丑等理气通降之品，列为治疗慢性胆囊炎常用之药。

金 栀 汤

【药物组成】 金钱草 30 g，栀子、郁金、大黄各 10 g，鱼腥草 50 g，川楝子 8 g。

加减：纳呆者，加陈皮、竹茹；疼痛重者，加延胡索；血虚者，加当归、白芍；大便干者，加大大黄用量或酌用玄明粉。

【适用病症】 慢性胆囊炎。

【用药方法】 每天 1 剂，水煎 3 次，早、晚服用。

【临床疗效】　此方治疗慢性胆囊炎 58 例，临床治愈（临床症状、体征消失）38 例，好转（症状及体征改善）18 例，无效（症状及体征无变化）2 例。总有效率 96.6%。

【验方来源】　丛国才，王明升.金栀汤治疗慢性胆囊炎 62 例［J］.吉林中医药，2000，20（6）：36.

按：根据中医辨证分型，慢性胆囊炎可分为肝郁犯胃、肝胆湿热、饮食积滞 3 个证型，以肝胆湿热型最为常见。西医认为，慢性胆囊炎的病因主要是细菌感染和胆固醇代谢失常。金栀汤中金钱草具有清热利湿、退黄、解毒、消肿作用，现代药理学研究表明其具有显著的利胆作用，能促进胆汁排泄，并有抗金黄色葡萄球菌、镇痛之功。栀子具有清热利湿、泻火除烦作用，内含栀子素、柏子苷等，有镇静利胆，平和心态功效。鱼腥草经研究表明内含栎素及钾盐，有抗菌利尿、扩张血管作用，能促进机体正常代谢。川楝子、郁金疏肝利胆、行气止痛，用于脘腹胁肋疼痛。大黄有泻热通便、退黄祛湿功能，其经研究表明，内含大黄素，对金黄色葡萄球菌有抑制作用，并能促进胆汁等消化液分泌，有利胆、排石、降低胆固醇作用。本方具有疏肝利胆、清热利湿、理气止痛、抗菌、舒畅情志之功，切中慢性肝胆湿热型胆囊炎之病机，故疗效显著。

利胆和胃汤

【药物组成】　炒柴胡、枳实、白芍各 15 g，苍术、厚朴、金钱草各 10 g，黄芩、虎杖各 20 g，陈皮、炙甘草各 6 g。

【适用病症】　慢性胆囊炎。

【用药方法】　每天 1 剂，取水 600 mL，泡上药 20 分钟，文火煎煮 30 分钟，取液 150 mL，共煎 3 次，合取 450 mL，分早、午、晚 3 次温服。配合中药外敷：以大黄、虎杖、延胡索研末备用，以3:3:1比例用醋调匀，做成直径为 2 cm 大小的药饼，敷于右胁下胆囊所在部位，用关节止痛膏固定，每次敷贴4~6小时，每天换药1次。

【临床疗效】 此方治疗慢性胆囊炎 85 例，治愈（胁痛及伴随症状消失）58 例，好转（胁痛减轻或消失，其他伴随症状显著改善）22 例，无效（胁痛及伴随症状缓解不明显）5 例。总有效率94.12%。

【验方来源】 胡剑秋，周映华. 中医综合治疗慢性胆囊炎 [J]. 云南中医中药杂志，2000，21（4）：19.

按： 慢性胆囊炎归属于中医学中"胁痛""痞满"之范畴。其病位在胆，而属肝与脾胃。在生理上，肝的疏泄功能正常，则胆汁排泄畅达，脾胃运化功能也健旺。若各种原因导致肝气郁结，肝失条达，疏泄不利，气阻络痹，日久则肝木克脾土，肝气横逆犯胃，致肝胃不和为其病理特点。故治以调和肝胃为主。方中柴胡透邪升阳以舒郁，枳实下气破结，与柴胡合而升降调气；白芍益阴养血，与柴胡合而疏肝理脾；炙甘草甘缓和中，甘温益气以健脾。此四药互配，使邪去郁解，气血调畅，清阳得升。苍术苦温性燥，最善除湿运脾；厚朴行气化湿，消胀除满；陈皮理气化滞。加黄芩、虎杖、金钱草以清利肝胆经湿热。全方合用，使湿浊得化，肝气得疏，气机调畅，脾胃复健，胃气和降，则诸症状自除。配合药物局部敷贴能清热利湿，行气止痛，与内服药配合，内外同治，产生协同作用，疗效更佳。现代药理研究表明：柴胡、黄芩、虎杖、大黄、金钱草分别有抗菌、消炎、镇痛的作用，能促进胆汁的分泌及排泄，其中大黄的力量最强，从而达到了消炎利胆的作用。

三金复胆汤

【药物组成】 夏枯草、连翘、蒲公英、茵陈各 30 g，金钱草 30 ~ 120 g，海金沙 20 ~ 30 g，吴茱萸、槟榔、乌梅、柴胡、郁金各 15 g，鸡内金 10 g，青皮、陈皮各 12 g。

加减：伴发热者，加金银花 20 g，黄连 10 g；疼痛较重者，加川楝子 15 g，延胡索、枳壳各 20 g；伴恶心呕吐者，加竹茹 30 g；纳呆腹胀者，加炒谷芽、炒麦芽各 30 g，莱菔子 15 g；厌油甚者，加山楂 15 g；伴有结石者，重用金钱草至 120 g，加生大黄和玄明粉冲服。

【适用病症】 慢性胆囊炎。

【用药方法】 每天 1 剂，水煎 2 次，于饭后 30 分钟及临睡前服，1 个月为 1 个疗程。

【临床疗效】 此方治疗慢性胆囊炎 46 例，临床治愈（临床症状消失，B 超检查胆囊壁恢复正常，随访半年未复发）28 例，有效（症状和体征基本消失，B 超示胆囊炎好转，或大便中有部分结石排出）14 例，无效（症状及体征无改善，B 超检查无明显变化或仍有结石存留，转手术治疗）4 例。

【病案举例】 夏某，男，32 岁。右上腹胀痛，放射右肩胛区痛 2 年。自以为饮食无常，罹患胃病，乃购胃药服之罔效。近来疼痛加剧，口苦咽干，恶心干呕，腹胀纳差，尿黄便结。诊见：面色萎黄，舌质淡、苔黄腻，脉弦，墨菲氏征阳性。B 超检查胆囊壁增厚，提示慢性胆囊炎。予三金复胆汤加减：金钱草 60 g，海金沙 20 g，炒鸡内金 10 g，夏枯草、连翘、蒲公英、茵陈、竹茹各 30 g，吴茱萸、柴胡、郁金、槟榔、乌梅、枳壳各 15 g，青皮、陈皮各 12 g。服上方 7 剂，疼痛已去，墨菲氏征（－）。上方加减再服 1 个月，诸症状全消，纳食如常，尿清。B

超复查正常。继以上方 20 剂制成浸膏，早、晚温开水冲服。1年后随访，未再复发。

【验方来源】 郭新农. 三金复胆汤治疗慢性胆囊炎 46 例 [J]. 湖北中医杂志，1997，19（1）：36.

按： 慢性胆囊炎临床多由肝失调达，气机不畅，久之则致湿热蕴结于肝胆。胆为中精之府，而其汁以通泄为常，不通则痛，故临床治疗以疏利肝胆气机，祛其湿热为大法。方中柴胡、郁金、青皮、陈皮疏肝利胆，理气止痛；夏枯草、连翘、蒲公英清热利湿，消炎利胆，夏枯草、连翘还能软坚散结，对增厚的胆囊壁有恢复作用。加入吴茱萸暖肝和胃，以防寒从中生；茵陈、金钱草、海金沙、鸡内金为利胆要药，药理研究表明，上药有稀释胆汁、增加胆汁分泌量、松弛奥狄氏括约肌的作用；槟榔、乌梅有收缩胆囊、促进胆囊排空作用；乌梅生津，可避免苦寒伤阴；大黄、玄明粉具有利胆排石之功。诸药合用，具有消炎利胆、恢复胆囊功能的作用。

清化利胆丸

【药物组成】 柴胡 80 g，法半夏、木香各 90 g，黄芩、郁金、枳壳各 100 g，丹参 120 g，金银花、连翘各 150 g，茵陈、金钱草、蒲公英各 300 g，大黄 60 g。

【适用病症】 慢性胆囊炎。

【用药方法】 上药研末，水泛为丸。每次服 10 g，每天 2~3 次，3 个月为 1 个疗程。服药期间禁食辛辣肥腻食物、蛋类及烟、酒、茶。

【临床疗效】 此方治疗慢性胆囊炎 268 例，痊愈（症状消失，B 超复查正常，1 年后随访未复发）172 例，有效（症状消失，B 超示胆壁稍厚或毛糙，1 年后随访仍需治疗）93 例，无效

（症状及 B 超检查均无改变）3 例。总有效率 98.88%。

【病案举例】　余某，女，38 岁。上腹部胀痛不适，口干苦，大便时干时稀，反复发作 1 年余。胃镜检查示：慢性浅表性胃炎。曾服用多种中西药，用药时有效，药停如故。此次因饮食不慎，诸症状加重而来就医。诊见：右上腹胀痛隐隐，口干苦，胸闷，小便黄，大便稀而不爽，舌红、苔腻，脉弦细稍数；巩膜无黄染，心肺（－），腹软，墨菲氏征（＋），肝脾不肿大，右上腹叩击痛。肝功能、大便检查正常，B 超提示为慢性胆囊炎。药用清化利胆丸，每次服 10 g，每天 3 次。服药 5 天后诸症状大减。后改为每天服 2 次，并嘱注意饮食禁忌。3 个月后复诊：诸症状尽除，B 超示肝胆正常，嘱停药观察。1 年后随访，一切正常。

【验方来源】　阳云芳. 清化利胆丸治疗慢性胆囊炎 268 例［J］. 湖北中医，2001，23（3）：28.

按：慢性胆囊炎常因缺乏典型症状而易被误诊为慢性胃炎或慢性肠炎。笔者临证时，但见口干苦，胸闷，右上腹胀痛隐隐，大便时干时稀，右上腹叩击痛，且以进食辛辣或油腻之物后诸症状加重者，即首先疑为本病，再经 B 超或彩超检查而确诊。本病与饮食、情志、内分泌代谢失常有关。中医认为，本病病因乃湿热之邪侵入肝胆，胆位于中焦，为中正之官，主决断，藏胆汁，主疏泄，以降为顺。若湿热之邪蕴结于胆，疏泄失常，气机不畅，在上则胸闷、口干苦；于中则胁腹胀痛；至下则大便失调。根据清利湿热、疏肝利胆而立法，选柴胡疏利肝胆；法半夏燥湿；黄芩、金银花、连翘、蒲公英清热解毒；枳壳、木香行气止痛；茵陈、金钱草清利肝胆、利湿退黄；大黄凉血活血，与枳壳合用可通腑气；郁金、丹参活血，且郁金又有利胆退黄之效。诸药合用，共奏清化疏利之功。

利胆疏肝饮

【药物组成】 白芍 20 g，大黄（后下）、丹参、姜黄、川芎、郁金、香附各 15 g，栀子、枳实、川楝子各 12 g，苏梗、莪术、虎杖、柴胡、焦谷芽、焦麦芽、焦山楂各 10 g。

【适用病症】 慢性胆囊炎。

【用药方法】 每天 1 剂，水煎 2 次，分早、晚服。同时配服西药丙谷胺。

【临床疗效】 此方治疗慢性胆囊炎 100 例，痊愈（经治疗症状体征消失，B 超无阳性所见，1 年内未见复发者）38 例，好转（症状体征基本消失，B 超无显著改变）58 例，无效（症状体征及 B 超均无明显改善者）4 例。总有效率 96%。

【病案举例】 李某，女，40 岁。阵发性右上腹疼痛 2 年余。平素每因情绪波动、劳累或进食油腻食物后觉右上腹及右肩背不适，甚或右上腹疼痛发作。肝胆 B 超示：胆囊壁增厚、粗糙、胆囊内可见 0.7 cm×0.8 cm、0.5 cm×0.6 cm 结石 2 块。西医诊断：慢性胆囊炎、胆石症。平时常服消炎利胆片、复方胆通等。本次发病于 10 天前，因情志不遂而觉右上腹闷痛不适，2 小时前因食肉少许而使疼痛加剧，并向右肩背部放射，伴恶心呕吐，小便短赤，大便已 2 天未行。诊见：舌边尖红、苔薄黄而干，右脉沉细，左脉弦细。即时针刺公孙、内关、足三里、胆囊穴、天月、期门等穴；针后疼痛减轻。然后按上法治疗。服药 3 剂后疼痛消失，仍觉右上腹及右肩背胀闷不适，大黄减至 10 g。连服 30 天，诸症状消失。复查 B 超无阳性所见，随访 1 年半未复发。

【验方来源】 顾乃阁，钱道乾，满爱芹. 中西医结合治疗慢性胆囊炎 100 例 [J]. 陕西中医学院学报，2000，23（6）：19.

按： 中医认为慢性胆囊炎病因病机主要是气滞、血瘀、湿热。因其病情迁延，临床多数证兼杂并见。治疗本病以疏、通为主要法则。疏即疏肝，疏肝必理气，疏肝亦利胆，方中柴胡、香附、枳实、川楝子、郁金、苏梗疏肝调气，解郁止痛；通即通导腑气，通达气血和清利湿热，方中大黄伍枳实，通降腑气。莪术、郁金、姜黄、丹参、川芎活血行气。大黄、栀子、虎杖清热利湿，利胆通滞，白芍柔肝缓急；焦三仙开胃降逆。共奏利胆化湿、疏肝通滞之功。近年来研究证明丙谷胺有强烈的利胆作用，应用丙谷胺后，胆汁中胆固醇、钙离子和游离胆红素浓度降低。有报道，应用丙谷胺治疗慢性胆囊炎，总有效率81.9%，观察显示，丙谷胺对改善慢性胆囊炎的临床症状和体征有较理想效果。本法以辨病辨证相结合，标本同治，切中病机，通过不同的治疗方法，起到协同治疗作用。见效迅速，无毒副作用，值得临床推广使用。

黄芩泽泻延胡索汤

【药物组成】 黄芩、泽泻、延胡索各15 g，栀子、郁金、枳壳、玄明粉、川楝子各12 g，茵陈、金钱草各20 g，柴胡、陈皮、法半夏、鸡内金各10 g。

加减：苔腻、纳呆、便溏而湿重者，加苍术、薏苡仁各15 g；苔黄、舌质红、肝郁化热者，重用茵陈30 g，加虎杖30 g；舌质紫有瘀斑者，加三棱、莪术各10 g。

【适用病症】 慢性胆囊炎。

【用药方法】 每天1剂，水煎服。20天为1个疗程，连服2~3个疗程。

【临床疗效】 此方治疗慢性胆囊炎60例，治愈（临床症状体征消失，化验检查各项有关指标恢复正常，B超检查及胆道造影检查证实胆道内无结石存在者）30 例，好转（症状基本消失或减轻，或排出部分结石，化验检查各项有关指标恢复正常，B 超检查及胆道造影检查证实胆道内尚有结石，胆囊功能有所恢复）26 例，无效（临床症状体征无明显改善，化验检查及胆道造影检查所见与治疗前相近）4 例。总有效率 93.33%。

【病案举例】　李某，女，32 岁。右胁下隐痛 6 年余，3 年前因疼痛加剧就诊，经某医院 B 超提示慢性胆囊炎，胆囊内多枚结石，结石最大 0.7 cm。近期来疼痛加剧，经 B 超检查，提示慢性胆囊炎，合并胆囊内多枚结石，结石最大 0.7 cm。诊见：脘胁作胀，右胁下疼痛明显，纳呆，口干口苦，舌淡、苔薄，脉弦细。西医诊为慢性胆囊炎、胆囊结石。中医诊断：胁痛，证属肝胆湿热，胃气不和。投基本方 2 个疗程，体征全部消失，B 超提示，胆囊内结石减少，剩余结石最大 0.5 cm。继投原方 1 个疗程，后复查胆囊结石消失。

【验方来源】　马骥，刘文洲. 中药治疗慢性胆囊炎 60 例 [J]. 陕西中医学院学报，2000，23（3）：19.

按：中医认为肝主疏泄，胆为中精之腑，内藏精汁。若肝气郁结，气滞生瘀，瘀积而致肝失所养，最终导致肝失疏泄。胆内精汁则瘀积日久而为砂石。治宜疏肝利胆、清化湿热、行气止痛、排石。方中柴胡、郁金、枳壳、川楝子疏肝利胆、行气止痛；茵陈、黄芩、栀子清化肝胆湿热；金钱草、鸡内金既清利湿热，又利胆排石；延胡索活血化瘀、行气止痛；玄明粉通腑攻下，泻下实热，又能导滞；法半夏虽辛温而燥，但与苦寒之药配伍，辛开苦降，开痞散结，有助清化湿热。诸药合用，取得明显疗效。

治疗期间需嘱患者禁油腻、防劳累、戒生气、保持大便通畅。

活络清胆汤

【药物组成】　丹参、金钱草、金银花、焦山楂、当归各15 g，香附 10 g，五灵脂 12 g，炙乳香、炙没药、炮穿山甲（代）各 6 g。

加减：便秘者，加生大黄、玄明粉；痛甚者，加川楝子、醋延胡索；恶寒发热者，加柴胡、黄芩。

【适用病症】　慢性胆囊炎。

【用药方法】　每天 1 剂，水煎 2 次，早、晚服。治疗期间以低脂食物为宜。

【临床疗效】　此方治疗慢性胆囊炎 42 例，临床治愈（症状、体征完全消失，B 超检查胆囊恢复正常）37 例，好转（症状、体征明显减轻或基本正常，B 超检查胆囊明显改善）5 例，未见无效者（症状、体征无改善，B 超检查胆囊无改善）。总有效率 100%。疗程最长 60 天，最短 5 天，平均 35 天。

【病案举例】　韦某，男，34 岁。患者素喜啖荤，罹慢性胆囊炎 3 年余，不时复发，久治无效。某院建议其行胆囊切除手术，患者惧于手术，要求保守治疗。自诉：右胁疼痛，痛如针刺，牵肩连背，稍进油腻食物则疼痛加剧；口苦咽干，便燥尿黄，舌质黯红、苔薄黄略腻，脉弦滑数。B 超检查：胆囊壁增厚，后壁回声差，伴有胆泥沉积。予活络清胆汤加大黄 10 g（后下），14 剂。药后复诊：症状显著减轻，刻下惟偶见胁痛。B 超复查：胆囊壁欠光滑，后壁回声尚好。原方去大黄，继服14 剂。半月后再诊，临床症状消失，B 超检查胆囊未见异常。

【验方来源】　刘寿康，韩凤. 活络清胆汤治疗慢性胆囊炎 42 例［J］. 江苏中医，2000，21（2）：18.

按：慢性胆囊炎以右胁长期疼痛为主症。胆喜清宁，若饮食不节，恣食肥腻，日久酿化湿热，熏蒸胆腑，遏阻络道，疏泄失常，遂致本病。初当清化胆腑湿热，治以小柴胡汤加味每获良效；若误治失治，病延数载，久病入络，瘀热胶结，则前方力有不逮。活络清胆汤中以丹参、当归、炙乳香、炙没药、焦山楂、五灵脂、炮穿山甲（代）活血化瘀通络，香附理气止痛，金钱草、金银花清热利胆化湿。瘀消络通，热清湿化，则胆腑复其疏泄功能而获愈。

消炎化瘀膏

【药物组成】 黄柏 15 g，桃仁、延胡索各 10 g，冰片 6 g，凡士林 50 g。

【适用病症】 慢性胆囊炎。

【用药方法】 将中药研末，用凡士林调成膏剂，外敷胆囊区（右上腹压痛点），直径 3~5 cm。外用纱布覆盖，胶布固定，每隔 24 小时更换 1 次，7 天为 1 个疗程。

【临床疗效】 此方治疗慢性胆囊炎 48 例，显效（症状及体征于 1 个疗程内完全消失，B 超示胆囊病变明显改善）33 例，有效（临床表现减轻或延迟至 2 个疗程后消失，B 超示胆囊病变无明显改善）13 例，无效（临床表现及 B 超检查示胆囊病变均无改善）2 例。总有效率95.8%。

【病案举例】 某男，46 岁。自述右上腹胀痛，时作时止，伴恶心、厌油腻饮食已年余。曾在某医院就诊，经 B 超及实验室检查诊断为慢性胆囊炎，因不愿手术改就中医。诊见：右胁疼痛、胀闷不适，右上腹轻度压痛，伴小便黄赤，舌苔黄腻，脉弦，墨菲氏征阳性。用消炎化瘀膏敷之，贴 1 天痛减，连贴 7 天而痛止，诸症状明显改善，经 B 超检查胆囊炎症消失。2 个月后随访未复发。

【验方来源】 孙以民，杨义，徐建民．消炎化瘀膏外敷治疗慢性胆囊炎［J］．山东中医杂志，1998，17（4）：159．

按：慢性胆囊炎临床以右上腹胀痛或隐痛以及脘腹痞满饱胀不适为主要症状。现代医学认为主要由细菌感染或胆囊出口梗阻所致。其病机或由肝气郁结，郁而化热，横逆犯胃，或由饮食不节，损伤脾胃，湿食中阻，致使中焦气机失畅，胃腑不得运化，湿热内生，熏蒸中焦，使肝络不得畅达，胆腑失于通利，胃腑失其和降，日久尚可煎熬砂石、虫卵、败脂为结石；同时湿热又可耗伤肝阴，久病入络成瘀，临床可见胁肋疼痛，脘腹痞满，口苦，尿赤，食少纳呆，肢体疲倦及舌苔黄厚，脉弦滑数等症状。中医治疗以通为主，采用理气化瘀、清热利湿等法。消炎化瘀膏方中，黄柏清利肝胆湿热；桃仁活血化瘀通络；延胡索疏肝理气止痛；冰片芳香走窜，能通诸窍。诸药相合，共收清利肝胆湿热、理气化瘀通络之功。根据中医学内病外治理论，用消炎化瘀膏外敷，通过皮肤吸收、渗透、弥散，使药效直达病所，故收到满意疗效。

柴 金 汤

【药物组成】 柴胡、蒲公英各 15 g，金钱草 30 g，姜半夏、黄芩各 10 g，甘草 5 g。

加减：湿热内盛者，加龙胆草 15 g，木通、大黄（后下）各 6 g，车前子、栀子、延胡索、川楝子各 10 g，茵陈 20 g；肝气郁结者，加延胡索、枳壳各 12 g，川芎 6 g，白芍 10 g，丹参 15 g，麦芽 30 g，陈皮 5 g；肝郁脾虚者，加党参、茯苓各 15 g，白术 10 g，木香、陈皮、砂仁（后下）各 6 g。

【适用病症】 慢性胆囊炎。

【用药方法】 每天 1 剂，水煎服。

【临床疗效】 此方治疗慢性胆囊炎43例，经3～8周治疗后，显效（临床症状及体征消失，胆囊B超或造影检查明显减轻）15例，有效（临床症状或体征明显好转或消失，胆囊B超或造影检查改善）25例，无效（临床症状及体征无改善，胆囊B超或造影检查无改变）3例。

【验方来源】 朱瑞琴. 柴金汤治疗慢性胆囊炎43例［J］. 浙江中医杂志，1998（8）：350.

按： 根据慢性胆囊炎的特点，凡上腹或右上腹胀满属气滞，宜疏，用柴胡、陈皮、川楝子等；持续性钝痛或刺痛属血瘀，宜化瘀，用丹参、川芎等；右上腹灼热胀痛、口干口苦、便结尿黄属湿热内壅，宜清利通腑，用黄芩、栀子、茵陈、金钱草、蒲公英等，余药或佐或使，共佐成功。此外，治疗期间宜提醒患者注意饮食及保持乐观情绪。

通 胆 汤

【药物组成】 金钱草30 g，郁金15 g，黄芩、白芍、白术、鸡内金各10 g，枳壳8 g，柴胡、炙甘草各6 g。

加减：气滞型者，加延胡索、青皮、佛手；湿热型者，加茵陈、大黄；脾虚型者，加薏苡仁、山药；脓毒型者，则适当配合抗生素治疗。

【适用病症】 慢性胆囊炎。

【用药方法】 每天1剂，水煎2次，混合药液，分早、晚2次温服，1周为1个疗程。

【临床疗效】 此方治疗慢性胆囊炎80例，治愈（临床症状及体征消失、B超复查示胆囊壁光滑，收缩功能正常，结石消失）27例，有效（症状体征消失，但B超仍示胆囊异常）49例，无效（症状体征无改善，甚至加重）4例。总有效率为

95%。

【验方来源】 黄海燕. 通胆汤治疗慢性胆囊炎 80 例［J］. 新中医，1999，31（7）：13.

按：中医认为慢性胆囊炎主要病机是肝郁气滞，湿热蕴结于肝胆，横逆犯胃。方中用金钱草、黄芩清热化湿利胆；郁金、柴胡、枳壳疏肝解郁，行气止痛；鸡内金、白术顾护脾胃；白芍、甘草酸甘阴、缓急止痛；金钱草、鸡内金兼能化石。全方共奏清热化湿、行气通腑、运脾健胃之功。本方收效快，且无副作用及不良反应。

疏肝活血利胆汤

【药物组成】 柴胡、枳壳、五灵脂、生蒲黄、黄芩、姜黄各 10 g，郁金、白芍各 12 g，丹参、虎杖各 20 g，甘草 5 g。

加减：大便秘结者，加大黄；苔腻者，加厚朴、佩兰；脾虚便溏者，去虎杖加党参。

【适用病症】 萎缩性胆囊炎。

【用药方法】 每天 1 剂，水煎服。1 个月为 1 个疗程，治疗 3 个疗程。

【临床疗效】 此方治疗萎缩性胆囊炎 12 例，治愈（临床症状消失，B 超或胆囊造影示胆囊恢复正常大小，囊壁光洁）4 例，好转（临床症状消失，B 超或胆囊造影示胆囊比原来有显著增大）7 例，无效（临床症状和医技检查无明显改变）1 例。

【病案举例】 患者，男，45 岁。右胁下隐痛 3 年，多次彩色 B 超检查为萎缩性胆囊炎，叠进中西药而不愈。诊见：精神抑郁，纳减，苔薄白，舌下静脉曲张，脉弦细。B 超复查示：胆囊 2 cm×3 cm 大小，囊壁毛糙、增厚。予柴胡、炒枳壳、五灵脂、生蒲黄（包煎）各 10 g，姜黄 12 g，生白芍 12 g，郁金

15 g，丹参、虎杖各 20 g，焦山楂、炒薏苡仁各 30 g，甘草 5 g。服 7 剂后复诉右胁胀痛减轻，纳食正常。再予上方服至 1 个月，自觉症状消失。B 超示：胆囊约 3.5 cm×5 cm 大小，囊壁比前光洁。后以上方出入调治 2 个月，B 超复查胆囊已恢复正常大小，遂停服中药。随访未复发。

【验方来源】 黄先善. 疏肝活血利胆法治疗萎缩性胆囊炎 12 例 ［J］. 浙江中医学院学报，2000，24（5）：32.

按：在病理上，因胆属乙木，与肝互为表里。虽病位在胆，但与肝气的疏泄调达关系甚为密切。若肝气郁滞，失却疏泄，郁滞不通，则胆囊储存排泄胆汁的功能失调而发为病变。肝胆气滞，则血行不畅，日久可成瘀血而结于胆囊，以致疾病缠绵难愈，发为萎缩性胆囊炎。病位在胆，病变在肝，内有瘀血是该病的三大特点。因此，在治疗上当以疏肝活血利胆立法组方。疏肝活血利胆汤由四逆散和失笑散加减组成。四逆散能疏解郁滞之肝气；失笑散活血化瘀止痛，又有血中之气药之称。两方合用，有疏肝活血之功。因该病迁延日久，内有瘀血，故加入郁金、丹参、姜黄、虎杖等药，以加强活血，且此类药又有较强的利胆作用，能促进胆汁的分泌，再加黄芩以助柴胡疏利肝胆，全方具有疏肝活血利胆之功效。

胆囊炎、胆石症验方

柴茵钱郁利胆汤

【药物组成】　茵陈、白芍各 30 g，金钱草 30 ~ 60 g，郁金 15 g，柴胡、香附、木香（后下）、黄芩、法半夏各 10 g，大黄 10 ~ 30 g。

加减：黄疸者，茵陈可加 40 ~ 50 g；结石者，可加鸡内金 15 g；大便干燥甚者，加芒硝 10 g（冲）；单纯肝胆气滞者，可去大黄；毒热甚体温升高者，可加金银花、蒲公英各 30 g；疼痛甚者，可加吴茱萸 3 g，黄连 5 g；瘀痛如针刺者，可加桃仁 10 g，丹参 20 g。

【适用病症】　胆囊炎、胆石症。

【用药方法】　每天 1 剂，水煎 2 次，分早、晚服。胆囊炎以 10 剂为 1 个疗程，为 1 ~ 2 个疗程。胆石症 20 剂为 1 个疗程，一般 2 个疗程。结石症患者可结合耳压治疗，提倡在治疗期间吃猪蹄、排骨汤、蛋类以加强胆囊收缩促进排石。

【临床疗效】　此方治疗胆囊炎、胆石症 66 例（其中胆囊炎 36 例，胆结石 30 例），痊愈（症状和体征完全消失，胆系结石光团消失，胆囊功能恢复正常者）28 例，好转（治疗后症状消失或减轻，排石后，胆石部分溶化，B 超检查见结石光团或 X 线片上见阴影缩小者）31 例，无效（经治疗后，临床症状或体征无明显变化者）7 例。总有效率 89.5%。

【病案举例】　张某，男，40 岁。患者右上腹持续疼痛 3

天，阵发性加剧而来诊。主诉：2 年前脘胁反复疼痛到某医院经 B 超检查诊断为慢性胆囊炎。在门诊服药治疗，曾服胆酸钠片、胆通、消炎利胆片等。疼痛时好时坏，时轻时重，但脘胀嗳气症状始终存在。某晚因赴宴而诱发上腹部疼痛发作，次天早上来诊。诊见：患者右上腹部疼痛，右胁胀痛，右肩背酸痛，畏寒发热，呕吐 2 次、吐出胃内容物及黄水，口苦咽干，体温 39.5℃，痛苦面容，舌红、苔黄腻，脉弦滑数，大便则未解；右上腹肌紧张，胆囊区拒按。肝肋下 1 cm，脾未触及。血常规检查：血白细胞 10.1×10^9/L，中性粒细胞 0.85。证属少阳胆热湿热蕴结。治拟利胆清湿热疏肝和胃。以基本方加金银花、蒲公英各 30 g。每天 1 剂。次天复诊：体温降至 37.5℃，腹痛减轻，无呕吐，大便 1 次，守前方再投 3 剂。三诊：体温、大便正常，症状消失，血常规检查正常，前方再服 7 剂（大黄改为同煎）以巩固疗效。随访 1 年未见复发。

【验方来源】　韩谋. 柴茵钱郁利胆汤治疗胆结石 66 例 [J]. 陕西中医，1996，17（8）：封 4.

按：中医学认为，胆为"中精之腑"，附于肝，其经脉络肝，与肝互为表里，内藏清净之汁，乃肝之余气溢于胆积聚而成。胆亦主疏泄，其机能以通降下行为顺，胆汁可以助脾胃运化。若胆疏泄不利，胆汁瘀滞不通；或情志不畅，寒温不适，饮食失节，亦可影响"通降下行"的功能，导致胆病；或肝胆气滞，或湿热壅遏，或胆液外泄而成黄疸或结石形成，呈现胆囊炎、胆囊积水、胆石症、胆管梗阻等病状。遵"六腑以通为顺"的治疗原则，以柴茵钱郁利胆汤疏肝利胆，祛湿清热，通腑泻下治之，每每奏效。在临床观察中发现，不少患者在胆囊炎、胆结石发生的同时往往伴有胃炎、十二指肠溃疡。对此应从整体观察出发进行辨证论治。特别对十二指肠溃疡者，在疏肝利胆、清热利湿的同时，佐以健脾和胃的温药，以防顾此失彼加重病情。

肝胆结石汤

【药物组成】 茵陈、金钱草各 30 g，白芍、木香、柴胡各 15 g，龙胆草 6 g，郁金 12 g，鸡内金、炒枳壳、炮穿山甲（代）各 10 g。

加减：便结者，加大黄 10 g（或制大黄 10 g）；疼痛剧烈者，加延胡索 15 g，制香附 10 g；腹胀不舒者，加大腹皮 10 g，沉香 6 g；发热者，加黄连 6 g，紫雪丹 1 支（吞），青蒿 10 g。

【适用病症】 胆囊炎、胆石症。

【用药方法】 每天 1 剂，水煎服。1 个月为 1 个疗程，服 3 个月。

【临床疗效】 此方治疗胆囊炎、胆石症 112 例，临床治愈（症状消失，B 超检查发现结石减少、变小或结石消失，3 年内未见复发）23 例，显效（症状改善或消失，结石大小如故，1 年内未见复发）53 例，有效（症状改善或消失，但时有复发）30 例，无效（症状如故）6 例。总有效率 94.7%。

【病案举例】 患者，女，46 岁。因心窝部疼痛，发热畏寒，黄疸而收住入院。原有胆囊炎、胆石症 10 年，反复发作。近 3 个月病情加剧。诊见：体温 39 ℃，血压 14.6/9.3 kPa，呼吸 18 次/分；神志清醒，面色苍白无华，巩膜黄染，心率 84 次/分，心律齐，无病理性杂音，肺（-），右上腹部压痛（+），胸腹皮肤微发黄，少腹部软、无压痛，神经系统（-）。B 超提示：胆囊炎、胆石症，结石大小 2 cm×3 cm×1.5 cm。血常规检查：白细胞 21×10^9/L。先以西药输液、抗菌消炎、止痛治疗。症状好转后，以中药肝胆结石汤治疗。处方：茵陈、金钱草、蒲公英各 30 g，柴胡、龙胆草、炒枳壳、炮穿山甲、制大黄、鸡内金、黄连 10 g，木香、白芍、延胡索各 15 g，服至第 5

剂，患者在解大便时，排出大小 3 cm×2 cm×1.5 cm 结石 1 枚，症状也随之好转。随访已 5 年，未见复发。

【验方来源】 谢志豪. 肝胆结石汤治疗胆囊炎胆石症 112 例观察 [J]. 浙江中医学院学报，2000，24（3）：32.

按：肝胆结石汤方中，金钱草、茵陈清肝胆湿热、利胆排石；龙胆草、黄连、蒲公英清肝胆热毒；柴胡、郁金、白芍解郁疏肝；木香、枳壳理气降逆；鸡内金、延胡索、炮穿山甲（代）消石止痛、活血化瘀；大黄降火通便。诸药共奏清热解毒、疏肝利胆、消石排石之功。胆囊炎、胆石症急性发作时，病情危重，有时危及生命。此时必须中西结合积极抢救，当手术者，应立即手术，不能延误病情。一般病情可用中药为主治疗，且可取得良好效果。对于多次手术者，常有结石残留，服中药更是行之有效的方法。对一些无症状的胆石症者，一般不主张手术治疗，以肝胆结石汤治疗，虽疗程要长一些，但疗效也是明显的。

清利宣通汤

【药物组成】 茯苓、黄芩、白芍、枳壳各 12 g，黄连 10 g，黄芪、金钱草各 25 g，桑白皮、党参、山楂各 15 g。

加减：热重者，加金银花、黄柏各 12 g；胆绞痛者，加青皮 12 g，降香 15 g。

【适用病症】 胆囊炎、胆石症。

【用药方法】 每天 1 剂，水煎服。

【临床疗效】 此方治疗胆囊炎、胆石症 936 例，轻者服药 1 周，症状、体征可基本缓解，胆石也可部分排出；一般患者服药 2 周后，症状、体征可基本消失，胆石可大部分排出；慢性胆囊炎胆石过多者或胆石大于 1 cm、小于 2 cm 者，服药需 1～2 个月。

【病案举例】 杨某某，男，65 岁。因右上腹持续性疼痛，阵发性加剧就诊。血压正常。血常规检查：白细胞 13.5×10^9/L，中性粒细胞 0.81，淋巴细胞 0.19。B 超示：胆囊充满泥砂样结石，有数枚约 0.5 cm×0.7 cm 大小结石卡在胆囊颈部，胆囊壁毛糙增厚。即收外科住院手术治疗。患者无钱住院，不接受外科手术治疗，要求中医治疗。诊见：恶寒发热，右上腹阵发性绞痛，伴恶心呕吐，吐后绞痛略缓解，局部压痛明显、拒按，皮肤巩膜无黄染，苔黄厚，脉弦数而紧。证属热瘀气滞，治宜清热宣通，疏肝健脾。药用：茯苓、黄连、桑白皮、黄芩、生白芍、枳壳、黄芪、党参、金银花、黄柏、青皮、降香、山楂。每天 1剂。服 5 剂后复诊：热退痛止，仅有上腹痞满，胃纳渐开，守原方加金钱草。再服 10 剂后，B 超示胆囊及胆总管有少量泥砂样结石。守前方又服 15 剂，B 超示胆囊、胆总管内清晰。

【验方来源】 江宁华. 清利宣通法治疗胆囊炎、胆石症936 例体会［J］. 江西中医药，2000，31（4）：19.

按：胆囊炎、胆石症一般保守治疗未愈，即外科手术治疗。但术后十有八九会有胆总管结石复发，且在我国代谢性单个大结石者少，泥沙状混合性结石居多，极易复发。治疗本病，只要立法切合病情，用药得当，疗效甚佳。治疗关键在于清热化湿和宣通气机。自始至终以黄连、金银花、黄芩、黄柏清热解毒，以茯苓、黄芪、党参健脾化湿，则胆囊、胆管之炎症水肿或化脓均能很快得到控制；以桑白皮、黄芩宣肺，佐以枳壳、青皮、降香行气降气，肺气得宣，全身气机亦即通畅，自然通则不痛，并可促使胆囊收缩、胆总管及奥狄氏括约肌扩张以利胆石排出。若胆总管完全梗塞，切勿先用金钱草等利胆药，以防胆囊穿孔或胆管破裂；宜先清热通气，待炎症得到控制后，方可使用利胆药。使用利胆药宜先小剂量而后逐渐加大，不宜动辄大剂量使用。本病的病位虽在肝胆，但只顾疏肝利胆则不仅达不到治疗效果，甚至病情有可能恶化。要始终不离健脾益气，脾胃健，气血生，正气旺，则可祛邪外出，病自愈矣。

排 石 汤

【组成药物】 大黄 10 g（后下），金钱草、虎杖各 30 g，海金沙（另包）、鸡内金各 20 g，柴胡、红花各 15 g，黄芩、枳壳各 12 g，木香、郁金、法半夏、陈皮各 10 g，甘草 3 g。

加减：痛甚者，加用延胡索、川楝子；黄疸重者，加用茵陈、乌梅。

【适用病症】 胆囊炎、胆石症。

【用药方法】 每天 1 剂，水煎 2 次，分早、晚服，辅以西药解痉药、抗生素、补液等治疗。

【临床疗效】 此方治疗胆囊炎、胆石症 82 例，经 2 周治疗，痊愈（临床症状、体征消失，胆囊或胆道结石消失）6 例，显效（症状、体征消失，胆囊或胆道内结石缩小或减少）17 例，有效（症状缓解、体征减轻，结石处于稳定状态）37 例，无效（症状、体征无减轻，甚或加重，结石无变化）22 例。总有效率 73.2%。

【病案举例】 张某，女，58 岁。因反复右上腹疼痛 3 年，加重 3 天入院。诊见：体温 39.1 ℃，痛苦病容，巩膜黄染，心肺（－），右上腹轻度压痛、肌紧张，扪及一鸭蛋大小包块，墨菲氏征（＋）。血白细胞 16.2×10^9/L，中性粒细胞 0.88，淋巴细胞 0.10，单核粒细胞 0.02。B 超示胆囊增大，其内可见多枚大小不等结石，胆总管扩张，见有 1 枚结石嵌顿。立即予青霉素加氧氟沙星及甲硝唑静脉滴注，同时给以解痉、退热治疗。次日始加服排石汤，症状、体征逐步消失，大便中见有小石子排出。2 周后复查 B 超示胆囊轻度增大，内无结石。遂以痊愈嘱出院。

【验方来源】　陈武. 中西医结合治疗胆囊炎胆石症 82 例 [J]. 陕西中医，1997，18（1）：11.

按： 肝胆气滞，郁久化热，热积腐脓，或灼伤肝阴为胆囊炎胆石症主要发病机制和病程演变规律。由于大黄具有通里攻下、清热解毒、活血化瘀、止血、疏通导滞、抑制炎症、促进肠道及胆道蠕动等多种功效，且具降温、降低内毒素活性，提高细胞吞噬功能，达到扩容和改善微循环的作用，无论有否气、血、津液、阴阳等虚证，都能迅速奏效。因而，采用了以大黄为主及具有疏肝利胆、清热解毒作用的中药组成排石汤，辅以西药抗炎、解痉，治疗 82 例胆囊炎胆石症患者，收到明显效果。与未服中药的病例相比，差异非常显著。对于症状较重的湿热型、热毒型病例，由于其感染的细菌毒力较强，且常夹杂厌氧菌感染，除加大中药剂量外，还给予足量、有效、二联以上的抗生素及甲硝唑，若仍未控制症状，则立即转外科手术治疗，以免因化脓性胆管炎导致感染性休克，或胆道穿孔造成弥漫性胆汁性腹膜炎，贻误时机。

全蝎马齿苋汤

【药物组成】　全蝎 2 只，马齿苋 30 g，红藤、鸭跖草各 15 g，鸡内金、姜黄各 12 g，柴胡、甘松各 10 g。

加减：结石者，加海金沙 30 g，虎杖 15 g；黄疸者，加茵陈 12 g。

【适用病症】　胆囊炎、胆石症。

【用药方法】　每天 1 剂，水煎 2 次，分早、午、晚 3 次服完。待症状基本消失后即可转用调理扶助气血为主。

【临床疗效】　此方治疗胆囊炎、胆石症 43 例，服药后痛止症状消失，愈后观察 1 年不复发，能继续工作者为有效。本组中服药 20 剂即有效 22 例，服药 40 剂有效为 18 例；有 3 例服药多剂虽暂时有效，但仍经常反复发作。

【验方来源】 姚弭乱. 全蝎马齿苋汤治疗胆囊炎胆结石症 43 例 ［J］. 中医杂志，1996，37（11）：675.

按：在此方剂中全蝎味辛入络，解毒散结、通瘀定痛；柴胡、甘松疏肝散滞、理气解郁；姜黄、鸡内金等活血散瘀、消积化石；马齿苋、红藤、鸭跖草清热解毒、散血消肿、消痈散结等。通过实践本方确有疏肝解郁、消肿散结、消炎抗菌的作用。

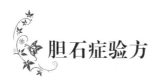

胆石症验方

金虎排石汤

【药物组成】 金钱草 50 ~ 80 g，虎杖 25 g，茵陈 20 ~ 30 g，柴胡、郁金、丹参、枳壳、威灵仙各 15 g，炙鸡内金、木香（后下）、川芎各 10 g，益母草 30 g。

【适用病症】 胆石症。

【用药方法】 每天 1 剂，水煎 2 次，分 3 ~ 4 次服。服药期间如出现右上腹疼痛，可能是排石先兆，不必停药；右上腹剧痛时可使用 654-2 等解痉止痛西药。一般 1 个月为 1 个疗程。

【临床疗效】 此方治疗胆石症 38 例，痊愈（症状体征消失，B 超复查结石排尽）8 例，显效（症状体征消失或明显好转，B 超复查结石明显减少但未排尽）14 例，有效（症状体征好转，B 超复查未见明显改善）13 例，无效（症状体征及 B 超复查均无好转或转作手术治疗）3 例。总有效率 92.1%。

【病案举例】 张某，女，53 岁。主诉：右上腹胀痛，加剧 1 周。患者右上腹胀痛，时作时止已历 3 年，发作时伴恶心呕吐，右肩胛区酸胀。以往诊断为慢性胃炎，服胃友等药，有时亦效。这次发作自服胃友 3 天无效。诊见：右上腹胀痛不止，胃纳减少，口苦嗳气，大便干结难解、3 ~ 4 天 1 次，舌质红，苔黄腻，脉滑数，上腹软，墨菲氏征阳性。B 超检查诊断：慢性胆囊炎，胆总管结石（1 枚，0.9 cm×0.6 cm 大小）。证属肝胆湿热，腑气不通，气滞血瘀。治宜清热化湿，利胆排石，化瘀通便。予金虎排石汤。服药 5 剂后，大便通畅，1 天 1 次，疼痛缓解；胃纳增加，墨菲氏征仍阳性。继服上药 15 剂，诸症状消失，墨菲氏征阴性。B 超复查胆囊炎症消失，但结石未排出。仍用原方治疗一个半月后，B 超复查胆囊阴性，结石已经排出。随访未复发。

【验方来源】 沈小英. 金虎排石汤治疗胆石症 38 例 ［J］. 江苏中医，1994，15（4）：12.

按： 胆石症与胆囊炎有密切的关系，两者常互为因果，临床上大部分胆石症患者伴有胆囊炎。因此，治疗时首先要消炎利胆。方中金钱草、虎杖、柴胡、茵陈、郁金皆为消炎利胆要药。根据经验，药要重用，药量小则疗效不著。胆石症患者病程一般较长，久病必瘀，因此治疗时应注意在消炎利胆的同时加入行气活血药。据现代药理学研究，行气活血药有扩张血管、改善微循环的作用，能使肝胆血管血流量增加，胆汁分泌增多，从而增强利胆排石作用。方中枳壳、益母草、丹参、川芎、威灵仙、虎杖都具有这一方面作用。胆石症患者大多有便秘症状，"六腑以通为用""不通则痛"。胆为六腑之一，胆石症患者在便秘时，症状往往加重。以往悉用大柴胡汤而遣大黄通腑，亦常有效。但大黄大苦大寒，泻热攻下作用峻猛，大多数患者难以坚持长期服药。今去大黄而用虎杖，虎杖性微凉味微苦，含葱酿类衍生物，有泻下通便、消炎利胆和活血化瘀作用，但泻下作用较大黄缓和，无泻下次数过多之虑，故患者能坚持长期服药，即使少数大便通畅的患者也可使用本药治疗。

茵陈金钱草鸡内金汤

【药物组成】 茵陈、金钱草、鸡内金各 30 g，枳壳、川楝子、延胡索、木香（后下）各 15 g，柴胡 12 g，大黄（后下）、玄明粉（冲服）各 10 g。

加减：气虚者，加党参、黄芪；胆固醇较高或胆固醇结石者，加山楂；黄疸重者，加车前草，并重用茵陈；腹痛剧烈者，重用延胡索；腹胀者，加厚朴、神曲。

【适用病症】　胆石症。

【用药方法】　每天 1 剂，水煎 2 次，分早、晚服。2 个月为 1 个疗程，疗程结束后做 B 超或胆囊造影复查，并统计治疗结果。

【临床疗效】　此方治疗胆石症 32 例，治愈（腹痛消失，B 超或 X 线胆囊造影检查胆囊大小正常，结石全部排出，半年内无复发）12 例，有效（腹痛缓解，部分结石排出，B 超或 X 线胆囊造影检查，胆囊大致正常，结石缩小，3 个月内无复发）17 例，无效（腹痛反复发作，B 超或 X 线胆囊造影复查胆囊增大，结石没有移动或缩小）3 例。总有效率为 90.6%。

【病案举例】　陈某，女，35 岁。患者于 8 天前因进食油腻之品后，出现上腹部疼痛，并向右肩胛部放射，伴有发热寒战，皮肤巩膜黄染，在市人民医院留医治疗，诊断为胆囊炎合并胆总管结石。住院 7 天，热退，疼痛缓解出院。诊见：无发热，形体肥胖，皮肤巩膜轻度黄染，心肺正常，腹平软，右上腹腹肌稍紧张，中度压痛，轻度反跳痛，墨非氏征阳性，舌红、苔黄腻，脉弦滑数。门诊 B 超报告：胆囊增大为 65 mm × 48 mm，胆壁毛糙，壁厚 4 mm，胆总管上段扩张为 14 mm，下段见 1 个 7 mm × 6 mm 强光团伴声影，提示胆囊炎并胆总管结石。化验室检查，血白细胞 13×10^9/L，中性粒细胞 0.82。肝功能正常，总胆红素 30 μmol/L，结合胆红素 9 μmol/L，总胆固醇 65 mmol/L。中医诊断为黄疸（阳黄），证属湿热并重型。治则拟清热利湿，疏肝理气为法。给予茵陈金钱草鸡内金汤加减：茵陈 60 g，金钱草、鸡内金、车前草、山楂各 30 g，枳壳、川楝子、延胡索、木香（后下）各 15 g，柴胡 12 g，大黄（后下）、玄明粉（冲服）各 10 g。每天 1 剂。并嘱患者服药后轻叩或按摩前后肝区。服药后每天排稀便 3～4 次。服药 5 剂后，腹痛完全缓解，上腹部无压痛及反跳痛，皮肤及巩膜黄染明显减退。上方去车前草，茵陈减量至 30 g，治疗 1 个疗程。B 超检查：胆总管无结石，胆囊大小正常，胆总管无扩张。上方去茵陈、玄明粉，加党参善后。随访半年无复发。

【验方来源】 林美颜，何扳龙. 治疗胆石病 32 例疗效观察 ［J］. 新中医，1995（3）：24.

按： 凡情志不畅，寒温不适，饮食不节，过食油腻，或虫积均可导致肝气郁结，肝胆湿热壅阻，影响肝的疏泄和胆的通降功能，使胆汁排泄不畅，不通则痛，湿热长期不化，胆汁凝结而形成胆石。所以，胆石症的治疗应以疏肝、理气、清热利湿、排石为治则。故本方以柴胡、延胡索、川楝子疏肝，木香、枳壳理气，茵陈、金钱草清利肝胆湿热，鸡内金化石，大黄、玄明粉泻下通便，增强清利肝胆湿热作用。全方配合应用则有疏肝理气、清肝利胆、排石的作用。胆石症与胆囊炎绝大多数是并存的。根据现代医学的观点，治疗和预防胆石症，必须抗菌消炎，因为炎症消退后，一方面胆道通畅，胆汁流通而不瘀积，不利于新的结石形成或原有结石增大。另一方面，由于炎症消退后，管腔相对增宽，有利于胆石的排出。所以治疗胆石症，首先是消炎，其次是利胆。利胆的目的，使胆汁分泌增加，胆囊收缩，奥狄氏括约肌舒张，同时胆汁有由上而下的"内冲洗"作用，使胆管结石松动而被排出。根据现代药理研究，本方药物如金钱草、茵陈、大黄、柴胡、木香等均有较强抑菌消炎作用，而大黄、玄明粉等药，有显著利胆作用。全方诸药配合应用，就有较强消炎利胆排石效果。临床上取得较好疗效，可能与此有关。

锦纹黄金散

【药物组成】 大黄、黄连、虎杖、栀子、乌梅各 1 g，海金沙、木香各 1.5 g，金钱草 2 g。

【适用病症】 胆石症。

【用药方法】 上药共研细末，每天 3 次，饭前服，每次服 10 g。禁忌：生冷油腻、饱餐，适当增加饮水量。

【临床疗效】 此方治疗胆石症 37 例，痊愈（B 超证实结石消失，临床症状消失或改善）29 例，有效（B 超证实结石缩小或数量减少，临床症状改善）6 例，无效（B 超证实结石量、大小无变化，临床症状无改善或加重）2 例。

【验方来源】 张孝臣，杨旭. 锦纹黄金散治疗胆结石 [J]. 中医药学报，2000，28（3）：40.

按：本方是运用下法、消法，通过行气，消除瘀阻，达到"通则不痛"的目的。所选药物具有疏肝理气、行气活血、消食导滞之功，能稀释胆汁，收缩胆囊，松弛奥狄氏括约肌，促进胆汁分泌与排泄，降低胆固醇，溶石排石，助消化，因而能获良效。

金灵通胆汤

【药物组成】 金钱草 30 ~ 60 g，鸡内金 25 g，郁金、青皮、赤芍各 15 ~ 30 g，川楝子、枳实各 12 g，威灵仙 20 ~ 30 g，茵陈 15 g，芒硝（冲服）6 g，麦芽 20 g，大黄（后下）、甘草各 10 g。

加减：呕恶者，加竹茹、半夏；寒热往来者，加柴胡、黄芩；痛剧者，赤芍易白芍，加延胡索；气虚者，加黄芪；血瘀者，加三棱、莪术。

【适用病症】　胆石症。

【用药方法】　每天 1 剂，水煎 2 次，空腹早、晚分服。若在治疗中，患者疼痛加剧，则配合哌替啶 50～100 mg 肌内注射；患者发热胁痛甚，可配合补液及抗感染治疗。

【临床疗效】　此方治疗胆石症 38 例，痊愈（临床症状及体征完全消失，结石完全排出，B 超复查胆囊结石阴影消失，胆囊功能恢复正常）14 例，显效（症状及体征明显减轻或经 B 超复查排出 1/2 以上结石，或结石阴影变小在 1/3 以上，胆囊功能明显改善）16 例，有效（症状及体征好转，B 超复查结石阴影缩小）3 例，无效（B 超复查结石阴影位置、体积未见改变）5 例。总有效率 87%。

【验方来源】　武爱奎，钱汝伟. 金灵通胆汤治疗胆囊结石 38 例［J］. 河北中医，2000，22（7）：494.

按：金灵通胆汤集行气活血，利湿清热，溶石排石为一体。方中金钱草、威灵仙清热利湿，消坚排石，为方中核心药物。据现代药理研究，威灵仙除通络止痛外，还有溶石排石之作用，尤其与鸡内金、青皮、郁金为伍，溶石排石之力更强。郁金能调整胆内类脂质代谢，降低胆固醇，能使奥狄氏括约肌松弛，加速胆汁分泌。"久病入络""久病多瘀"，故加赤芍、大黄活血祛瘀。方中青皮、川楝子、枳实、麦芽散结行气，治胸痞气逆胁痛，理气而疏肝；茵陈清热利湿；大黄、芒硝泻下荡涤肠胃实热积滞，降低了肠道压力，有利于胆的通降下行功能的恢复，给结石的排出创造了有利条件。诸药配合，共达气机畅通、血流瘀祛、肝胆肠胃共调，为结石的排出拓宽了道路。金钱草、鸡内金、郁金、威灵仙用量要大，经临床观察，此组药物剂量加大后，溶石排石作用增强，且未出现不良反应。同时患者在服药后进食高脂饮食，以促进胆汁分泌利于排石。

加味小金瓜散

【药物组成】 小青皮 9 g，炙鸡内金、瓜蒌皮、瓜蒌仁、金钱草、连钱草、枳壳、制大黄、炒白芍各 15 g，甘草 6 g，浙贝母、木香各 12 g，蒲公英、郁李仁各 30 g。

加减：便溏者，去制大黄、郁李仁，或减少其用量；腹痛甚者，加净白蜜 100 g，兑温开水，1 次顿服。

【适用病症】 胆石症。

【用药方法】 每天 1 剂，水煎服。3 个月为 1 个疗程。每 1 个月做 1 次 B 超检查。

【临床疗效】 此方治疗胆石症 41 例，经 2 个疗程治疗，痊愈（B 超检查结石消失）14 例，好转（B 超检查结石减少 1/3 以上，或结石变小、碎裂）20 例，无效（B 超检查结石无改变）7 例。总有效率为 82.93%。

【病案举例】 病案 1：陈某某，女，42 岁。体检时 B 超检查提示胆囊内多发性结石 4 粒，最大的约 1.5 cm×2.0 cm，伴胆囊炎。平素无明显腹痛，唯右肩背时有拘挛感。诊见：舌淡红、苔白糙，脉细弦。给予加味小金瓜散，连服 2 个月。B 超复查时最大 1 粒已碎成 2 粒。后因出差停药半个月，大便 5 天未解，腹痛加剧来诊，并伴形寒身热，呕恶，腹胀满。嘱用净白蜜 100 g，大黄 9 g，沸开水泡服，后解下积屎甚多，腹痛腹胀减缓，再拟加味小金瓜散煎服，1 个月后 B 超复查未见结石。嘱其忌食油腻食品，保持大便通畅，间断性服药。随访 1 年余，未见复发。

病案 2：王某，女，35 岁。平素有不进早餐的陋习。脘腹胀满不适，时有疼痛，呈进行性加剧半月，大便干结，B 超检查示胆囊泥沙样结石。予加味小金瓜散 7 剂，并嘱其必须吃好早餐。

药后大便通畅，腹痛腹胀也随之缓解。续服半个月后，大便解出结石甚多。服药 3 个月，B 超复查胆囊泥沙样结石已减少 1/3 以上；服药 6 个月后胆囊结石减少 1/2 以上；1 年后 B 超复查囊内透声佳，无强光团反射。

【验方来源】 李官火，金涛．加味小金瓜散治疗胆石症 41 例［J］．浙江中医杂志，2000（7）：287.

按：胆石症大都由湿热郁结，熬煎而成。病久入络伤阴，气血郁滞，故用天津市中医院验方小金瓜散（小青皮、鸡内金、全瓜蒌）疏肝理气，润燥止痛；伍以金钱草、连钱草化湿热，消结石；加浙贝母、枳壳、甘草、炒白芍、蒲公英、木香、制大黄、郁李仁清热散结，缓急止痛。诸药同用，共奏化石理气、活血止痛之效。"六腑以通为用，痛随利减"。胆石症、胆囊炎患者尤应注意大便的通畅与否，有时往往因为几天未解大便而使腹痛加剧。白蜜有较强的缓急止痛功能，可作急用之品，平时亦可调服。临床上凡充满型结石及胆囊萎缩者治疗效果较差，因此，早期诊断、早期治疗很有必要。随着生活节奏的加快，人们对早餐往往忽略，有不少人不进早餐，尤其是女性。有专家研究认为胆石症患者增多与不吃早餐有密切关系。此外，另据临床观察，本方用于胆囊炎也同样有效。

利胆化瘀汤

【药物组成】 柴胡、郁金、赤芍、白芍、丹参、虎杖、大黄、金钱草。（原方无剂量）

加减：热甚者，加黄芩、栀子；寒湿甚者，加附子、苍术、厚朴；脘胀呕吐者，加法半夏、陈皮；气滞者，加木香、枳壳、川楝子；毒热者，加水牛角 30 g 以上，再加牡丹皮、垂盆草；大便干结者，加大黄（后下），便畅改为大黄同煎，便不实则大黄减半同煎。

【适用病症】　胆石症。

【用药方法】　每天 1 剂，水煎 2 次，分早、晚服。1 个月为 1 个疗程。

【临床疗效】　此方治疗胆石症 49 例，痊愈（症状与体征基本消失，B 超或 X 线提示结石消失或基本消失）13 例，显效（症状与体征减轻，有结石排出，B 超或 X 线提示结石减少）28 例，无效（症状与体征无明显改善，B 超或 X 线提示结石仍存）8 例。总有效率为 83.7%。

【病案举例】　马某，女，48 岁。2 个月前因急性胆囊炎、胆石症在外院行胆囊切除术，术后 B 超示：肝内胆管结石。仍时觉右上腹胀满疼痛，甚则能引肩背，口干口苦，厌食，大便 2～3 天 1 次。诊见：神清，两巩膜无黄染，颈软，心肺（－）；腹软，右上腹可见 1 条 14 cm 手术瘢痕，上腹部偏右压痛（＋）；肝区叩痛（±），肝脾肋下未触及，舌暗红、苔黄腻。B 超示：肝内胆管结石呈沙石样。证属湿热蕴结胆道，气滞瘀阻失疏。治以清热利湿，化瘀通腑。方用利胆化瘀汤加法半夏 10 g，陈皮 6 g，黄芩 10 g，垂盆草 30 g，每天 1 剂。服药 5 天后右上腹疼痛大减，黄腻苔渐化，湿热有转机，但考虑手术伤血络，血瘀气滞，肝胆失疏，不通则痛，予利胆化瘀汤加鸡内金、三棱、莪术。每天 1 剂。服第 1 剂后，粪便中时见泥沙样物，右上腹痛又减。治守原法 2 个疗程，症状与体征消失，B 超示肝内左右胆管未见异常。嘱常服消炎利胆片、丹参片。随访 2 年未发。

【验方来源】　熊超，李义方. 自拟利胆化瘀汤治疗胆石症 48 例［J］. 吉林中医药，2000，20（5）：44.

按：胆石症病位在肝胆，由于感受外邪，或情志内郁，恣食煎炸厚味均可导致湿热内蕴，郁于肝胆，影响肝之疏泄、胆之通降，使中清之汁与湿热互结为有形之物，瘀阻胆道，蕴结成石。

从而气、血、石三者相互运用，互为因果。因此，本病为肝胆失疏，湿热内蕴，气血瘀滞蕴久成石为关键所在。为此，在治疗全过程中，除疏肝利胆、清化湿热外，始终贯穿活血化瘀，对提高本病疗效具有重大意义。

四金化石汤

【药物组成】　金钱草30 g，海金沙、鸡内金、郁金各20 g，香附、木香、延胡索、大黄各15 g，茵陈、黄芩、枳壳各10 g，柴胡6 g。

加减：口干，舌红少津者，加乌梅、石斛；合并黄疸者，加栀子，重用茵陈；伴有胆囊炎、胰腺炎者，加金银花、蒲公英；气虚者，加黄芪、白术；阴虚火旺者，加知母、黄柏；胁痛甚者，加川楝子。

【适用病症】　胆石症。

【用药方法】　每天1剂，水煎2次，分早、午、晚3次服，每次用药液冲服琥珀末3 g。治疗30天为1个疗程。

【临床疗效】　此方治疗胆石症160例，痊愈（临床症状消失，B超复查结石完全消失）62例，好转（临床症状消失，B超复查结石变小或减少）77例，无效（临床症状无改变，B超复查无变化或增大）21例。总有效率为86.9%。

【病案举例】　薛某，男，48岁。主诉右上腹胀痛，反复发作5年余，近日症状加重。诊见：食欲不振，神疲乏力，腰酸，腿软，口干咽燥，右上腹胀痛、牵掣至右肩部，小便黄赤，大便秘结，舌质红、苔黄腻、有裂纹，脉弦滑。B超检查：胆结石约1.3 cm×1.1 cm和0.5 cm×1.6 cm。脉证合参，此乃气滞郁结，湿热蕴结所致。治宜清热利湿，行气消石，破结化石。方用四金化石汤加金银花15 g。服药20剂，诸症状明显减轻。又续服上药 40 剂，自觉右上腹疼痛剧烈，约 15 分钟后痛减。后复查 B 超报告，胆结石消失。后用参苓白术散调理 1 月余以扶正气。随访 1 年未见复发。

【验方来源】 姬海云. 四金化石汤治疗胆石症 160 例 [J]. 吉林中医药，2000，20（6）：27.

按：胆石症属于中医胁痛、腹胀、肝胀、黄疸、腹痛、郁证等范畴。其病理特点是肝胆湿热蕴结，气滞瘀阻，肝胆疏泄功能失常。近几年胆石症发病率明显提高，与人们生活水平提高、过食肥甘有关。如肝气郁滞，外邪内侵，过食肥甘，蛔虫上扰，均可阻碍气机，影响肝胆疏泄功能，导致胆汁瘀积，湿热内蕴，煎熬日久，沉积而成砂石。四金化石汤中，金钱草、海金沙、鸡内金、郁金疏肝解郁，清热利湿排石，消石破结；香附、木香、延胡索、枳壳、柴胡疏肝理气，化瘀止痛，调理气机，以利结石排出；茵陈、黄芩、大黄清热利胆，通腑化石，使邪从二便出。全方组合标本兼顾，验之临床疗效显著。

溶 排 胶 囊

【药物组成】 鱼脑石、海金沙、虎杖、郁金、三棱、莪术、大黄、芒硝、山楂、炮穿山甲（代）。

【适用病症】 胆石症。

【用药方法】 上药按 1∶1.5∶3∶3∶2∶2∶2∶2∶3∶1 的比例，分别研末，混合搅拌均匀，装入 0 号胶囊中备用。每粒胶囊含生药 0.5 g，每次服 6 粒，每天 3 次，均在饭后 30 分钟服用。若年老体弱或服药后便次每天在 3 次以上者，可嘱其减去 1 粒继续服用。3 个月为 1 个疗程。

【临床疗效】 此方治疗胆石症 60 例，治愈（临床症状、体征消失，B 超连续 2 次检查无结石存在，胆囊壁由粗糙变光滑，患者自淘大便有结石排出，胆囊积液消失）15 例，显效（临床症状、体征消失，B 超检查结石减少或变小，胆囊壁由粗糙变光滑，胆囊积液消失，自淘大便有结石排出）30 例，有效（临床症状、体征明显缓解，B 超检查无变化，自淘大便无结石排出，胆囊积液减少或消失）12 例，无效（临床症状、体征及 B 超检查均无变化甚或加重）3 例。

【验方来源】 杨万红. 自制溶排胶囊治疗胆石症 60 例 [J]. 安徽中医临床杂志，2000，12（3）：191.

按：气滞血瘀、湿热蕴结为胆石症的主要病机。胆为中清之腑，以通降下行为顺，所以胆石症的治疗原则为活血化瘀，疏经通络止痛，清热利湿，溶石排石。方中鱼脑石、海金沙清热解毒，散结化瘀；三棱、莪术、炮穿山甲（代）、山楂破血化瘀通络，行气消结；虎杖、大黄、郁金清热利湿，利胆退黄，活血化瘀。以上 10 味药物均入肝经，肝气条达则胆汁排泄通畅，促使胆囊收缩，胆道括约肌舒张，使结石随胆汁排入肠道。诸药合用，共奏活血化瘀、通络止痛、清热利湿、溶石排石之功，故临床收到满意效果。

克 胆 胶 囊

【药物组成】 焦栀子 10 g，金钱草 16 g，鸡内金 8 g，柴胡 6 g，炮穿山甲（代）、熟大黄各 5 g。

【适用病症】 胆石症。

【用药方法】 以上为 1 天量。诸药粉碎、过筛，粗末浓煎收胶与细末混合，烘干研末，紫外线照射 30 分钟，装 0 号胶囊，每粒 0.4 g。每次服 6 粒，每天 3 次，饭前服。1 个月为 1 个疗程，共治 3 个疗程。服药期间停用其他任何药物，少食油脂类食物。

【临床疗效】 此方治疗胆石症 24 例，治愈（症状、体征消失，影像学检查胆总管恢复正常）19 例，显效（症状、体征明显减轻，影像学检查胆总管扩张缩小）3 例，有效（症状、体征有所减轻，影像学检查胆总管有所缩小）1 例，无效（症状、体征有减轻，影像学检查胆总管扩张无改变）1 例。治愈率79.2%。总有效率为95.8%。

【验方来源】 施克州. 自拟克胆胶囊治疗胆总管结石 24 例 [J]. 安徽中医临床杂志，2000，12（2）：84.

按：胆为腑，腑宜通，胆道结石，法尤宜通。本病由湿、热、气滞、血瘀四者互为因果，导致胆道失疏成埂。克胆胶囊具有清热利湿、理气化瘀、利胆通下的作用。盖徒清热则湿不去，徒祛湿则热不解，方中焦栀子、金钱草清热而不留湿，祛湿而不碍热；炮穿山甲（代）、鸡内金擅长破坚消积。近代张锡纯氏盛赞鸡内金"凡血凝血聚为病，皆能开之""为消化瘀积之要药"；柴胡疏肝以调气，利胆以散结；"留者攻之"，取大黄之苦寒沉降以清化瘀热，善走以荡涤积垢，力促管道通畅，以达"通则不痛"。药理研究表明，焦栀子、金钱草、柴胡、大黄对胆囊收缩、胆总管扩张及胆汁分泌均有广泛而确切的作用与影响。

复方排石汤

【药物组成】 金钱草 50 g，虎杖 30 g，枳壳、栀子、郁金、白芍、茯苓各 20 g，蒲公英、制大黄、延胡索各 15 g，木香 10 g。

加减：胁痛剧者，加没药、川芎；纳呆者，加陈皮、鸡内金；呕恶者，加黄连、姜半夏；湿热重者，加黄芩、茵陈、泽泻；头昏乏力者，加天麻、桑寄生；血瘀明显者，加用桃仁、红花、三棱等。

【适用病症】 胆石症。

【用药方法】 每天1剂，水煎取液约200 mL，分早、晚2次口服。同时配合电针疗法。

【临床疗效】 此方治疗胆石症130例，治愈（临床症状消失，无阳性体征，B超等复查肝胆系统结石消失）78例，显效（临床症状、体征好转，B超检查未见异常）44例，有效（临床症状、体征轻度好转）8例。总有效率100%。

【病案举例】 李某，女，43岁。患胆囊结石治疗效果不佳来诊。诊见：患者右上腹部剧痛，恶心呕吐，食欲不佳，巩膜轻度黄染，小便短赤而黄，大便秘结，舌红、苔黄腻，脉弦滑。血常规检查：白细胞 $13 \times 10^9/L$，红细胞 $4.3 \times 10^{12}/L$，血红蛋白112 g/L，中性粒细胞0.62，淋巴细胞0.32。B超检查：胆囊结石大小为 2.0 cm × 1.5 cm，血压脉搏正常，确诊为胆囊结石。中医证属肝胆湿热型。治宜疏肝清热利湿，利胆排石。药用复方排石汤加减：金钱草50 g，枳壳、厚朴、郁金、栀子各20 g，延胡索、柴胡各15 g，木香 7.5 g，大黄 10 g，加水煎至200 mL 的药液，每天服2次。电针疗法：针刺右侧胆俞、足三里、内关通电30分钟。1个疗程（15天）后复诊：临床症状、体征消失。继取原方加减7剂，结石全部排除。

【验方来源】 高海，刘丽英. 中药配合综合疗法治疗胆石症临床观察130例［J］. 黑龙江中医药，2000（4）：16.

按：胆石症标在"瘀""积""热"，本在肝胆失疏，肝失濡养，以疏肝利胆，清热养阴，化瘀排石为治疗原则。复方排石汤方中金钱草、枳壳、鸡内金利胆排石，能兴奋胆道平滑肌加速结石的排出；郁金、延胡索疏肝利胆，祛瘀排石；白芍、虎杖疏肝止痛以助君药利胆排石之功；茯苓、栀子清利湿热，疏通胆管，有利于结石的排出；木香行气止痛，有助肝胆功能的恢复；大黄软坚散结化瘀，能够兴奋胆道平滑肌，以助君药的排石作用。本方治疗胆石症疗效显著，值得推广。

疏肝利胆汤

【药物组成】 茵陈、黄芩、郁金各 25 g，白花蛇舌草、枳壳各 20 g，栀子、金钱草、柴胡、木香（后下）、鸡内金、牡丹皮各 15 g，大黄（后下）、芒硝（冲服）、大枣、甘草各 10 g，白术 50 g。

加减：头晕者，加枸杞子、何首乌；胆绞痛者，加延胡索、川楝子或注射东莨胆碱针；气短者，加黄芪、党参；恶心呕吐者，加竹茹、法半夏。

【适用病症】 胆石症。

【用药方法】 每天 1 剂，水煎 2 次，分早、晚服。连续治疗 4 周为 1 个疗程，可持续治疗 1~2 个疗程。

【临床疗效】 此方治疗胆石症 80 例，临床治愈（用药 1~2 个疗程后，症状和体征消失，影像学检查结石消失）27 例，显效（用药 1~2 个疗程后，症状和体征明显减轻，影像学检查，结石明显减少，达 1/2 以上，或结石变小在 1/2 以上者）15 例，有效（用药 1~2 个疗程后，症状和体征减轻，影像学检查，结石较治疗前减少或变小者）13 例，无效（用药 1~2 个疗程后，症状和体征减轻或无变化，影像学检查，结石无改变者）25 例。

【病案举例】 王某，男，30 岁。右胁隐痛约 4 个月。诊见：肝区叩击痛（±），舌淡红、苔黄，脉弦。B 超检查提示：肝右叶胆管结石（多个，最大者约 0.6 cm×0.5 cm）。中医诊为胁痛。治以疏肝利胆汤。处方：茵陈、黄芩、郁金各 25 g，白花蛇舌草、枳壳各 20 g，栀子、金钱草、柴胡、木香（后下）、鸡内金、牡丹皮各 15 g，大黄（后下）、芒硝（冲服）、大枣、甘草各 10 g，白术 50 g。每天 1 剂。治疗 1 个疗程后复查 B 超提示：肝右叶胆管结石（2 个，大者约 0.3 cm×0.3 cm）。继续辨证加减治疗 2 个疗程，复查 B 超提示肝胆图像正常。诸症状消除，临床治愈。

【验方来源】 周国章. 疏肝利胆法治疗胆石症 80 例疗效观察［J］. 新中医，2000，32（8）：21.

按：胆石症主要由于胆汁郁积、胆道感染或胆固醇代谢失调引起。中医学认为，胆石症是因肝胆失于疏泄，胆汁滞留于肝胆，致废物代谢失常，湿热内生，或瘀血等交结而成。故治疗以疏肝利胆汤。据中药药理研究，疏肝利胆常用药中的柴胡、茵陈、大黄均能使胆汁排出增加；郁金能促进胆汁分泌，并使胆囊收缩，对泥沙状结石有良好的溶化作用；栀子能促进胆汁分泌；枳壳等能显著松弛奥狄氏括约肌和降低胆囊压力；芒硝有一定的利胆作用；金钱草能增加肝脏胆汁流出量。说明疏肝利胆汤治疗胆石症有一定的药理依据。

消炎利胆排石汤

【药物组成】 金钱草 30 g，龙胆草、海金沙各 15 g，黄芩、柴胡、郁金、大黄各 12 g。

加减：湿热重者，加茵陈、泽泻；胁痛者，加延胡索、川芎；恶心呕吐者，加姜竹茹、姜半夏；发热者，加金银花、连翘；纳差者，加山楂、陈皮等。

【适用病症】 胆石症。

【用药方法】 每天 1 剂，水煎 2 次，共取液 600 mL，分早、午、晚 3 次餐后 30 分钟服用。1 个月为 1 个疗程。同时配合耳穴按压：耳穴取肝、胆、神门、三焦、内分泌。将王不留行子固定在 5 mm×5 mm 医用胶布上，贴在双侧耳穴，春秋冬季贴 5 天，休息 2 天；夏季贴 2 ~ 3 天，休息 1 天。患者在餐后 15 分钟自行按压耳穴，每穴按压 30 次，用力适中、微痛为度，疗程与服中药疗程相配。

【临床疗效】　此方治疗胆石症 68 例，治愈（临床症状消失，无阳性体征，B 超复查胆囊结石消失）19 例，有效（临床症状减轻，B 超检查结石减少 1/2 以上）44 例，无效（经用本法治疗 3 个月，临床症状无改善，阳性体征存在，复查 B 超结石未减少）5 例。总有效率 92.6%。

【病案举例】　张某，女，42 岁。患者右上腹阵发性疼痛，反复发作已有 2 年，近 2 个月症状加重。今早餐食油煎蛋后，引起发作。诊见：右上腹阵发性疼痛，并向右肩胛部放射；大汗淋漓，体温 38.8 ℃，恶心呕吐，伴口苦纳呆，舌质红、苔黄腻，脉弦滑。墨菲氏征阳性。实验室检查：白细胞 $14 \times 10^9/L$，中性粒细胞 0.81，淋巴细胞 0.19。B 超提示：胆囊结石（9 枚，体积最大 0.6 cm × 0.5 cm，最小 0.3 cm × 0.2 cm）。中医诊断：胁痛（肝胆湿热证）。西医诊断：胆囊炎伴胆囊结石。治以清热利湿，利胆排石。予消炎利胆排石汤，处方：金钱草 30 g，海金沙、金银花、连翘、龙胆草各 15 g，黄芩、柴胡、郁金、大黄、姜竹茹、姜半夏、山楂各 12 g，延胡索、川芎各 10 g，陈皮 6 g。每天 1 剂。同时配合按压肝、胆、神门、三焦、内分泌等耳穴。治疗 3 天症状减轻，2 个月后，症状消失，复查 B 超提示结石全部排出。随访 2 年未复发。

【验方来源】　刘建国. 消炎利胆排石汤配合耳压治疗胆石症 68 例［J］. 江苏中医，2001，22（1）：23.

按：胆石症病机多属湿热蕴结，气机不畅。胆为中精之腑，以通降为顺。胆结石多伴胆囊炎，炎症明显时要以清热利胆为主，重用龙胆草、黄芩、大黄；炎症缓解后则侧重行气化瘀，利胆排石，药如柴胡、郁金、金钱草、海金沙等，并轻用大黄以通腑化滞。耳穴按压法治疗胆石症，是近年来已被广泛应用的一种有效方法。胆结石伴胆囊炎，消炎镇痛选三焦、神门，排石用肝、胆、内分泌，能调节胆汁分泌，促进胆囊排泄。通过药物和穴位按压相互配合，增加胆汁分泌，降低胆汁浓度，增强胆囊收缩功能，减少胆汁潴留，有利于胆汁排出，胆石随之外排。

消石利胆汤

【药物组成】 金钱草、金银花各 30 g，王不留行、赤芍、白芍各 15 g，威灵仙、郁金各 12 g，鸡内金、川楝子、枳壳各 10 g。

加减：气虚者，加黄芪；阴虚者，加玄参；黄疸者，加茵陈；湿热重者，加黄芩；寒湿重者，加苍术；便秘者，加大黄。

【适用病症】 胆石症。

【用药方法】 每天 1 剂，水煎 2 次，分早、晚 2 次温服。30 天为 1 个疗程。

【临床疗效】 此方治疗胆石症 32 例，1 个疗程后，治愈（症状消失，B 超无光团）20 例，显效（症状消失，B 超光团隐约出现）8 例，好转（症状消失，B 超光团变小）2 例，无效 2 例。总有效率 96%。

【验方来源】 宗爱妹. 消石利胆汤治疗胆结石 32 例 [J]. 江西中医药，1997，28（5）：59.

按：胆为中精之腑，以通降下行为顺，据其生理特点，拟通利为主的治疗原则。方中金钱草、郁金利胆消石；鸡内金、威灵仙、白芍宣通五脏，消破坚积；枳壳、川楝子理气止痛，宽中除胀；赤芍、金银花清胆泄热；王不留行通利镇痛。诸药共奏消石镇痛、通利胆腑之功。32 例中有 8 例结合用王不留行子埋耳穴，观察比单纯内治法疗效快，结石在 1 cm 以下者，经内、外治疗

1 个月左右可彻底排净；结石在 1 cm 以上者，尚能坚持治疗，最终均可达到治愈之目的。

柴胡黄芩白芍汤

【药物组成】　柴胡、黄芩、白芍、栀子、生姜、大枣各 15 g，枳实、木香、川芎、大黄（后下）、延胡索、甘草各 10 g，茵陈、金钱草、山楂各 30 g，鸡内金 20 g。

【适用病症】　胆石症。

【用药方法】　每天 1 剂，水煎 2 次，分早、晚服。同时配合耳压疗法：取耳廓肝、胆（胰）、脾、胃、十二指肠等穴，用医用胶布将中药王不留行子固定在以上穴位上，每餐后用手指揉压 20～30 分钟，左右耳交替。以上均 14 天为 1 个疗程，连续治疗 1～4 个疗程。

【临床疗效】　此方治疗胆石症 92 例，痊愈（症状消失，B超复查阴性）59 例，好转（症状减轻，B超复查结石变小）29 例，无效（症状未减轻，B超复查结石无变化）4 例（结石直径大于 2 cm）。总有效率 95.7%。

【病案举例】　陈某，女，47 岁。右上腹疼痛 5 年，进食油腻食物、饱餐及重体力劳动时加重。诊见：伴右背部痛、口苦、恶心、纳呆、尿黄、便结；腹平软，无明显压痛点，无反跳痛；舌绛、苔黄腻，脉弦。血常规检查：无异常。B超：胆囊结石（泥砂型）合并慢性胆囊炎（胆囊壁明显增厚）。中医辨证：肝胆湿热，气滞血瘀。治宜清肝利胆、内泻热结。处方：柴胡、黄芩、白芍、栀子、枳实各 15 g，茵陈、山楂各 30 g，大黄（后下）、延胡索、木香、川芎、生姜、甘草各 10 g。每天 1 剂。王不留行子耳压肝、胆、脾、胃、十二指肠穴。2 周后病情开始好转，4 周后 B超复查胆囊结石阴性，胆囊壁稍增厚。

【验方来源】 吴继勇. 内外并治胆囊结石 92 例［J］. 江西中医药, 1998, 29（3）: 33.

按: 胆囊结石的治疗方法很多, 西药主要以消炎、解痉为治, 但难以排出结石; 手术切除虽能取出结石, 但患者痛苦大, 影响消化功能。中药结合耳压疗法能起到清肝利胆、疏肝解郁作用, 从而达到排石、化石的目的。

三金排石汤

【药物组成】 大黄、黄芩、柴胡各 9 g, 枳壳、鸡内金、乌梅各 10 g, 茵陈 20 g, 金钱草 50 g, 郁金 15 g。

加减: 气郁型, 症见右上腹胀痛, 向右肩背放射, 口苦乏味, 厌油腻, 口干少津, 大便秘结, 心烦易躁, 偶伴低热, 舌苔薄白或正常, 脉正常或弦紧。证属肝胆气结, 脾胃失疏。治以疏肝理气, 活血化瘀, 疏运脾胃。施以基本方加木香 12 g, 川楝子、赤芍各 10 g。湿热型, 症见发病急, 阵发性右、中上腹部剧痛, 寒战高热, 心烦喜呕, 纳呆, 尿赤便结, 身目黄染, 舌红、苔黄, 脉弦滑。证属肝胆气结, 血瘀, 郁滞生热。治以基本方加蒲公英、紫花地丁各 30 g, 栀子 12 g, 芒硝、竹茹各 10 g。脓毒型, 均见持续性上腹部绞痛, 高热不退, 神志淡漠, 嗜睡谵语, 小便赤黄, 全身黄染, 重症出现鼻衄, 黑便, 昏迷不醒, 血压下降, 舌苔干或黄苔有芒刺, 脉弦洪数或细弱。证属气滞血瘀, 积热生火, 火毒弥散。治以清热解毒, 扶正救阳, 升压开窍。基本方加麦冬、人参各 15 g, 石膏 10 g, 连翘 30 g, 栀子 12 g。低血压者, 加生脉散及安宫牛黄丸。

【适用病症】 胆石症。

【用药方法】 每天 1 剂, 水煎服。10 剂为 1 个疗程, 间休 5 天, 观察期为 3 个疗程。湿热型和脓毒型病例同时给予抗感染治疗，脓毒型经治无效转手术取石。

【临床疗效】　此方治疗胆石症 116 例，治愈（症状消失，排出结石，B 超示结石声影消失）64 例，好转（症状缓解或消失，部分结石排出，B 超示仍见结石声影）39 例，无效（症状无变化或加重，无排石，B 超同前）13 例。总有效率 89%。

【病案举例】　患者，女，47 岁。有 2 次胆道手术取石史，因上腹部剧痛 3 天入院。诊见：急性病容，体温 39.4℃，血压 11/7 kPa，身目黄染，舌红绛、苔黄腻，脉弦弱；上腹部压痛及轻度肌紧张，墨菲氏征（＋）。证属湿热型，按上述施治，辅以抗感染、升压、止痛等方法。3 天后开始排石，10 天共排石 35 枚，最大 2.5 cm×2.3 cm。B 超复查结石声影消失，共治疗 15 天症状消失出院。

【验方来源】　龚德喜. 三金排石汤治疗胆石症 116 例[J]. 新中医，1997，16（3）：113.

按：三金排石汤基本方中，郁金、柴胡、枳壳疏肝理气止痛，金钱草、茵陈清肝利胆，大黄清热攻下排石，黄芩清热解毒，乌梅生津止渴，鸡内金消食健脾胃。本方适用一般胆石病例，在分型施治时，气郁型加用木香、川楝子、赤芍以加强疏肝理气及活血化瘀功效；湿热型加蒲公英、紫花地丁、栀子、芒硝增强清热解毒及利湿退黄作用，竹茹可抑制呕吐；脓毒型加人参大补元气、升固血压，麦冬、五味子滋阴敛阳、清脑安神，石膏、连翘、栀子增强清热解毒、利湿排石作用。重症病例纠酸补液，供给营养以及抗感染措施在整个治疗中亦起重要作用。

白虎柴胡汤

【药物组成】　白芍、虎杖、白花蛇舌草各 30 g，柴胡、黄芩、大黄、法半夏、木香、枳壳各 10 g。

加减：辨证属湿热者，加茵陈、金钱草各 30 g；气郁者，加郁金、川楝子、乌药各 10 g。

【适用病症】　胆石症。

【用药方法】　每天 1 剂，水煎服。3 个月为 1 个疗程，连续治疗 2 个疗程判断疗效。发热或黄疸者加用茵栀黄注射液，每天 20 mL 稀释静脉滴注，至热退后 3 天或黄疸消退后 1 周停用。谷丙转氨酶增高者除用茵栀黄注射液静滴外，加用葡醛内酯每天 6 片，联苯双酯每天 24 粒，各分 3 次口服。痛甚者加用阿托品 0.25 mg 胆囊穴（阳陵泉穴下 2 寸）穴位注射，双侧交替，每 6 小时 1 次，每天 2~3 次。

【临床疗效】　此方治疗胆石症 42 例，治愈（症状体征消失，影像学检查结石消失，随访 3 个月以上无复发）19 例，好转（症状体征基本消失，影像学检查结石数减少或变小）21 例，无效（影像学检查结石无改变或治疗过程症状恶化，转科治疗）2 例。总有效率 95.24%。

【病案举例】　林某，女，24 岁。上腹痛 2 天。诊见：痛苦状，皮肤巩膜轻度黄染，腹软，墨菲氏征（+），肝区叩痛，舌红、苔黄腻，脉弦。B 超检查示：胆囊多发结石（3 个大小不等强光斑，伴声影，最大 1.3 cm×0.8 cm），胆总管扩张并结石（中段 1.1 cm×0.5 cm 强光斑，伴声影）。肝功能检查：血白细胞 $11.7×10^9$/L，谷丙转氨酶 6 118 nmol/（s·L），谷草转氨酶 9 385 nmol/（s·L），总胆红素 50.4 μmol/L，直接胆红素 28.6 μmol/L。西医诊断：胆石症并胆道梗阻、感染。中医诊断：腹痛（肝胆湿热）。治疗以清热利湿，舒肝利胆立法。方用白虎柴胡汤，一处方：白芍、虎杖、白花蛇舌草、茵陈、金钱草各 30 g，大黄（后下）15 g，柴胡、黄芩、法半夏、木香、枳壳各 10 g。每天 1 剂。阿托品 0.25 mg 胆囊穴注射，5% 葡萄糖氧化钠液 300 mL 加茵栀黄注射液 20 mL 静脉滴注。患者服药后大便得下，腹痛明显减轻，第 2 天腹痛消失。仍守上方，减大黄量为 5 g 同煎，每天 1 剂。茵栀黄注射液，每天 20 mL 稀释静脉滴注。1 周后黄疸消退。B 超复查示胆囊内 2 个大小相似强光斑，约 1.1 cm×0.5 cm，胆总管内径正常，未见结石。肝功能检查正常。继续治疗，3 月下旬曾出现肝区不适，轻度黄疸，3 天后症状消失。1 个疗程后复诊，患者无不适，检查腹软，墨菲氏征（－），肝区无叩痛。B 超示肝胆道正常，未见结石。实验室检查肝功能正常。

【验方来源】　林信钊. 自拟白虎柴胡汤治疗胆石症 42 例疗效观察［J］. 新中医，1998，30（10）：24.

按：胆石症因肝郁气滞，湿热交蒸，久经煎熬，结成沙石。然结石已成，又可使胆道阻塞，郁而化热，热毒壅盛，致胆管炎症、水肿，肝脏损害，甚者可致脓毒内陷。病本于结石，而因于气郁及湿热蕴结，故治疗总以舒肝利胆，清热解毒，排石溶石立法，于发作期则侧重于舒肝解郁，清热解毒，使邪毒得清，炎症消退，胆道疏通，肝功能得到恢复，胆汁分泌正常，胆石得以排出。白虎柴胡汤中白花蛇舌草、虎杖清热解毒力强，白芍、柴胡舒肝解郁，且前 3 味用量独重，力专用宏，配合大黄、黄芩加强清热通腑之力；法半夏、枳壳、木香解郁散结；茵陈、金钱草利湿清热；郁金、川楝子、乌药解郁止痛。诸药合用，对胆结石小于 1.5 cm 者，可取得较确切的排石溶石功效。治疗过程中，应注意患者有关生命体征，如出现一过性腹痛加剧，甚至发热、黄疸，之后症状迅速缓解，显示已有排石，应及时行实验室或声像学等有关检查，了解结石活动情况。若结石过大，胆管狭窄，或有关症状、体征、实验室检查示梗阻严重、胆管化脓，或继发重型胰腺炎，应及时外科手术治疗。

柴胡枳壳川楝子汤

【药物组成】 柴胡、枳壳、川楝子各 12 g，大黄（后下）10 g，茵陈、金钱草各 30 g，木香、鸡内金、海金沙各 15 g，芒硝（冲服）4 g，姜黄 5 g。

加减：气虚者，加黄芪、党参；胆固醇结石者，加虎杖、山楂；腹胀者，加厚朴；湿热重者，加栀子；纳呆者，加麦芽；痛甚者，加延胡索。

【适用病症】 胆石症。

【用药方法】 每天 1 剂，水煎 2 次，分早、晚 2 次服。30天为 1 个疗程，分别服用 2~3 个疗程。

【临床疗效】 此方治疗胆石症 42 例，治愈（自觉症状好转或腹痛消失，排出结石，随访 1 年内无复发，复查 B 超或 CT 结石渐减少直至消失）18 例，好转（自觉症状减轻，排出部分结石，随访半年内无复发，复查 B 超或 CT 结石范围减小或缩小）20 例，无效（腹痛反复发作，复查 B 超或 CT 结石没有移动或缩小）4 例。总有效率 90.5%。

【病案举例】 吴某，女，45 岁。患者心窝部及右上腹部胀痛，反复发作 2 年余。3 天前因劳累又多食油腻，出现上腹部疼痛，并向右肩胛部放射，伴发热。经输液及口服西药后症状不减，转中医门诊治疗。诊见：皮肤巩膜轻度黄染，右上腹肌紧张、中度压痛、轻度反跳痛，大便 2 天未解，口苦，舌红、苔黄腻，脉弦滑数。B 超检查示：胆囊炎并胆总管结石。诊断为黄疸（阳黄）。证属肝胆湿热并重，治以疏肝利胆，清热利湿排石。处方：柴胡、枳壳、川楝子各 12 g，大黄（后下）10 g，茵陈60 g，金钱草 30 g，木香（后下）、鸡内金、海金沙各 15 g，姜黄 5 g，芒硝（冲）4 g。每天 1 剂。服药后每天排稀便 4~5 次，服药 6 剂,腹痛缓解,皮肤巩膜黄染明显减退。上方去姜黄,茵陈减至 30 g,治疗 2 个疗程后,先后排出结石 12 块,最大直径 15 mm。复查 B 超:胆囊大小正常,胆总管无结石,胆总管无扩张。随访 1 年无复发。

【验方来源】 林汉楠. 中药治疗胆结石 42 例 [J]. 新中医,1998,30 (7):45.

按:胆石症属中医黄疸、胁痛、癖黄或胆胀范畴。乃因胆气郁滞,肝经湿热所致。胆石症的治疗,多以疏肝利胆、清热利湿、排石为法。方中以柴胡、川楝子疏肝;木香、枳壳、姜黄利胆、理气、止痛;金钱草、茵陈清利肝胆湿热;海金沙、鸡内金化石;大黄、芒硝泻热通便,除湿利胆,大黄还能清热健胃,加强胆囊收缩、奥狄氏括约肌松弛,从而使胆汁排出增加,促进溶石、排石。全方配伍共奏疏肝利胆、清热利湿、溶石排石和防止胆石新生之功用。

舒 胆 汤

【药物组成】 柴胡、枳壳各 10 g,茵陈、金钱草各 30 g,鸡内金、郁金、山楂、路路通各 15 g,甘草 5 g。

加减:湿热者,加栀子、黄芩、龙胆草、溪黄草;瘀滞者,加皂角刺、合欢皮、桃仁、徐长卿、青皮等;便秘者,加大黄;疼痛者,加延胡索、三七、七叶莲、川楝子;胃脘不适者,加羊草结、白芍、佛手;呕吐者,加竹茹、厚朴、法半夏;脾虚者,加党参、白术、茯苓。

【适用病症】 胆石症。

【用药方法】 每天 1 剂,水煎 2 次,分早、晚 2 次服。治疗 45 天为 1 个疗程,治疗 3 个疗程统计治疗结果。

【临床疗效】 此方治疗胆石症 75 例,治愈(B 超或 CT 复查原来结石图像消失，临床症状消失）45 例，好转（原来多发结石有 1 块以上消失，临床症状明显减轻）2 例，无效（治疗 3 个疗程以上结石大小、位置及数量无变化）28 例。总有效率为 62.7%。

【病案举例】　廖某，男，30 岁。主诉：右上腹阵发性疼痛，口苦，尿黄已 3 个月，3 年前曾患甲型肝炎。B 超报告为右肝内胆管 0.6 cm×0.8 cm 结石。西医诊为肝内胆管结石，中医诊为胁痛，证属湿热型。治以清热疏肝，利胆排石。用舒胆汤加栀子、羊草结、王不留行等药治疗近 2 个月，症状消失，先后 2 次 B 超复查，原来胆结石图像消失，治愈。

【验方来源】　潘国良，潘清波. 自拟舒胆汤治疗胆石症 75 例疗效观察［J］. 新中医，1999，31（2）：18.

按：胆石症病因为湿热蕴结肝胆，肝失疏泄，气滞血瘀或酒食过度而成。使用舒胆汤，辨证加减治疗本病，主要以清热利胆为治则，配合理气舒肝，活血化瘀，通里攻下，健脾益气，消积排石诸法，按各型及症状变化而选用。方以茵陈清热利胆，鸡内金、山楂消积，共为方中主药；柴胡、郁金、枳壳理气疏肝，金钱草、路路通排石。临床中根据症情选用活血化瘀药如桃仁、泽兰、皂角刺、徐长卿、丹参等有促进排石效果。由于服治胆结石药时间较长，应注意患者体质，如出现气虚、脾虚时应酌情配以党参、白术、茯苓、山药、谷芽等药。胆石症的治疗，一般小结石与泥沙样结石用中药排石疗效较好，大于 0.7 cm 之胆结石排出有困难。如果是反复发作或因结石阻塞引起胆道感染的应考虑手术治疗。

茵陈金钱草鸡内金汤

【药物组成】　茵陈、金钱草、鸡内金各 30 g，枳壳、川楝子、延胡索、木香（后下）各 15 g，柴胡 12 g，大黄（后下）、玄明粉（冲服）各 10 g。

加减：气虚者，加党参、黄芪；胆固醇较高或胆固醇结石者，加山楂；黄疸重者，加车前草，并重用茵陈；腹痛剧烈者，重用延胡索；腹胀者，加厚朴、神曲。

【适用病症】　胆石症。

【用药方法】　每天 1 剂，水煎 2 次，分早、晚 2 次服。2 个月为 1 个疗程，疗程结束后做 B 超或胆囊造影复查，并统计治疗结果。

【临床疗效】　此方治疗胆石症 32 例，治愈（腹痛消失，B 超或 X 线胆囊造影检查胆囊大小正常，结石全部排出，半年内无复发）12 例，有效（腹痛缓解，部分结石排出，B 超或 X 线胆囊造影检查胆囊大致正常，结石缩小，3 个月内无复发）17 例，无效（腹痛反复发作，B 超或 X 线胆囊造影复查胆囊增大，结石没有移动或缩小）3 例。总有效率为 90.6%。

【病案举例】　陈某，女，35 岁。患者于 8 天前因进食油腻之品后，出现上腹部疼痛，并向右肩胛部放射，伴有发热寒战、皮肤巩膜黄染，在市人民医院留医治疗，诊断为胆囊炎合并胆总管结石。住院 7 天，热退，疼痛缓解出院，到门诊治疗。诊见：无发热，形体肥胖，皮肤巩膜轻度黄染，心肺正常，腹平软，右上腹腹肌稍紧张、中度压痛、轻度反跳痛，墨菲氏征阳性，舌红、苔黄腻，脉弦滑数。门诊 B 超报告：胆囊增大为 65 mm × 48 mm，胆壁毛糙，壁厚 4 mm，胆总管上段扩张为 14 mm，下段见 1 个 7 mm × 6 mm 强光团伴声影，提示胆囊炎并胆总管结石。化验室检查，血白细胞 13×10^9/L，中性粒细胞 0.82；肝功能正常，总胆红素 30 μmol/L，结合胆红素 22 μmol/L，总胆固醇 65 mmol/L。中医诊断为黄疸（阳黄），证属湿热并重型。治则拟清热利湿，疏肝理气为法。给予茵陈金钱草鸡内金汤加减：茵陈 60 g，金钱草、鸡内金、车前草、山楂各 30 g，枳壳、川楝子、延胡索、木香（后下）各 15 g，柴胡 12 g，大黄（后下）、玄明粉（冲服）各 10 g。每天 1 剂。并嘱患者服药后轻叩或按摩前后肝区。服药后每天排稀便 3～4 次，服药 5 剂后，腹痛完全缓解，上腹部无压痛及反跳痛，皮肤及巩膜黄染明显减退。上方去车前草，茵陈减量至 30 g，治疗 1 个疗程。B 超检查结果：胆总管无结石，胆囊大小正常，胆总管无扩张。上方去茵陈、玄明粉，加党参善后。随访半年无复发。

【验方来源】 林美颜，何扳龙. 治疗胆石病 32 例疗效观察［J］. 新中医，1995（3）：24.

按： 凡情志不畅，寒温不适，饮食不节，过食油腻，或虫积均可导致肝气郁结，肝胆湿热壅阻，影响肝的疏泄和胆的通降功能，使胆汁排泄不畅，不通则痛，湿热长期不化，胆汁凝结而形成胆石。所以，胆石症的治疗应以疏肝、理气、清热利湿、排石为治则。故本方以柴胡、延胡索、川楝子疏肝；木香、枳壳理气；茵陈、金钱草清利肝胆湿热；鸡内金化石；大黄、玄明粉泻下通便，增强清利肝胆湿热作用。全方配合应用则有疏肝理气、清肝利胆、排石的作用。胆石症与胆囊炎绝大多数是并存的。根据现代医学的观点，治疗和预防胆石症，必须抗菌消炎。因为炎症消退后，一方面胆道通畅，胆汁疏通而不瘀积，不利于新的结石形成或原有结石增大。另一方面，由于炎症消退后，管腔相对增宽，有利于胆石的排出。所以治疗胆石症，首先是消炎，其次是利胆。利胆的目的，使胆汁分泌增加，胆囊收缩，奥狄氏括约肌舒张，同时胆汁有由上而下的"内冲洗"作用，使胆管结石松动而被排出。根据现代药理研究，本方药物如金钱草、茵陈、大黄、柴胡、木香等均有较强抑菌消炎作用，而大黄、玄明粉等药有显著利胆作用。诸药配合应用，就有较强消炎利胆排石效果。临床上取得较好疗效，可能与此有关。

黄连温胆汤

【药物组成】 黄连、法半夏各 6 g，茯苓、竹茹各 15 g，陈皮、郁金、鸡内金各 12 g，金钱草 30 g。

加减：大便干结，口干口苦，舌红、苔黄腻者，加大黄（后下）10 g，厚朴 12 g；性情抑郁，嗳气，右胁闷痛者，加香附 12 g，柴胡 9 g；纳呆，面色不华，大便稀溏，舌淡，苔薄白，脉细者，加党参 12 g，焦白术 15 g，口干，五心烦热，舌红、苔少者，加生地黄 12 g，沙参 30 g；右胁钝痛者，加川楝子、延胡索各 15 g。

【适用病症】 胆囊泥沙结石。

【用药方法】 每天 1 剂，水煎服。西药用阿米卡星 0.6 g 加入 5% 葡萄糖盐水 300 mL 静脉滴注，每天 1 次。连用 10 天后停用。

【临床疗效】 此方治疗胆囊泥沙结石 34 例，痊愈（临床症状消失，B 超示胆囊内无结石影，胆囊壁光滑，壁厚 ≤ 0.4 cm）31 例，好转（临床症状基本消失，胆囊内泥沙结石明显减少）3 例。

【验方来源】 陈军，沈洁，刘坚. 黄连温胆汤化裁治疗胆囊泥沙结石 34 例 [J]. 湖北中医杂志，1997，19（4）：32.

按：中医认为胆囊结石是多种原因导致胆的通降功能失常，湿热煎熬胆汁所成。现代医学认为，此病主要是由于胆汁酸盐生成过少或丢失过多，胆固醇、胆色素及胆汁中的钙沉淀所致。而持续的细菌感染，造成胆囊黏膜的长期炎症，降解吸收胆盐，又是胆盐减少的重要原因。西医溶石药物仅对部分胆固醇结石有一定疗效，而对胆色素结石无效。黄连温胆汤中，黄连清热燥湿解毒，且对多种细菌有杀灭作用；枳实、法半夏可增加排胆频率，使胆汁流量增加；陈皮健脾利湿和中，有溶解胆石之功；茯苓、竹茹健脾化痰，再加金钱草、鸡内金、郁金利胆溶石。全方合用，有清胆和胃、恢复胆的通降功能之作用。再配用抗生素，能显著增加胆汁流量，改善胆囊炎症，防止胆盐丢失，加强胆囊收缩。所以无论是治疗胆固醇结石，还是胆色素结石，均有溶石排石的效果。

消 石 妥

【药物组成】　鸡内金、白术各 3 g，黄芪 2.5 g，炮穿山甲（代）、知母各 1 g，白芍、王不留行、硼砂各 2 g，枯矾、芒硝各 6 g（处方剂量系制剂配制比例量）。

【适用病症】　肝胆结石。

【用药方法】　取鸡内金、黄芪、知母、白芍、白术、炮穿山甲、王不留行 7 味中药饮片，去除杂质，按比例称取配方规定量，水洗 2 遍，与配好剂量的芒硝、硼砂、枯矾相合，入 100 ℃ 烘箱，烘 2 小时后，进行粉碎。制成粉剂后，搅拌均匀，装入胶囊备用。每粒含生药 0.3 g，重量差异 <5%。服法：每次服 3~5 粒，每天 3 次，饭后服，3 个月为 1 个疗程。忌生冷、油煎食物。

【临床疗效】　此方治疗肝胆结石 126 例，痊愈（临床症状体征消失，B 超复查结石消失）9 例，显效（临床症状体征消失，B 超复查结石减少或变小）56 例，有效（临床症状体征减轻，大便淘见结石，B 超复查结石数量大小无变化）50 例，无效（临床症状体征无改善，接受手术治疗）11 例。总有效率为 91.3%。

【病案举例】　赵某，男，43 岁，经理。脘胁疼痛，恶心 2 天。患者因劳累及过食脂餐后感右上腹及剑突下疼痛，恶心欲吐，曾在医务室做对症处理，症情暂时好转。诊见：纳呆，脘痞胀闷，不发热，口苦咽干，舌红、苔薄白，脉细弦。B超示：胆囊内泥沙样结石。辨证为肝胆气滞，脾虚兼瘀。治以益气化瘀，溶石排石。消石妥15 g，每天3次。服药5周后临床症状及阳性体征消失，连服3个月后，B超复查肝胆未见异常。再服1个月后B超复查，示肝胆正常。

【验方来源】 杨爱华，赵业勤. 消石妥治疗肝胆结石126例临床小结［J］. 江苏中医，1996，17（10）：24.

按： 胆结石的形成，多由湿热互结，瘀阻肝胆，凝结成块所致。久病正不抗邪，脾胃纳化功能异常。治本须益气，治标须行气活血，配合柔肝软坚。所谓欲软其坚，必柔其性，忌用攻伐破血之品。方中黄芪、白术健脾益气，促进胆汁分泌；炮穿山甲（代）、王不留行性善走窜，疏气活络，消除胆汁郁结；知母、白芍清热柔肝，抑制炎症；芒硝、枯矾、硼砂、鸡内金软坚散结。其制剂工艺符合质量标准，无毒副作用。本药对胆囊内早期泥砂样结石易于排净，对较大的囊内块状结石，应坚持长时间、多疗程的治疗。

胆 石 消 汤

【药物组成】 炙鳖甲（先煎）、太子参、黄芪、金钱草各30 g，何首乌、熟地黄各20 g，山茱萸、石斛、枸杞子、山药各15 g，生地黄12 g，姜黄10 g，炙甘草3 g，芒硝6 g（分兑服）。

加减：有湿邪者，加茯苓10 g；腹痛甚者，加郁金20 g，白芍15 g；腹胀甚者，加佛手、香附各10 g；有热象者，加黄芩、栀子各10 g；便秘者，加制大黄10 g。

【适用病症】 中老年胆石症。

【用药方法】 每天 1 剂，先煎炙鳖甲约 20 分钟，余药除芒硝外加清水 1 000 mL 浸泡 30 分钟，与煎后的炙鳖甲混合。首煎武火煮沸后改用文火煎煮，取液 350 mL；二煎加清水 1 000 mL，文火煎煮，取液 250 mL。两次药液混合，分别于早、晚饭前兑芒硝 3 g 温服。3 个月为 1 个疗程，只观察 1 个疗程。服药期停服任何治疗胆石症的药物，低脂、低胆固醇饮食，禁酒，忌辛、辣。并嘱患者多做上肢运动及右胁肋部的按摩和热敷。

【临床疗效】 此方治疗中老年胆石症 62 例，显效（结石总体积减小 1/2 以上，或结石完全消失，且胆囊内未溶、排的结石处于稳定状态，症状及体征大部分或全部控制）22 例，有效（结石总体积减小不足 1/2，症状缓解，体征部分被控制）26 例，无效（胆囊内结石无变化，或结石增大、增多，症状及体征未能控制）14 例。总有效率 77.42%。

【病案举例】 程某，女，59 岁。反复右上腹疼痛 16 年，曾多次予以抗炎、解痉止痛、补液等治疗，病情可缓解。平常胁痛隐隐，间歇服用消炎利胆片等，病情可一时好转，低脂饮食可减少发病次数。5 天前因饮食不节致腹痛加剧，伴畏寒发热，轻度恶心呕吐。曾在社区医疗点用丁胺卡那、654-2 及先锋类药物静脉滴注，畏寒发热虽略减，但仍感右上腹痛隐隐并放射至右肩背，腰酸不适。诊见：体温 37.6 ℃，神情怠惰，口干欲饮，尿短便结，舌红干、少苔、中有裂纹，脉弦细；右锁骨中线上肋缘下、胆囊区局部压痛。B 超示：慢性胆囊炎并胆囊结石（直径 1.7 cm×0.9 cm，1 枚）。脉证合参，诊为胆石症肝阴不足型，遂治以滋阴益气、柔肝化石，予以胆石消汤加减：炙鳖甲（先煎）、太子参、黄芪、金钱草各 30 g，何首乌、熟地黄各 20 g，枸杞子、山茱萸、石斛、山药各 15 g，郁金、生地黄各 12 g，制大黄、姜黄各 10 g，炙甘草 3 g，芒硝 6 g（分兑服）。服上方

3 剂后，二便自调。原方去制大黄，续服 3 剂后，腹无所苦，胃纳转佳，精神转爽，去郁金，继续服药。至第 12 天开始排石。连续服药 3 个月后，经 CT 检查结石已排尽，症状消失。追踪复查 1 年半，未见复发。

【验方来源】 卿照前. 滋阴益气柔肝化石法治疗中老年胆石症 62 例［J］. 江苏中医，2001，22（2）：17.

按：老年人的胆囊松弛，囊腔变大，结石存置环境宽松，不易发生嵌顿。此外，老年人多数身患数疾，存在脏腑功能均已减退的生理特点，使老年人胆结石病的发病症状不典型，病因病机较年轻人更为复杂，临床表现多样化、复杂化，如有的症状缺如或轻微。这类无症状胆石症表面病情稳定，但胆汁代谢紊乱，致石因果链病理改变持续，必须对其进行干预治疗，以免延误病情。老年胆石症患者由于体质衰弱，气阴亏虚势在必然，且在长期治疗过程中应用苦寒清利药，使阴津益损，正气日衰。正虚抗邪无力，结石不能排出，邪热不易清除。若在治疗中还一味苦寒清解，攻逐利胆，有犯"虚虚"之戒、加重病情之虞。《谦斋医学讲稿》曰"肝为刚脏，非柔不克。"治疗中若能滋阴益气、柔肝化石，对缩短病程、提高疗效极为有利。滋阴益气、柔肝化石法治疗中老年胆石症有良好作用。对肝阴不足，出现舌红口干、发热难退等邪恋阴分征象，在运用生地黄、枸杞子、何首乌滋养肝阴的同时，还应遵循"阳中求阴"的法则，使用太子参、黄芪，可达益气养阴的目的；肝肾同源，故用熟地黄、石斛、山茱萸、山药益肾阴，共奏滋阴养肝柔肝之功效；用炙鳖甲以滋阴软坚；用芒硝乃取其味咸软坚。用姜黄、金钱草促进胆汁分泌，溶石排石，以达消除胆石的目的。

滋阴柔肝汤

【药物组成】 太子参、黄芪、金钱草、炙鳖甲各 30 g，何首乌、熟地黄各 20 g，生地黄 12 g，石斛、枸杞子、山茱萸、山药各 15 g，姜黄、制大黄各 10 g，芒硝 6 g，炙甘草 3 g。

加减：夹有湿邪者，加茯苓 10 g；腹痛甚者，加郁金 20 g，白芍 15 g；腹胀甚者，加佛手、香附各 10 g；兼有热象者，加黄芩、栀子各 10 g。

【适用病症】 老年胆石症。

【用药方法】 每天 1 剂，水煎服。先煎炙鳖甲，其余药物除芒硝外，均混合浸泡于 1 000 mL 清水中约 30 分钟。待鳖甲煎煮约 20 分钟后，加入其余药物煎煮。首煎先用武火煮沸，再改用文火煎煮、滤取液 350 mL；二煎加入清水 1 000 mL，文火煎煮滤取液 250 mL。两煎药液混合，分别于早饭前、晚饭前兑入芒硝各 3 g，趁热服。服药 3 个月为 1 个疗程，只观察 1 个疗程。服药期间停服其他任何治疗胆结石的药物。且饮食取低脂、低胆固醇，禁酒，忌辛辣食物。并嘱患者多做上肢运动及右胁肋部按摩和热敷。

【临床疗效】 此方治疗老年胆石症 62 例，显效（结石总体积减小 >1/2，或结石完全消失，且胆囊内未溶化、排泄的结石处于稳定状态，症状及体征已大部分控制，或症状及体征全部控制）22 例，好转（结石总体积减小 <1/2，症状缓解，体征已部分控制）26 例，无效（胆囊内结石无变化，或结石增大或增多，症状及体征未能控制）14 例。总有效率 77.4%。

【病案举例】 程某，女，59 岁。上腹疼痛反复发作有 16年，近 5 天严重。诊见：右上腹疼痛放射至右肩背及右锁骨中线上肋缘下，胆囊隆起区局部压痛。神情怠惰，口干欲饮，尿短便结，腰酸。体温 37.6 ℃，血压 14.1/10.1 kPa，B 超示慢性胆囊炎，并有胆囊结石 1 枚，1.7 cm×0.9 cm 大小。舌红干少苔，中有裂纹，脉弦细。诊断为胆结石症之肝阴不足型。治以滋阴养肝方 3 剂，腹痛即止。续服 3 剂后腹无所苦，二便自调，胃纳、精神均转佳。至服药后之第 12 天，开始排石。连续服药 3 个半月后，经 CT 检查，结石已排尽，症状消失。追踪复查 1 年半，未见复发。

【验方来源】 卿照前. 滋阴柔肝法治疗老年胆结石症 62 例［J］. 浙江中医杂志，2000（11）：475.

按：老年患者多体质虚弱，气阴两虚势在必然。加上长期治疗过程中用药大都是苦寒清利，使阴津益损，正气日衰，抗邪无力，结石不能排出，阴津虚损又使邪热不易清除。秦伯未《谦斋医学讲稿》曰："肝为柔脏，非柔不克。"故治用滋阴柔肝对缩短病程、提高疗效均极为有利。在运用该法的同时，须牢记"善补阴者，必于阳中求阴，则阴得阳升而泉源不竭"。故选用生地黄、枸杞子、何首乌滋阴养肝，又伍以太子参、黄芪，以益气养阴。因肝肾同源，故又用熟地黄、石斛、山茱萸、山药等以益肾阴，共奏滋阴养肝、柔肝之功效。用炙鳖甲以滋阴软坚，用芒硝则取其味咸软坚。金钱草、姜黄能促进胆汁分泌与溶石、排石，可达消石目的。本方标本兼治，故疗效满意。

益气疏通汤

【药物组成】 黄芪、白术各 15 g，金钱草 20 g，枳实、制香附、郁金、鸡内金、麦芽各 10 g，莪术 6 g，大黄 3 g（后下），甘草 9 g。

加减：痛甚者，加延胡索、川楝子各 10 g；舌红苔腻者，加知母 10 g，炒莱菔子 15 g。

【适用病症】 老年胆石症。

【用药方法】 每天1剂,水煎2次。上、下午各温服1次,每次200 mL。1个月为1个疗程,最多治疗3个疗程。

【临床疗效】 此方治疗老年胆石症48例,治愈(症状、体征消失,B超检查结石消失,随访4个月以上无复发)19例(其中服药1个疗程5例、2个疗程10例、3个疗程4例),好转(症状、体征基本消失,B超检查结石数目减少或变小)26例,无效(症状、体征无改善或稍改善,B超检查结石无改变)3例。总有效率93.8%。

【验方来源】 赵维明,王涛.益气疏通法治疗老年胆石症48例〔J〕.安徽中医临床杂志,2000,12(2):88.

按:胆为"中清之府""胆汁来源于肝之余气"。胆附于肝,肝胆互为表里,胆为腑,以通为用。肝气条达,则胆汁畅通,反之,胆汁郁滞,日久成石。人到老年,肝气渐衰,胆汁始减,肝经气虚,胆失疏泄;肝性属木,原本条达,因肝气虚弱不能调达,气郁而影响于胆。故其病机和壮年体盛之人不同,立法方药自当标本兼治,以扶正固本为主,重在补助肝气,佐以疏通胆腑。方中黄芪之性温而能升,脏腑之中兼温升之性者肝木也,是补肝气虚之要药;佐以白术益气;香附、郁金、枳实疏肝解郁,使肝气条达;金钱草清热利湿排石;鸡内金消食散积;麦芽消食积、舒肝气;莪术性近乎和,理气化瘀,以理气为最;配以小剂量大黄,则行气活血,除湿利胆,清热通便之力更强;甘草调和诸药。全方组合,标本兼顾,验之临床疗效显著。

金钱草柴胡黄芩汤

【药物组成】 金钱草20 g,柴胡10 g,黄芩12 g,郁金12 g,木香12 g,枳实12 g,槟榔12 g,甘草10 g。

加减：肝郁盛者，加香附、陈皮；湿热盛者，加茵陈、栀子；脾虚甚者，加白术、茯苓、党参；阴虚盛者，去柴胡，加北沙参、白芍、生地黄；瘀血者，加赤芍、丹参；大便燥结急迫者，加大黄、玄明粉；胁痛甚者，加延胡索、佛手。伴有冠心病、高血压、慢性支气管炎、糖尿病等，亦行中西医结合治疗。

【适用病症】　老年胆石症。

【用药方法】　每天1剂，水煎服。连续治疗1～2个月。同时配合针刺疗法和常规西药治疗。

【临床疗效】　此方治疗老年胆石症26例，痊愈（症状和体征完全消失，体温及血象正常，B超复查胆囊或肝胆管内无结石残存者）8例，显效（症状消失、体温及血象正常、B超复查胆囊或肝胆管内结石明显减少或变小者）12例，好转（症状基本控制，体温及血常规正常，B超复查胆囊或肝胆管内结石无明显减少或变小者）4例，无效（治疗前后的症状、体征无变化，B超检查结石未排出，需改用他法治疗者）2例。总有效率为92.3%。

【病案举例】　张某，女，67岁。既往有胆石症史，近1个月内右上腹间断疼痛3次，症状较轻。午饭后突然右上腹绞痛向右肩背放射，呻吟不止。诊见：恶寒，发热，恶心，呕吐胃内容物，纳呆乏力，尿赤便结，舌红、苔黄腻，脉弦数；体温38℃，血压18/12 kPa，急性疼痛病容，皮肤巩膜轻度黄染，腹肌紧张，肝脾肋下未触及，墨菲氏征阳性。血白细胞8.2×10⁹/L，中性粒细胞0.83，淋巴细胞0.17。肝功能检查：黄疸指数29 U，谷丙转氨酶1 233.58 nmol/（s·L），HBsAg阴性。血脂分析：胆固醇4.5 mmol/L，甘油三酯1.18 mmol/L。既往有冠心病史。B超提示胆囊多发性结石。中医辨证属肝胆湿热，气郁热结。首选针刺阳陵泉、肝俞、胆俞，疼痛缓解。同时抗炎补液，继之给予金钱草柴胡黄芩汤治疗。胆绞痛立即明显减轻。4

天后患者上述症状消失，唯有上腹有时作胀，纳食增加，遂停止补液抗炎西药，单用金钱草柴胡黄芩汤、针刺治疗 2 个月，上腹胀痛消失。B 超提示：胆囊内无结石。肝功能、血常规检查均正常，嘱其清淡低盐低脂饮食，注意锻炼。追访 1 年未复发。

【验方来源】　李扬镇. 中西医结合治疗老年胆石症 26 例小结［J］. 甘肃中医，2000，13（1）：28.

按： 老年胆石症的中医辨证，除气滞、郁热、血瘀、湿热外，气血两亏是其特点。在常规治法疏肝理气、清热利湿、活血化瘀外，还应注意老年人体质特点，时时顾及气血之本，用药也应使之攻邪而不伤正，扶正而不碍祛邪。气虚者佐以党参、太子参补气；血虚者以丹参、白芍、当归、川芎补血活血。此外，六腑以通为用，通腑亦为胆石症治法之一，但老年胆石症就尽量少用大黄、芒硝等竣下之品，而选用槟榔、莱菔子等缓泻之品。对于阴虚患者，可选用石斛、玄参、生地黄等既养阴又可缓泻的药物，滋补阴津，避免阴虚患者胆汁浓缩，有利于胆道通畅、胆石排出。

安　胆　汤

【药物组成】　苎麻根 30 g，姜黄 12 g，威灵仙、川楝子各 10 g，延胡索 15 g，鸡内金粉（吞服）6 g，白芍、决明子各 20 g，甘草 8 g。

加减：热甚者，加青蒿、柴胡；黄疸者，加茵陈、焦栀子；便秘者，加大黄、虎杖。

【适用病症】　老年发作性胆石症。

【用药方法】　每天 1 剂，水煎 2 次，早、晚 2 次分服。症重者每天 2 剂，分 4 次服用。本组病例均有手术指征，但因多种原因，家属及患者拒绝手术治疗，要求中西医保守治疗，故部分病例在应用本方治疗的同时，按西医保守疗法对症处理。

【临床疗效】 此方治疗老年人发作性胆石症 38 例, 有效(症状、体征消失, 生化检查正常) 34 例, 占 89.5%; 无效 4 例, 占 10.5%。服药最少 3 剂, 最多 24 剂。1 年后随访 32 例未复发。

【病案举例】 叶某, 女, 68 岁。患者 8 小时前, 因饮食不当后出现右上腹部持续性疼痛, 痛势剧烈, 连及肩背, 伴发冷发热, 恶心呕吐, 腹胀, 大便当天未解。来本院急诊。诊见: 急性病容, 痛苦貌, 体温 38.5 ℃, 脉搏 102 次/分, 血压 14.7/9.3 kPa, 皮肤、巩膜无黄染, 舌质红绛、苔黄腻, 脉弦数。墨菲氏征 (+ +)。血常规检查: 白细胞 12×10^9/L, 中性粒细胞 0.88, 淋巴细胞 0.12; 尿、血淀粉酶正常。B 超示: 胆囊炎伴囊内结石、胆颈部结石嵌顿。证属肝胆湿热瘀滞。治宜疏肝利胆, 清热化湿, 化瘀止痛, 予安胆汤加减: 苎麻根、决明子、虎杖各 20 g, 白芍、延胡索、姜黄、威灵仙各 15 g, 柴胡、川楝子各 10 g, 大黄 (后下)、甘草、鸡内金 (研吞) 各 6 g。配合 5% 葡萄糖盐水 500 mL 加阿米卡星 0.4 g、维生素 B_6 0.2 g 静滴, 每天 1 次。服药 1 剂后痛势已缓, 热退, 恶心呕吐止, 便通。再服 1 剂, 症状消失, 予出院, 原方续服 7 剂巩固。

【验方来源】 沈国良. 安胆汤治疗老年人发作性胆石症 38 例 [J]. 浙江中医杂志, 1998 (4): 158.

按: 胆石症颇为常见, 且好发于中老年。老年人大多伴有多种重要脏器慢性病变, 故常不堪耐受手术治疗, 而中药治疗临床治验甚多, 各家多用重剂峻药攻治, 又因老年体衰, 正气不支, 不胜攻治。故如何缓解症状, 而利后图, 确是临床上经常遇到的棘手问题。笔者经多年思索, 积前人之经验, 以苎麻根为主, 配以理气散结止痛之品治疗本病, 寓疏肝利胆、消石、排石、溶石于一体, 收到良效。方中苎麻根为君, 《本草便读》云: "苎麻根, 甘寒养阴, 长于滑窍凉血, 血分有湿热者, 亦属相宜。"大抵胆石症发作时多以血热或血瘀为病机，临床上亦多以瘀热论治，制方之义，即在乎此。以本方为主治疗38例，有效34例，取得较为满意疗效。通过随访来看，本方既安全又有效。不失为老年高危患者胆石症发作时治疗的理想方剂。

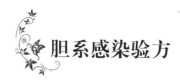

胆系感染验方

清利通腑汤

【药物组成】　金钱草 60 g，蒲公英 15 g，黄芩、郁金、柴胡、枳实、大黄（后下）各 10 g。

加减：痛剧者，加延胡索、川楝子；热盛者，加金银花、连翘、鸭跖草；湿重者，加茵陈、滑石；有结石者，加海金沙、鸡内金；气滞夹瘀者，加香附、桃仁、川芎；胆汁郁结、胆囊久肿不消者，加姜黄、赤芍。

【适用病症】　急性胆系感染。

【用药方法】　每天 1 剂，水煎 2 次，分早、晚 2 次服。重症每天 2 剂，分 4 次服。

【临床疗效】　此方治疗急性胆系感染 63 例，治愈（症状体征全部消失，血常规和超声波检查正常）41 例，好转（症状体征基本消失，血常规正常，超声波检查仅示胆囊壁粗糙）17 例，无效（临床症状和体征无明显改善而加用或改用西药者）5 例。总有效率为 92%。疗程最短者 2 天，最长者 21 天，平均 12 天。

【病案举例】　苏某，女，35 岁。阵发性右上腹绞痛 2 天，疼痛牵引肩背，伴恶寒发热，呕吐频频，大便 3 天未解，小便黄赤，口苦、苔黄腻，脉弦数，体温 39.4 ℃，胆囊区压痛明显。血常规检查：白细胞 14×10^9/L，中性粒细胞 0.82，淋巴细胞 0.18。超声波示：胆囊平段 3.5 cm。临床诊断：急性胆囊炎。

此乃肝胆郁滞，湿热内结，腑气不通所致。治拟疏肝利胆，清热通腑。予清利通腑汤加味：金钱草 60 g，蒲公英 15 g，金银花、连翘、鸭跖草各 20 g，郁金、柴胡、黄芩、姜半夏、陈皮、枳实、大黄（后下）各 10 g。每天 2 剂，每剂水煎 2 次，分 4 次服。药后腹泻，日行八九次，泻出恶臭大便甚多。二诊：泻后上腹绞痛缓解，体温降至 38.6 ℃，呕吐减轻，原方去大黄、枳实，继服 5 剂。三诊：腹痛、身热、呕吐皆消。复查血常规正常。原方去金银花、连翘、鸭跖草，加谷芽、炒山楂各 10 g，再服 7 剂。半个月后 B 超复查，胆囊无异常，临床症状痊愈。

【验方来源】 孙建军. 清利通腑汤治疗急性胆系感染 63 例 [J]. 湖北中医杂志，1996，18（5）：21.

按：急性胆系感染疾患多以痛、吐、热、黄为主要症状。病机主要是湿热蕴郁肝胆，气机不利致胆腑"中清""通降"失常，不通则痛，郁蒸则热，湿蕴则黄，肝气犯胃则吐，治宜清泄通利。清利通腑汤中金钱草、黄芩、蒲公英清热利湿，柴胡、郁金疏肝利胆，大黄、枳实破气通腑、攻坚泻火。诸药合用，上攻而下通，腑气一通，痛随利减，热退结消，故能获得疗效。

清热利胆汤

【药物组成】 金钱草 30 g，郁金、虎杖、蒲公英各 15 g，延胡索、黄芩各 12 g，陈皮、大黄各 10 g，鸡内金末（冲服）、甘草各 6 g。

加减：发热甚者，加金银花、连翘各 15 g；大便干结者，加芒硝 10 g（溶化）、大黄 9 g（后下）；腹胀甚者，加厚朴、枳实各 10 g；恶心呕吐者，加竹茹 10 g，清半夏 12 g；伴黄疸者，加茵陈 30 g，栀子 12 g；伴结石者，加海金沙 30 g。

【适用病症】 急性胆道感染。

【用药方法】 每天 1 剂，取水煎液 450 mL，分早、午、晚 3 次服。

【临床疗效】 此方治疗急性胆道感染 82 例，治愈（临床症状及体征消失，辅助检查正常）57 例，好转（临床症状缓解，体征明显减轻，辅助检查正常或接近正常）21 例，无效（临床症状及体征无明显改善或反而加重）4 例。总有效率 95.1%。有效者平均退热时间 3.9 天，疼痛消失时间平均 6.2 天，黄疸消退时间平均 5.2 天。服药时间最短 6 天，最长 50 天。

【病案举例】 患者，女，43 岁。因右上腹疼痛 3 年，加重伴巩膜黄染 6 天就诊。诊见：右上腹持续性疼痛，阵发性加重，疼痛连及右肩背；发热畏寒，恶心呕吐，尿色深黄，大便 2 天未行，舌红、苔黄腻，脉弦数，体温 39 ℃；形体略胖，巩膜黄染，右上腹压痛明显，肌紧张，墨菲征阳性。血常规检查：白细胞 14×10^9/L，中性粒细胞 0.86，淋巴细胞 0.10，酸性粒细胞 0.04。B 超示：胆囊增大，壁厚，囊内有一约 0.8 cm × 1.0 cm 增强光团，后方伴声影。诊断：胆囊炎，胆石症伴阻塞性黄疸。基本方加茵陈、海金沙各 30 g，栀子 12 g。服药 3 剂发热退，5 剂疼痛减轻，10 剂症状及体征消失，B 超复查未见结石。

【验方来源】 孙琼，胡新年. 清热利胆汤治疗急性胆道感染〔J〕. 山东中医杂志，1999，18（4）：162.

按：急性胆道感染，据其症状及体征应属中医胁痛、黄疸范畴。胆喜宁谧而恶烦扰，喜柔和而恶壅郁，主升发之气。若饮食不节或情志不调致脾胃运化失常，湿热蕴结中焦，湿热不化，胆液凝结，继而影响胆腑通降功能；久经煎熬而成结石。胆气升发受阻，气机不畅，故发胁肋疼痛；湿热内蕴、交蒸，循经而上，则发热恶寒；脾胃升降失常，则见恶心呕吐。治宜清热利胆、理气止痛，佐以祛湿。方中金钱草、蒲公英、黄芩、虎杖清热解毒、祛湿利胆；大黄通腑泻下，使湿热有出路；郁金、延胡索、陈皮行气止痛；鸡内金利胆排石；甘草缓急止痛、调和药性。由于方药切中病机，故疗效较高。

大黄清胆汤

【药物组成】 大黄25~30 g，茵陈30 g，生地黄、栀子各15 g，太子参、金银花、鸡内金各20~30 g，枳实15~30 g，厚朴10~15 g，黄连5~10 g，黄芩10 g，虎杖15~20 g。

加减：如出现休克者，加用附子10 g（先煎）。

【适用病症】 老年人急性重症胆管炎。

【用药方法】 每天1~2剂，水煎服。严重病例重用大黄、枳实，肾功能不全加泽泻10~20 g，并结合常规西医治疗。

【临床疗效】 此方治疗老年人急性重症胆管炎24例，显效（用药后24小时内症状、体征明显缓解，神清合作，血压正常或明显回升，体温下降不再上升，腹部体征减轻，黄疸不继续加深，胆囊缩小）12例，有效（治疗后24~48小时全身症状缓解，体征减轻，血压趋升或达正常，黄疸不再加深或减退）8例，无效（24~48小时病情无改善或加重者）4例中转手术治疗。总有效率83.3%。

【验方来源】 余家盘，张锡珊. 自拟大黄清胆汤治疗老年人急性重症胆管炎24例 [J]. 吉林中医药，2000，20（2）：30.

按：以现代中医的观点，老年人急性重症胆管炎是由多种因素引起的胆功能失调，初期出现郁证。郁久不通，则为结证，即有梗阻。在此基础上气郁过亢与郁极化热，产生里实热盛的热证，即为化热阶段。感染与毒素吸收严重，即属毒热炽盛，热邪内陷，血行瘀滞，构成瘀证。进入热深厥深则见逆厥证。此时西医诊断为感染性休克。在治疗上着力于调动体内抗病因素，采用攻补兼施之法，以收救逆之功效。大黄清胆汤具有解除梗阻，引流消炎，解痉止痛，利胆排石，控制感染，抗休克等作用。大黄乃本方主药，其抗菌谱与胆系感染病原谱相符，对胆道细菌敏感有效。本方药物对胆道作用机制为：在药物作用下，胆管、十二指肠平滑肌松弛，括约肌舒张，胆囊收缩，胆总管远端压力降低，促使肝胆管结石松解或排出，因此解除梗阻、降低胆总管压力，达到手术引流减压的作用。同时胆汁增加，也具有一定的内冲刷作用。再结合西药的协同治疗，而达到预期的治疗效果。

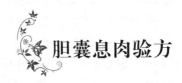

胆囊息肉验方

乌僵薏四汤

【药物组成】 乌梅、僵蚕、白芥子、枳壳各 10 g，薏苡仁 30 g，白芍、连翘各 15 g，三棱、柴胡、法半夏各 9 g，甘草 6 g。

加减：肝郁重者，加青皮、香附；腹胀重者，加厚朴；便秘者，加大黄；以瘀为主者，加丹参、桃仁。

【适用病症】 胆囊息肉。

【用药方法】 每天 1 剂，水煎 2 次，分早、午、晚 3 次服。或制成水丸，每次服 9 g，每天 3 次。一般 2～3 个月为 1 个疗程，重者需 2～3 个疗程。

【临床疗效】 此方治疗胆囊息肉 50 余例，疗效满意。

【病案举例】 王某某，女，36 岁。诊见：两胁胀痛，腹部胀满，神疲乏力，口干口苦、脉弦，苔薄黄边紫暗。B 超示胆囊有一 0.45 cm×0.47 cm 大小的息肉、慢性胆囊炎。给予上方加蒲公英 24 g，黄芩 9 g，厚朴 10 g。服药 1 周后胁痛减轻，腹胀解除，纳增口和。以上方 10 倍量制成水丸 1 料，每天服 3 次，每次 9 g。嘱禁食辛辣之物，怡情养性。2 个月后 B 超复查，胆囊息肉及胆囊炎均消失。

【验方来源】 胡竹芳. 乌僵薏四汤治疗胆囊息肉［J］. 中医杂志，2000，41（11）：697.

按：胆囊息肉，中医归属于"胁痛"范畴。认为其病机多为郁、痰、瘀。郁者，肝气郁结气机不畅，浊邪易于停聚，结而为痰，痰浊阻滞日久为瘀，三者紧密联系，互为因果。四逆散乃调和肝脾之方。方中柴胡疏肝解郁、疏通肝络；白芍、甘草即芍药甘草汤，柔肝缓急止痛；枳壳行气化滞；薏苡仁具有化痰软坚作用，可治疗多发性息肉；僵蚕、白芥子、连翘、法半夏善于化痰散结；三棱为血中气药，有活血化瘀之效。全方组方合理，疗效满意。如果胆囊息肉超过 1 cm，还是以外科手术摘除为妥。

清胆消息汤

【药物组成】 柴胡、黄芩、苦参、皂角刺、莪术各 10 g，猪苓、海藻、丹参各 30 g，薏苡仁 60 g。

加减：若湿热较甚者，加龙胆草、栀子；伴结石者，加金钱草、鸡内金；气滞较甚者，加枳壳、青皮；痰湿较甚者，加半夏、陈胆星；瘀血较甚者，加三棱、穿山甲（代）。

【适用病症】 胆囊息肉。

【用药方法】 每天 1 剂，首煎与复煎各取药液 200 mL，混合后分早、晚 2 次服。2 个月为 1 个疗程，连服 2~3 个疗程。

【临床疗效】 此方治疗胆囊息肉 36 例，治疗 2 个疗程后，治愈（B 超复查息肉消失）29 例，有效（息肉较治疗前缩小 0.3~0.5 cm）5 例，无效（息肉较治疗前增大）2 例。

【验方来源】 承云鹰. 清胆消息汤治疗胆囊息肉 36 例 [J]. 辽宁中医杂志，1997，24（11）：508.

按：中医认为，胆囊息肉由湿热久羁、痰瘀蕴结而成。清胆消息汤具有清胆利湿，祛痰化瘀的功效。方中柴胡、黄芩、蒲公英、苦参、薏苡仁、猪苓清胆利湿，和解少阳；皂角刺、海藻化痰消肿，软坚散结；莪术、丹参活血化瘀。以现代药理研究而言，柴胡、黄芩、蒲公英、皂角刺、莪术具有抗菌、消炎、利胆、排石作用；动物实验证实，苦参、薏苡仁、猪苓、海藻、蒲公英、皂角刺、莪术对 S180、S37、S45、ES 等肿瘤细胞有明显抑制作用，其中苦参对 S180 抑制作用较丝裂霉素大 7～8 倍，并对 ECA 有直接杀伤作用；海藻对 S180 实体型抑制率为 88%；猪苓对 S180 的抑制率为 99.5%。苦参、海藻、猪苓、白花蛇舌草、莪术具有提高机体免疫力与防止息肉恶变的作用。皂角刺对胆固醇有特异亲和力。丹参有诱发干扰素作用并能增加实体肿瘤组织血流量，使抗肿瘤药充分输入肿瘤组织，发挥抗肿瘤作用。

胆囊术后综合征验方

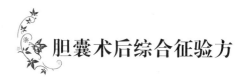

疏利通瘀汤

【药物组成】 醋柴胡、青皮、陈皮各 6 g，赤芍、白芍、枳壳、仙鹤草、海金沙（包）、石见穿各 15 g，郁金、枳实、鸡内金、王不留行各 10 g，金钱草 30 g，制大黄 5 g（或大黄 6 g）。

加减：出现黄疸者，加茵陈 15 g，泽泻、碧玉散（包）各 10 g；右上腹胀痛者，加延胡索、川楝子、九香虫各 10 g；恶心纳差者，加姜半夏 10 g，谷芽、麦芽各 15 g；热甚口苦者，加青蒿、黄芩各 10 g；谷丙转氨酶升高者，加垂盆草 30 g，蒲公英 15 g。

【适用病症】 胆囊术后综合征。

【用药方法】 每天 1 剂，水煎服。2 个月后改为 2 天服 1 剂。3 个月为 1 个疗程。治疗期间忌食油炸辛辣肥腻之品。

【临床疗效】 此方治疗胆囊术后综合征 110 例，治愈（临床症状消失，有关检验指标正常，B 超检查无异常，能胜任正常工作）68 例，好转（症状基本消失，有关检验指标基本正常，B 超检查无明显异常，基本能正常工作）40 例，无效（治疗后症状无好转或恶化者，B 超检查同治疗前）2 例。总有效率 98.2%。

【验方来源】 孙志东. 疏利通瘀汤治疗胆囊术后综合征 110 例［J］. 广西中医药，2000，23（1）：17.

按：胆囊术后综合征属中医胁痛范畴。胆囊术后部分患者因络脉受损，导致气机壅滞，由气及血，其病理表现为血络瘀阻，气滞不畅，临床主要表现为右上腹胀痛等一系列不适，所以治疗应以疏利化瘀通络为主，以达"通则不痛"之目的。胆囊术后综合征患者术后胆囊或胆石虽已摘除，即标象虽去，但根源未断。此类患者胆汁黏度并未改变，而胆石形成与胆汁黏度有关。故用疏利通瘀汤治之。方中柴胡、郁金、枳实、枳壳、青皮、陈皮、金钱草等均可疏利肝胆，其中陈皮之提取物桔油具有强大的溶解胆固醇结石的能力；郁金为血中之气药，能调整胆内类脂质代谢，降低胆固醇，且可松弛奥狄氏括约肌；枳壳为疏肝利胆排石之要药，能增加肝细胞分泌胆汁作用，促进肠道排空，间接有利括约肌开放引流胆汁。鸡内金化石磨坚、消积导滞。大黄清热解毒、通下化瘀、攻积导滞，配合赤芍、白芍、石见穿、王不留行、仙鹤草等化瘀通络以助解决胆汁黏稠度等问题。全方合用疏肝利胆、化瘀通络而达到治疗目的。

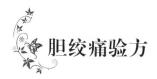

胆绞痛验方

芍金蒲黄汤

【药物组成】　白芍、金钱草、蒲公英各 30 g，柴胡 5 ~ 10 g，枳实、黄芩、延胡索各 10 g，大黄 10 ~ 15 g，甘草 3 g。

加减：高热者，加青蒿 15 g；伴黄疸者，加茵陈 20 g；胆道梗阻者，重用芒硝、大黄各 30 g，运用总攻疗法；胆囊癌者，加莪术 10 g，半枝莲 30 g；有瘀血征象者，加赤芍 10 g，炮穿山甲（代）6 g，王不留行 10 g。

【适用病症】　急性胆绞痛。

【用药方法】　每天 1 剂，水煎 2 次，共取药液 450 mL，每 8 小时服用 150 mL，7 天为 1 个疗程。同时配合：①穴位注射维生素 K_3 8 mg、654-2 10 mg（儿童为维生素 4 ~ 8 mg、654-2 5 ~ 10 mg）分别注入胆囊穴、胆俞穴、足三里穴。注射前常规消毒上述穴位，用 6 ~ 7 号注射针头刺入穴位，得气后迅速推注药液，每天 1 ~ 3 次。②西药甲硝唑 250 mL 静脉滴注（儿童每 1 kg 体重用药 4 mg），每天 1 次。中毒症状严重，见寒战、高热、休克、血象增高者，加先锋霉素 V、地塞米松静脉滴注；频繁呕吐者肌内注射甲氧氯普胺，静脉补液，维持水与电解质平衡；胆道蛔虫症可服驱蛔药；对结石病例，保守治疗无效者，待炎症控制后手术治疗。

【临床疗效】　此方治疗急性胆绞痛 183 例，临床痊愈（临床症状及体征消失，血常规正常，B 超提示炎症消失，随访半年未再复发者）86 例，有效（临床症状及体征消失，B 超提示炎症消失，半年内仍有发作者）79 例，无效（用药 1 个疗程，病情无好转者）18 例。总有效率为 90.16%。止痛作用：缓解（疼痛消失，观察 48 小时未再发作）77 例，基本缓解（观察 48 小时仍有疼痛发作）88 例，无效（治疗 3 天疼痛无改善）18 例。止痛有效率 90.16%。

【验方来源】　高士星，薛春柏. 中西医结合治疗急性胆绞痛 183 例［J］. 江苏中医，1994，15（4）：16.

按：急性胆绞痛，临床十分常见，严重者能引起休克，因此解痉止痛是当务之急。芍金蒲黄汤具有疏肝理气、缓急止痛、清热解毒、通腑泄浊之功，治疗急性胆道感染、胆绞痛疗效显著。采用维生素 K_3 及 654-2 穴位注射，具有解除奥狄氏括约肌及平滑肌痉挛的作用，较之单纯肌注或针刺的止痛效果明显增强。西药甲硝唑具有较好的广谱抗菌作用，至今未发现耐药菌株，为控制胆道感染的理想药物。

二黄疏通散

【药物组成】　大黄、姜黄等量。

【适用病症】　胆绞痛。

【用药方法】　上药研末混合装入胶囊，每粒 0.25 g，每天中、晚饭前 30 分钟各服 1 次，2 ~ 4 粒/次。以大便每天 1 ~ 2 次、质稍稀为度。服药期间不需忌食高脂食物。

【临床疗效】　此方治疗胆绞痛 23 例，治愈（腹痛消失，B 超阳性体征转阴）2 例，有效（腹痛明显缓解，B 超尚表现阳性体征）20 例，无效（腹痛不止，B 超结果无变化）1 例。总有效率为 95.7%。

【验方来源】　曹产高. 二黄疏通散治疗胆绞痛 23 例［J］.

河北中医，2000，22（2）：119.

按： 根据"不通则痛"和肝宜疏泄，胆宜通降之生理特征，采用大黄、姜黄制成二黄疏通散，治疗胆绞痛，疗效确切。胆绞痛发病率高，发作频繁，发作时患者极度痛苦。二黄疏通散不仅可迅速缓解胆绞痛，若长期服用还可以控制胆绞痛的再次发作，临床应用未发现有毒、副作用及过敏反应。大众普遍认为有胆绞痛病史者要忌高脂饮食。然而采用二黄疏通散治疗时，鼓励患者在服药期间大量进食高脂食物，这样更有利于促进胆汁的分泌，增强胆囊的收缩功能及排石能力。二黄疏通散治疗和控制胆绞痛的复发，具有用药简单、服用方便、价格便宜、疗效满意等优点，值得临床一试。

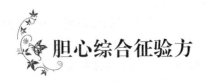

胆心综合征验方

胆 心 宁 汤

【药物组成】 柴胡、陈皮、甘草各 6 g，木香、远志、郁金、炒枳壳、白术、茯苓各 10 g，石菖蒲 15 g。

加减：肝胆郁结、心脉瘀阻型，加丹参、赤芍、延胡索以疏肝理气活血；肝胆湿热、痰火上扰型，加金钱草、栀子、大黄、茵陈以利湿化痰泄热；心虚胆怯、气滞痰阻型，加檀香、山药、干姜以行气健脾，振奋心阳；胆胃不和、心阳不振型，加瓜蒌皮、薤白、炒香附以和胃宣通心阳；肝胆不宁、心神不安型，加酸枣仁、珍珠母、知母、茯神以宁心安神。

【适用病症】 胆心综合征。

【用药方法】 每天 1 剂，水煎 2 次，分早、晚 2 次服。以 10 天为 1 个疗程。

【临床疗效】 临床治愈（临床症状、体征消失，心电图恢复正常，胆系 B 超声像恢复正常）37 例，有效（临床症状、体征基本消失或减轻，心电图示基本正常，胆系 B 超声像有改善）12 例，无效（临床症状、体征无好转或加重，心电图及胆系 B 超无改善）3 例。总有效率94.23%。

【验方来源】 祁宏，许定仁. 胆心宁汤治疗胆心综合征52例 [J]. 江苏中医，2001，22（1）：19.

按：胆心综合征属中医"胸痹""心痛""胁痛"等范畴。中医学认为胆、心、心包络之经脉相通。胆为中清之腑，其性以通降为顺，与肝同主疏泄、升发。若肝胆失疏，气机郁结，经脉不利，气血运行滞涩，痹阻心脉，心脉瘀阻而发心悸心痛；再则胆汁疏泄不畅，有碍脾胃运化腐熟之能，致痰湿阻滞，气机不利，胸阳失展，引发胸痹之证。现代医学认为，由于支配胆道和心脏的脊神经（$T_5 \sim T_8$）重叠交叉，当胆系疾病发作时，可通过神经反射引起冠状动脉收缩而狭窄，血流量减少，心肌供血不足而出现一系列症状体征和相应的心电图改变。胆心综合征以胆为本，心为标，临床虽表现标本俱急之候，然治本（胆）实为急中之要。本宜疏、清，标兼活、宣。旨在疏泄肝胆厥逆之气，清利少阳凝聚之痰（湿），活化心胆瘀阻之血，宣通少阴痹阻之脉。胆心宁汤中柴胡、枳壳、陈皮、木香疏理肝脾之气；白术、茯苓、甘草健脾除湿；郁金行气解郁、清心利胆、祛瘀止痛；石菖蒲、远志理气活血，祛痰解郁。诸药相伍，共奏疏肝利胆、活血通经之功。由于胆心综合征因胆系疾病引起心功能紊乱及心电图改变，常易被误诊为心病。当使用治心药物其效不佳时应考虑到原发胆系疾病。在做出相应的检查明确诊断后，积极治疗胆系疾病有利于控制心律失常、心绞痛的发作。

胆汁郁积症验方

兴阳化瘀退黄饮

【药物组成】 制附子、地龙、香附、蝉蜕、车前草各 10 g，黄芪 24 g，桂枝、白术各 12 g，赤芍、丹参、茵陈各 30 g，当归、虎杖、姜黄、土茯苓、山楂各 15 g。

【适用病症】 顽固性药物性胆汁郁积症。

【用药方法】 每天 1 剂，水煎服。每周服药 5 天，休息 2 天，4 周为 1 个疗程，共治疗 3 个疗程。服药期间，原则上停用其他药，部分病例因原发病无法完全断药者，嘱其更换药物，或减量，或间断给药。

【临床疗效】 此方治疗顽固性药物性胆汁郁积症 27 例，痊愈（症状消失，巩膜、皮肤黄染及体征消失，肝不大，肝功能恢复正常，血清总胆红素降至 17.1μ mol/L 以下）14 例，显效（症状明显改善，巩膜、皮肤黄染及体征显著好转，血清总胆红素降至 17.1～25.5μ mol/L）9 例，有效（症状部分改善，巩膜、皮肤黄染及体征有所好转，血清总胆红素降至 25.5～34.2μ mol/L）3 例，无效（症状时好时差，体征及血清总胆红素无变化）1 例。总有效率为 96.3%。

【验方来源】 李双全，任树平. 兴阳化瘀退黄饮治疗顽固性药物性胆汁郁积症 27 例［J］. 山西中医，2000，16（3）：14.

按：药物性胆汁郁积症是药物性肝病的临床类型之一，是因使用具有肝毒性药物，或某些特异质机体药物过敏反应所致。一般情况下，停用相关药物后病情即可自行缓解或痊愈，但有些患者比较顽固，甚至临床经过呈慢性进行性，直至演变为胆汁性肝硬化。胆汁郁积症在中医属黄疸病范畴。所治 27 例患者均属阴黄，在接诊之前，均曾长时间地接受过茵陈蒿汤、栀子柏皮汤等清热化湿类方药的治疗。过用苦寒，遏伐脾阳，脾阳不振，运化无权，寒湿内生，蕴结肝胆，久之必气滞血瘀。肝胆为寒湿瘀血所阻，疏泄失司，胆汁愈加难循常道泄越，故黄疸持续不退。寒湿瘀血均属阴邪，故黄疸色泽晦暗。胆汁浸渍肌肤必痛痒乃至剥脱。肝区刺痛、舌紫暗瘀点为肝郁血瘀之征；纳呆腹胀、苔滑腻属寒湿困脾之象。据此从阴黄论治。"兴阳法"为已故著名中医专家门纯德先生首倡，旨在兴元阳之衰微以振脏腑之功能，在此基础上，结合化瘀通络法，形成兴阳化瘀法，兴阳化瘀退黄饮中，制附子温肾阳以兴脾阳，助脾运；桂枝温通经脉，助阳化气；黄芪、白术益气健脾；车前草、土茯苓、蝉蜕渗湿止痒；茵陈、虎杖利胆退黄；当归、赤芍、丹参、姜黄、地龙、香附、山楂理气活血，化瘀通络。药理研究表明，方中活血化瘀之品具有改善血液循环、调节免疫功能、保肝护肝、促进胆汁分泌与排泄等作用；附子、桂枝可强心，扩血管；地龙、蝉蜕又有抗过敏作用。可见，辨证求因，审因论治，抓住阳衰血瘀的病机，施以兴阳化瘀之大法，是治疗顽固性胆汁郁积症取效之关键。

清热凉血利胆汤

【药物组成】 茵陈 30 g，黄芩、黑栀子、虎杖、赤芍、郁金、丹参、茯苓各 10 g，薏苡仁 15 g，陈皮 6 g。

加减：脾虚便溏、纳呆者，酌加党参 20 g，炒谷芽、焦山楂、白术各 10 g；便秘者，加竹茹、贝母各 10 g；腰酸者，加续断、桑寄生各 15 g；寐差者，加远志 6 g，合欢皮、夜交藤各 15 g。

【适用病症】　妊娠肝内胆汁郁积症。

【用药方法】　每天 1 剂，水煎 2 次，分早、晚 2 次服。治疗 2 周为 1 个疗程，共治疗 2 个疗程。

【临床疗效】　此方治疗妊娠肝内胆汁郁积症 58 例，痊愈（临床症状、体征消失，肝功能恢复正常，血胆酸下降至正常）15 例，有效（临床症状、体征及肝功能明显改善，血胆酸下降但仍高出正常水平）39 例，无效（临床症状、体征减轻不明显，肝功能无明显改善，血胆酸不下降或反有上升趋势）4 例。总有效率 93.1%。

【病案举例】　闻某，女，28 岁。患者孕 20 周时，曾因黄疸伴皮肤瘙痒 15 天住传染病科，经检查排除了病毒性肝炎，被诊断为妊娠胆汁郁积症。经静脉滴注葡萄糖、维生素 C、ATP 等治疗，病情改善不明显，遂改用中药治疗。诊见：现孕 25 周，全身皮肤瘙痒、夜间更甚，伴巩膜、皮肤黄染，腹胀，纳呆，舌红、苔黄腻。肝功能检查：血胆酸 > 40 000 μg/L，谷丙转氨酶 2 300 nmol/（s·L），总胆红素 67.5 μmol/L。中医诊断为妊娠身痒、妊娠黄疸。证属湿热内蕴，熏蒸肝胆，胆汁郁积，浸入血分，行于体表。治拟清热化湿、凉血利胆。处方：茵陈 30 g，黄芩、黑栀子、虎杖、赤芍、郁金、丹参、茯苓、焦山楂、焦神曲各 10 g，薏苡仁 15 g，陈皮、甘草各 6 g。每天 1 剂。连服 7 剂后，诸症状皆减轻。继续原方加减治疗 1 个月，黄疸退，皮肤仅夜间稍有瘙痒，纳常，腹不胀，复查血胆酸已降至 8 300 μg/L，谷丙转氨酶 < 666.8 nmol/（s·L），总胆红素 17.1 μmol/L。后间断服药至生产，母婴均健。产前 1 周曾复查血胆酸、肝功能均在正常范围内。

【验方来源】　吕春英，邓青林，杨敬东，等. 清热凉血利胆法治疗妊娠肝内胆汁郁积症［J］. 新中医，1996（9）：25.

按： 妊娠胆郁症在中医学中无相应的病名，依症状的不同，散见于妊娠身痒、妊娠黄疸中。但没有说明两者之间的内在联系。从本病轻则皮肤瘙痒，甚者面目黄染这一演变过程，结合多数患者伴有不同程度的疲乏无力，脘腹痞闷，呕恶厌食，口黏，尿赤，舌苔黄腻等症状，认为该病病位在肝脾。病机为脾胃虚弱，湿热蕴蒸，肝胆气郁。脾虚为本，湿热为标。即这些患者往往素体脾虚，待胎体渐长，气机被阻，运化失常，遂致湿阻中焦，而妊娠期又有阴气偏虚、阳气偏盛之特点，故湿多从热化；湿热内蕴，熏蒸肝胆，胆汁郁积，浸入血分，行于体表，则见皮肤瘙痒，面目肌肤发黄。因而治法为清热凉血利胆，健脾和胃。基本方中，茵陈、黄芩、黑栀子清热化湿退黄，赤芍、虎杖、郁金、丹参凉血活血利胆，茯苓、薏苡仁、陈皮健脾化湿和胃。诸药合用，标本同治，共奏清热凉血、利胆退黄、健脾和胃之功。此方并有明显的降低血胆酸的作用。提示本法能控制妊娠胆汁郁积症的发展，对围产期保健具有重要的临床意义。但是应用此方时必须考虑到胎儿。基本方中，赤芍、丹参、虎杖等均有活血作用，但力量缓和，又确属病情需要，也与古训"有故无殒"相吻合，然而也必须"衰其大半而止"。当湿热征象缓解时，应改用健脾化湿，和胃安胎以巩固治疗，或者间断服药，以免对胎儿带来不良影响。

茵 栀 蒿 汤

【药物组成】 茵陈 20 g，栀子 10 g，制大黄 3~6 g，蝉蜕 10 g，夏枯草 10~15 g，郁金 6 g，泽泻、青蒿、炒白芍各 10 g，续断、益母草各 15 g。

【适用病症】 妊娠肝内胆汁郁积症。

【用药方法】 每天 1 剂，水煎 2 次，分早、晚服。配合丹参注射液加 5% 葡萄糖液 500 mL 静脉点滴，每天 1 次，7~10 天为 1 个疗程。妊娠晚期痛痒较甚者，可配合地塞米松静脉点滴，酌情使用考来烯胺、苯巴比妥等。

【临床疗效】 此方治疗妊娠肝内胆汁郁积症 71 例，显效 [服药 2 个疗程诸症状消失，谷丙转氨酶下降 500.1~833.5 nmol/（s·L），碱性磷酸酶下降 50~80U/L] 36 例，有效 [服药 2 疗程诸症减轻，谷丙转氨酶下降 500.1 nmol/（s·L）以下，碱性磷酸酶下降 20~49U/L] 33 例，无效（治疗前后症状无变化，谷丙转氨酶、碱性磷酸酶无改变）2 例。总有效率 97.2%。

【验方来源】 徐玉华，赵翠英. 中西医结合治疗妊娠期肝内胆汁郁积症 71 例 [J]. 江苏中医，1994，15（6）：14.

按：妊娠肝内胆汁郁积症的发病机制至今尚不十分清楚，多数认为与妊娠时血中雌激素、孕激素增高有关。雌激素、孕激素可使胆道分泌功能减退，阻碍肝脏对胆红素及胆盐的排泄，使孕妇发生全身瘙痒及黄疸。本病一方面表现为湿热蕴积肝胆，气分实热为主的黄疸症状，伴有腹胀纳呆等；另一方面表现为阴血亏损，血燥生风为主的瘙痒与皮疹症状，伴有口干、尿黄、心烦、少寐等症。对此西医缺乏有效的治疗方法，而用茵栀蒿汤治疗该症取得了较好的效果。方中茵陈、栀子、制大黄、青蒿清利肝胆湿热；夏枯草、郁金加强疏肝利胆的作用；泽泻利水祛湿使肝胆湿热从小便排出；益母草和血通络与郁金合用不但可疏通肝脏毛细血管内胆汁郁积与胆栓，而且可增加胎盘血流灌注，从而改善胎元、胎盘缺氧；为防苦寒伤阴，用白芍益阴柔肝，又配以续断益肾保胎，蝉蜕祛风止痒。全方泻中有补，疏中有养，不伤胎元。另外配合丹参注射液静脉滴注以增加血液灌注量，改善微循环，起到相得益彰之效。对防止早产、胎儿宫内窘迫及减少产后出血均有明显效果。

胆道蛔虫症验方

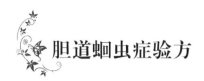

柴胡郁金汤

【药物组成】 柴胡、郁金、厚朴、乌梅、鸡内金、制大黄（后下）、当归各 10 g，青皮、木香各 6 g，细辛 3 g，吴茱萸 2 g。

【适用病症】 胆道蛔虫症。

【用药方法】 上方可随症状加减。每天 1 剂，水煎，嘱患者在上午 8 时服。服汤药 1 小时后服高脂餐（荷包蛋 2 只）及肥肉少许，隔 30 分钟后舌下含服硝苯地平 20 mg；腹痛较剧者，给予针刺迎香透四白等。下午与上午同法治疗，7 天为 1 个疗程，并 B 超复查。

【临床疗效】 此方治疗胆道蛔虫症 23 例，治愈（症状消失，B 超示胆管内无平行光带者）19 例，有效（症状好转，B 超示胆管内仍有平行光带者）3 例，无效（症状及 B 超示未改变者）1 例。总有效率为 95.7%，治愈率 82.6%。最短 1 个疗程，最长 4 个疗程。

【病案举例】 李某，男，55 岁。患者因病程 4 个月以上，上腹部胀痛、纳差、恶心等到当地及外地医院门诊，均诊断为"胃病"，曾给予对症处理，疗效不显。诊见：一般情况尚可，心肺正常，腹部平坦，肝肋下未扪及，剑突下及上腹中部有轻度压痛，麦氏点（－）。实验室检查：血常规可见嗜酸性粒细胞增高，大便常规可见蛔虫卵。纤维胃镜示轻度浅表性胃炎。B 超示：胆管内见平行光带，胆总管内径为 8 mm。诊断为胆道蛔虫症。由于病程较长，虫体已死于胆道内，故采用上述方案治疗。在治疗的第 2 天上午疼痛较重，给予舌下含服硝苯地平 20 mg 的同时，针刺迎香透四白而使疼痛缓解。于第 1 个疗程结束后，复查 B 超示胆管内平行光带消失，自觉症状亦消失。3 个月后随访身体康复。

【验方来源】 纪荣祥，吴学明，张润清. 中西药物加高脂餐治疗 23 例胆道蛔虫症 [J]. 江苏中医，1994，15（11）：14.

按： 胆道蛔虫症绝大部分患者都有特征性疼痛与体征不相符合之特点。由于临床症状不典型，病程较长，易于误诊为"胃病"。B 超示胆管内见平行光带，且胆管稍有扩张，说明蛔虫已死亡在胆道内，所以出现以腹胀为主的临床表现。采用高脂餐，促使胆汁分泌、排泄量增加，以柴胡郁金汤促使虫体从胆道内排出，取得较为满意的结果。

大黄乌梅汤

【药物组成】 乌梅 15 g，川椒 3 g，黄连 4.5 g，槟榔、木香、川楝子、使君子、榧子各 9 g，厚朴 6 g，生姜 3 片，大黄 6 ~ 10 g。

【适用病症】 胆道蛔虫症。

【用药方法】 每天 1 剂，水煎 2 次，分早、晚 2 次服。大黄与诸药同煎不必后下。治疗期忌食糖类、鱼腥及油腻食物。一般服药 3 天，患者即便通、吐止，绞痛消失，余症状亦随之减轻而获良好效果。少数患者，在疼痛消失后仍有腹胀或腹部隐痛，食欲不佳，或黄疸未退或退而未尽。针对上述病情，选用加减大柴胡汤或茵陈蒿汤着重清化湿热，疏肝利胆，运脾和胃以调理善后。

【临床疗效】 此方治疗胆道蛔虫症 56 例，全部治愈。

【验方来源】 夏伯东. 大黄乌梅汤治疗胆道蛔虫病 56 例 [J]. 中医临床与保健，1993，5（2）：8.

按： 现代实验研究表明，乌梅丸能使蛔虫麻痹，增加胆汁分泌，弛缓胆道口括约肌，使蛔虫退回十二指肠。但急症不容缓治，乃改丸剂为汤剂，目的在于迅速控制绞痛以稳定病情。"湿热生虫"古有明训，于是以乌梅丸方为基础，减去附子、干姜、细辛之辛热，当归、人参之温补，加入槟榔、川楝子、使君子、榧子，强化驱虫药力，厚朴、生姜、木香降逆和胃止呕。大黄是关键药物，功能通腑泄浊，活血通瘀，清热解毒，能抗病毒、抗菌、促进胆汁分泌和排泄。陈腐去而肠胃洁，邪去正安，气机调和，疾病向愈。

驱 蛔 汤

【药物组成】 当归、赤芍、白芍、桃仁、桔梗、法半夏、使君子、川楝子、南瓜子、乌梅、延胡索各 15 g，槟榔、大黄（后下）、芒硝（冲服）各 10 g，细辛、川椒各 5 g。

加减：体弱者，加党参、黄芪各 30 g；呕吐者，加竹茹、石斛各 10 g；便稀者，去芒硝、大黄。

【适用病症】 胆道蛔虫症。

【用药方法】 每天 1 剂，水煎 2 次，早、晚分服。儿童剂量酌减。

【临床疗效】 此方治疗胆道蛔虫症 108 例，症状与体征完全消失者为痊愈，108 例全部治愈，服驱蛔汤最少者 2 剂，最多者 5 剂。2 剂治愈者 50 例，3 剂者 29 例，4 剂者 21 例，5 剂者 8 例。腹痛消失时间：1 天内消失者 60 例，2 天者 29 例，3 天者 5 例，4 天者 3 例，5 天者 1 例。大便排除蛔虫者 100 例，8 例未排蛔。随访观察 1 年，复发者 8 例，复发率 7.4%。

【病案举例】　刘某，男，17 岁。患者上腹部剑突下阵发性剧痛 2 天，恶心呕吐，曾吐蛔虫 1 条，间歇时安如常人。诊见：体温 37.4 ℃，呼吸 24 次/分，脉搏 80 次/分，血压 15/9 kPa；发育正常，营养良好，巩膜无黄染，下唇黏膜颗粒阳性，两侧面部可见花白斑，心肺肝脾无异常。大便常规：蛔虫卵（＋＋）。诊断：胆道蛔虫症。服驱蛔汤 3 剂，腹痛消失，连续 3 次大便，排出蛔虫 110 条。随访未复发。

【验方来源】　欧忠武. 驱蛔汤治疗胆道蛔虫病 108 例［J］. 陕西中医，1993（14）：15.

按：驱蛔汤以乌梅之酸安蛔为君；使君子、川楝子、南瓜子、川椒杀虫而健脾胃为臣；槟榔、细辛导滞杀虫为佐；配当归、赤芍、白芍、桃仁、桔梗、法半夏、大黄、芒硝理气止痛通便为使。蛔虫遇酸则安，遇辛则死，遇苦则降。全方具有驱蛔杀虫健脾，理气止痛通便之功效。还要根据患者的年龄大小，体质强弱而随证加减药量，收效满意。

驱蛔止痛汤

【药物组成】　槟榔 20 g，川楝子、柴胡、黄芩、乌药、木香、枳实、厚朴各 10 g，黄连、吴茱萸各 6 g，大黄 15 g。

【适用病症】　胆道蛔虫症。

【用药方法】　每天 1 剂，水煎服。15 岁以下药量酌减。服药后 6 小时内疼痛不能缓解者，再加服 1 剂。疼痛缓解后，给口服驱蛔灵片剂，成人每天 3～4 g，连用 2 天；小儿每天每 1 千克体重用药 0.15 g，分 2 次服，连用 2 天。呕吐频繁不能进食者，予以输液，以补充必要的水、电解质和能量。

【临床疗效】　此方治疗胆道蛔虫症 68 例，痊愈（症状完全消失，B 超复查提示胆道不扩张，腔内无蛔虫体回声）59 例，显效（症状完全缓解，但复查 B 超提示胆道轻度扩张，腔内见蛔虫体回声）9 例。服药后一般 2~4 小时剧痛缓解，2~3 天疼痛消失，胆道蛔虫排出。

【病案举例】 罗某某，女，22 岁，急诊入院。患者于 2 天前午后突感剑突下偏右阵发性"钻顶样"剧烈绞痛，发作时弓腰屈膝，大汗淋漓，伴有恶心呕吐，并吐出蛔虫 1 条；发作间歇期，疼痛消失如常人。曾在当地卫生院诊治（具体用药不详）未效。诊见：腹软，右上腹有轻压痛、无反跳痛，舌质红、苔稍厚微黄，脉弦紧。B 超提示：肝外胆道轻度扩张，腔内见蛔虫体回声。诊断为胆道蛔虫症。给予驱蛔止痛汤 1 剂，3 小时后剧痛缓解，并给驱蛔灵于当晚及第二天早晨空腹各服 3 g。第二天又投驱蛔止痛汤 1 剂后疼痛基本消失，泻下蛔虫数条。复查 B 超提示胆道蛔虫体消失，痊愈出院。

【验方来源】 肖勤. 驱蛔止痛汤治胆道蛔虫症 68 例报告 [J]. 江西中医药，2000，31（5）：26.

按： 根据现代药理研究，驱蛔止痛汤中柴胡、黄芩、黄连、大黄能促进胆汁分泌，具有独特的消炎利胆作用；槟榔、川楝子、吴茱萸高浓度可麻痹虫体，低浓度可使虫体强烈收缩蜷曲；木香、乌药有较强的胆道解痉和镇痛作用；枳实、厚朴、大黄能使胆总管括约肌松弛，加强十二指肠与奥狄氏括约肌的协调，特别是能增强肠内容物的推进作用。本方能麻痹虫体，并使之失去活力；松弛胆道和奥狄氏括约肌，增加胆汁分泌与排泄；增强肠管蠕动，加速麻痹之虫体排出体外，从而达到治疗目的。

乌梅贯众白芍汤

【药物组成】 乌梅 60 g，贯众 25 g，白芍 20 g，柴胡、川楝子、黄芩各 10 g，甘草 6 g。

加减：畏寒发热者，加黄连、金银花、郁金；黄疸者，加茵陈；便秘者，加大黄；痛剧烈者，加细辛，去甘草。

【适用病症】　胆道蛔虫症。

【用药方法】　每天 1 剂，水煎服。服中药同时给予西药驱虫，控制感染应用抗生素。根据病情需要给予补液。总的治疗原则是以中药安蛔、止痛、解痉、利胆、消炎，使蛔虫退出或死蛔排出胆道；驱蛔以西药为主。

【临床疗效】　此方治疗胆道蛔虫症 100 例，临床治愈（治疗后症状消失，并排出蛔虫）88 例，有效（自觉症状消失，仅有轻微剑突下压痛）10 例，无效（改用手术治疗）2 例。总有效率 98%。

【病案举例】　王某，女，35 岁。突然右上腹部阵发性钻顶痛，痛涉右肩背，屈膝弯腰，辗转不安，面色苍白，大汗淋漓，伴呕吐蛔虫 1 条，经当地村医生打针服药未愈。翌天来诊。诊为胆道蛔虫并感染而收住院治疗。诊见：患者在病床上打滚，畏寒发热，纳少，便秘，体温 38.5 ℃，巩膜微黄，心肺（－），腹软，剑突下有压痛，肝脾未触及，肠鸣音减弱，舌红、苔黄、脉弦数。血液检查：白细胞 12×10^9/L。治宜清热利胆驱蛔。基本方去黄芩、柴胡、甘草，加茵陈 15 g，郁金 10 g，细辛 3 g。次日，患者畏寒发热、腹痛减轻且不呕吐。但仍纳少便秘，舌红、苔黄，脉弦细数，再以上方加黄连、大黄各 10 g。1 剂。同时给予驱虫净 8 片顿服。第 3 天排出蛔虫数条，诸症状均除而愈。

【验方来源】　陈作友. 中西医结合治疗胆道蛔虫病 100 例[J]. 陕西中医，1997，18（1）：10.

按：胆道蛔虫症是由于肠道蛔虫钻入胆道的一种常见急腹症。中医认为，蛔虫是因肠寒胃热，蛔上入膈所致。蛔虫本身寄生于肠内，喜温恶寒。今肠寒不利于蛔虫生存，故移行于胃。胃热复加虫扰而致此病。乌梅贯众白芍汤清热利胆、安蛔驱蛔止痛，结合相应的西医治疗措施，使蛔虫排出达到临床治愈。方中重用乌梅之酸味，在体内可分解为水杨酸，酸化胆汁，促使蛔虫排出，并有收缩胆囊，促进胆汁排泄作用；贯众不仅能驱虫，且能清热解毒；白芍调理肝脾，缓急而止痛；大黄利胆泻下；柴胡、黄芩有退热抗炎作用；川楝子有疏肝行气安蛔作用；茵陈既清热消炎，又能利胆。以上方药，根据大量文献资料证实及药理研究表明有解痉止痛、利胆退热、抗菌驱蛔等多种效能，故临床疗效满意。

梅楝四逆散

【药物组成】　柴胡、枳壳、乌梅各 10 g，川楝子、白芍各 15 g，甘草 3 g。

加减：大便秘结者，加大黄、芒硝；呕吐者，加黄连、生姜；舌苔白腻者，加川椒。

【适用病症】　胆道蛔虫症。

【用药方法】　每天 1 剂，水煎 2 次，分早、晚空腹服。小儿剂量酌减。腹痛剧烈配合注射阿托品。

【临床疗效】　此方治疗胆道蛔虫症 32 例，经治疗后均痊愈。发热恶寒症状在服药后 1～3 天全部消失；腹痛消失时间最快 1 天，最迟 3 天；21 例有排蛔，排出最多者达 7 条；便秘恢复正常的最快 1 天，最迟 2 天；治疗天数最短 2 天（7 例），最长 5 天（2 例），平均 3 天。

【病案举例】　陈某某，女，25 岁。2 天前突感腹痛，经本院门诊注射止痛药，疼痛稍缓，继而发热恶寒，恶心呕吐，吐出蛔虫 2 条，腹痛增剧。经检查诊断为胆道蛔虫病。诊见：上腹部阵发性剧痛，大便秘结，梅花舌、苔黄腻，脉浮数。即给予梅楝四逆散加大黄、芒硝。1 剂。服后大便排蛔 2 条，腹痛稍减。照前方去大黄、芒硝，再取 1 剂，腹痛消失。前后服梅楝四逆散 4 剂，排蛔虫 5 条，症状全部消失，继予异功散 2 剂调理善后。

【验方来源】　徐瑞宣. 梅楝四逆散治疗胆道蛔虫病 32 例[J]. 福建中医药，1996，27（4）：36.

按：运用梅楝四逆散治疗胆道蛔虫症，疗效显著。采用四逆散加乌梅、川楝子治疗胆道蛔虫病，是取柴胡以升阳达表，疏肝利胆，使奥狄氏括约肌松弛，得白芍、甘草之酸甘能柔肝缓急以止痛，更配梅、楝之酸苦，使蛔虫退出胆道，又助以枳壳宽中下气，使蛔虫从大便排出而愈。继予异功散以调理脾胃为善其后。治疗本病虽以梅楝四逆散为主方，但仍须按中医辨证论治原则，灵活运用。在处方时，应察患者禀赋之强弱，适当增减剂量。在临床治疗过程中，热性蛔厥，若兼有便秘者加大黄、芒硝之苦寒泻下；恶心呕吐者加黄连、生姜以降逆止呕，舌苔白者加川椒以健胃散寒；腹痛剧烈者配合注射阿托品以定痛。随症施治，收效迅速。

安蛔止痛方

【药物组成】　乌梅、大黄各 30 g，茵陈 60 g，木香、枳实各 10 g。

加减：伴发热或胆囊壁毛糙者，加黄连、黄柏各 10 g。

【适用病症】　胆道蛔虫症。

【用药方法】　每天 1 剂，水煎 2 次，早、晚各服 1 次。连服 2 剂。同时服驱虫药如驱蛔灵 4.5 g 或肠虫清 2 片，每天 1 次，连服 2 天。

【临床疗效】　此方治疗胆道蛔虫症 54 例，53 例上腹部疼痛缓解并消失。53 例中有 49 例 2 天内复诊，均有蛔虫排出，诸症状消失，其中 21 例 1 个月后随访，没有复发。54 例中 1 例无效，因并发肝脏病而转院治疗。

【验方来源】 王雁飞. 安蛔驱虫治疗胆道蛔虫 54 例临床报告 [J]. 江西中医药，1997，28（6）：28.

按：胆道蛔虫症同中医蛔厥类似。蛔得酸则安。乌梅味酸，方中重用以安蛔止痛；大黄、茵陈利胆，以促使蛔虫退出胆道；木香、枳实行气止痛。全方可安蛔止痛，使蛔虫退出胆道，在驱蛔西药的协同作用下，使蛔虫排出体外而达到治疗目的。

利胆安蛔汤

【药物组成】 乌梅（去核）30 g，川椒 5 g，黄连 6 g，川楝子 12 g，槟榔 9 g，苦楝根皮 10 g。

加减：以上为成人剂量，儿童酌减。偏热证者，加大黄（后下）、芒硝（冲服）、枳壳、黄柏；偏寒证者，加熟附子（先煎）、细辛、党参；寒热错杂证者，加熟附子（先煎）、细辛、黄柏、栀子；久痛伤阴证者，去川椒，加沙参、白芍、牡丹皮、石斛、甘草等甘缓养阴之品。

【适用病症】 胆道蛔虫症。

【用药方法】 1 天 2 剂，一般 1 剂药 2 煎，煎成 400 mL，隔 4 小时服药 1 次，每次服 200 mL，使药力持续。待疼痛缓解或痛止后，及时服驱虫药以消除病因，防止复发。

【临床疗效】 此方治疗胆道蛔虫症 58 例，治愈 55 例，3 例因并发感染效果不明显。服药剂量最少 1 剂，最多 4 剂，平均 2 剂。

【病案举例】 李某某，女，22 岁。患者诉胃脘及右胁下阵痛 4 天，痛时剧烈，呕吐苦水，吐蛔虫 2 条，大便 5 天未解。在当地住院曾经抗炎、止痛、灌肠等治疗无效，要求中药治疗。诊见：患者胃脘及右胁下剧痛，痛引背心及右肩，辗转不安，满床翻滚，呼喊不已；呕吐苦水，体温 38.8 ℃，腹软，剑突下及右上腹压痛明显、无反跳痛，舌红、苔黄厚而干，脉弦数。血常规检查：血白细胞 17.8×10^9/L，中性粒细胞 0.82，淋巴细胞 0.17。B 超提示：胆道蛔虫、胆管扩张。诊断为胆道蛔虫合并感染。中医辨证属胃肠积热、蛔虫上扰之蛔厥。治宜泻胃肠积热，安蛔止痛，驱除蛔虫。方药：乌梅（去核）30 g，川椒 5 g，黄柏、黄连各 6 g，大黄（后下）、芒硝（冲服）、枳壳、川楝子各 12 g，槟榔 9 g，苦楝根皮 10 g。服药 1 剂痛止。嘱其立即服用驱虫药左旋咪唑片，当晚、次日晨各服 6 片。次日守上方再进 1 剂，大便畅解 4 次，解出蛔虫 15 条而愈。

【验方来源】　黎群. 利胆安蛔汤治胆道蛔虫症 58 例 ［J］. 江西中医药，1998，29（4）：14.

按：胆道蛔虫症与《伤寒论》中描述的蛔厥吻合。如《伤寒论·厥阴篇》说："蛔厥者，其人吐蛔，今病者静，而复时烦者，此为藏寒。蛔上入其膈，故烦。须臾复止，得食而呕，又烦者，蛔闻食臭出，其人常自吐蛔。蛔厥者，乌梅丸主之。"乌梅丸虽为治疗蛔厥之主方，但对久痢、久泻、反胃呕吐属于寒热错杂、正气不足者亦常奏效。其对蛔厥的治疗亦以寒热错杂、正气不足者适宜。然蛔厥尚有偏热、偏寒、伤阴之分，若一味套用乌梅丸治之则恐不宜。利胆安蛔汤取乌梅、川椒、黄连 3 味极酸、极辛、极苦之品为主安蛔，川楝子行气止痛，苦楝根皮驱蛔杀虫，槟榔泻热通腑、导滞杀虫。本方在乌梅丸安蛔基础上，增强了行气止痛、驱蛔杀虫之功效。临床再结合辨证加减治疗，收效满意。运用本方治疗胆道蛔虫病，应注意疼痛缓解或痛止时，要及时服用驱虫剂，以消除病因，防止复发。同时驱虫后应调理脾胃，增加营养，促进机体迅速康复。并嘱患者注意个人卫生，勿食生冷不洁食物，饭前便后洗手，杜绝感染。

胆道排蛔汤

【药物组成】　柴胡、甘草各 9 g，白芍、金钱草、槟榔各 20 g，枳壳、香附、川楝子、大黄、黄芩、青皮各 10 g，干姜 6 g。

【适用病症】　蛔虫滞留胆道。

【用药方法】　每天 1 剂，水煎服。

【临床疗效】　此方治疗蛔虫滞留胆道 22 例，3 剂后行 B 超复查。经治疗，B 超第 1 次复查胆道已无蛔虫 10 例，第 2 次 8 例，第 3 次 3 例。有 1 例 B 超第 4 次复查仍见有蛔虫回声，予手术治疗，术中见胆总管下段有一结石直径约 1 cm，蛔虫体已开始腐烂。

【验方来源】　黄锦芳，谢志坚，林晓萍. 胆道排蛔汤治疗蛔虫滞留胆道 22 例［J］. 浙江中医杂志，1997（2）：52.

按：胆道蛔虫症当急性症状消失后，B 超提示蛔虫仍滞留胆道时，蛔虫大多已死，故治疗以促进蛔虫退出胆道、防治胆道感染为主。胆道排蛔汤以柴胡疏肝汤为基本方，加青皮、川楝子、槟榔疏肝理气驱虫，大黄通腑泻下，金钱草、黄芩清热利胆，干姜和胃。诸药共用，以收疏肝利胆、驱虫和胃之功。

利胆排石方

【药物组成】　金钱草 45 g，郁金、茵陈各 15 g，枳壳、木香（后下）、大黄、乌梅各 10 g。

加减：便秘者，大黄后下，加芒硝 10 g；热毒较甚者，加牛黄 1.5 g，七叶一枝花 15 g。

【适用病症】　胆道蛔虫残体滞留。

【用药方法】 每天 1 剂，水煎取汁 300 mL 顿服。同时配合推接运经仪选穴治疗。10 天为 1 个疗程。

【临床疗效】 此方治疗胆道蛔虫残体滞留 120 例，痊愈（症状、体征全部消失，B 超检查正常）106 例，占 88%；无效（症状、体征未消失，B 超检查无变化）14 例，占 12%。

【验方来源】 黄伟. 综合疗法治疗胆道蛔虫残体滞留 120 例〔J〕. 河北中医，2000，22（8）：597.

按：中医学认为，胆为中清之腑，其气主降，以通为顺。胆道蛔虫残体留滞体内，常使胆管狭窄，胆汁淤积，肝胆疏泄失常，故治疗关键是疏肝利胆，清理胆道。金钱草、郁金疏肝清热、利胆排石，能促使胆汁大量分泌，增强胆囊贮积功能；枳壳、木香推陈荡涤，调理气机，能降低十二指肠、小肠平滑肌张力，舒张奥狄括约肌，有较好的行气利胆作用；茵陈、大黄清热利胆，活血化瘀，能促进胆囊收缩；乌梅味酸入肝，安蛔利胆。诸药合用，有利于蛔虫残体的排出。